ここに気をつける！

誘発電位ナビ

はじめの一歩から臨床と研究のヒントまで

福岡国際医療福祉大学 教授
飛松 省三 著

南山堂

序

　2016年6月に「ここに目をつける！ 脳波判読ナビ」を上梓しました．この書籍は好評で，脳波に関する解説書の潜在的ニーズがあることに大変励まされました．「ここに気をつける！　誘発電位ナビ」はその姉妹編として，臨床現場における誘発電位の使い方とその臨床的意義を分かり易く解説するために編集しました．脳波は，異常波形がわかっても，脳機能と関連づけをしようとすると知識や経験が必要となります．一方，誘発電位は，刺激のパラメータやモンタージュがある程度標準化されており，しかもその発生源が分かっていることから，誘発波形（潜時と振幅）と臨床との対応が脳波よりは取りやすいと思われます．しかしながら，誘発電位の基本を理解しておかないと，誤った解釈をしてしまいます．

　臨床現場ではCTやMRIなどの画像検査の進歩により，脳の形態的な検査が重要視されています．しかし，機能的な面を検査する誘発電位検査も忘れてはならない検査です．逆に形態検査で異常所見が検出されない時に，誘発電位検査はその威力を発揮します．本書では，筆者がどのように誘発電位を使ったら，臨床に役立ったかということを中心に解説しました．また，神経疾患の病態解明に遺伝子や分子生物学的手法が取り入れられ，神経難病の克服に向けて，その進歩には目覚ましいものがあります．このような時期にこそ，臨床医あるいは研究医として，誘発電位を用いた臨床研究がもっと盛んになるべきだと考えています．そこで，「はじめの一歩」から「臨床と研究のヒント」になるように，ミニコラムとして，偉大な研究者のエピソードや筆者の臨床研究論文の動機づけについて簡単に解説しました．目のつけどころは，個々の研究者で異なりますが，一つの参考になれば幸いです．

　偉大な発見をした先人の知恵と慧眼に敬意を表して，マイルストーンというべき論文からの原図は，その意図を尊重して改変せずにそのまま引用しました．アナログ時代の図は，モノクロでレトロな味わいですが，その奥にある発想を垣間見て欲しいと思います．

　なお，本書の企画・編集でお世話になった南山堂諸氏のご協力により，この本

は完成しました．この場を借りて感謝申し上げます．また，資料の収集・整理を手伝ってくれた秘書の小笠原史織さんに厚く御礼申し上げます．

2017年7月

九州大学大学院医学研究院脳神経病研究施設　臨床神経生理学分野

飛松省三

目　次

第Ⅰ部　はじめの一歩

1　誘発電位を楽しもう！　2

1. 誘発電位とは ……………………………………………………………… 2
2. 誘発電位の歴史 …………………………………………………………… 3

2　誘発電位を理解するための基礎知識　10

1. 誘発電位の電気生理学的基礎 …………………………………………… 11
2. 誘発電位に必要な生理学的知識 ………………………………………… 11
3. 誘発電位特有の用語に慣れましょう …………………………………… 15
4. 検査室の条件 ……………………………………………………………… 20
5. 誘発電位の記録 …………………………………………………………… 21
6. 誘発電位の種類 …………………………………………………………… 23
7. 誘発電位の読み方 ………………………………………………………… 24
8. トラブル対処法 …………………………………………………………… 27

第Ⅱ部 誘発電位各論

1 誘発電位の種類　30

2 視覚誘発電位　31
1. なぜパターン刺激？ ……… 31
2. 刺激のパラメータ ……… 33
3. 記録法 ……… 34
4. 正常波形 ……… 36
5. 異常の判定 ……… 37
6. トラブル対処法 ……… 40

3 聴性脳幹反応　41
1. なぜクリック音刺激？ ……… 41
2. 刺激のパラメータ ……… 42
3. 記録法 ……… 43
4. 正常波形 ……… 44
5. 異常の判定 ……… 46
6. トラブル対処法 ……… 47

4 体性感覚誘発電位 … 49

1. なぜ電気刺激？ … 49
2. 刺激のパラメータ … 49
3. 記録法 … 50
4. 波形のパラメータ … 52
5. 異常の判定 … 54
6. 皮質 SEP … 54
7. トラブル対処法 … 55

5 運動誘発電位 … 57

1. なぜ磁気刺激？ … 57
2. 刺激のパラメータ … 58
3. 記録法 … 60
4. 正常波形 … 62
5. 異常の判定 … 64
6. トラブル対処法 … 64

6 多モダリティー誘発電位 … 66

7 脳磁図 　　　　　　　　　　　　　　　67

1. 検査の目的 …………………………………… 67
2. 原　理 ………………………………………… 67
3. 検査方法 ……………………………………… 69
4. 異常所見 ……………………………………… 69

8 事象関連電位 　　　　　　　　　　　　　72

1. 事象関連電位とは …………………………… 72
2. 事象関連電位の用語に慣れましょう！ …… 73
3. 事象関連電位の命名法 ……………………… 76
4. 事象関連電位の種類 ………………………… 77
5. 事象関連電位の記録の実際 ………………… 82
6. P300 の臨床応用 …………………………… 85
7. ミスマッチ陰性電位 ………………………… 86
8. トラブル対処法 ……………………………… 87

9 誘発電位報告書の書き方 　　　　　　　89

1. 誘発電位の読み方 …………………………… 89
2. 視覚誘発電位の所見の書き方 ……………… 91
3. 聴性脳幹反応の所見の書き方 ……………… 93
4. 体性感覚誘発電位の所見の書き方 ………… 94
5. 運動誘発電位の所見の書き方 ……………… 96
6. まとめ ………………………………………… 98

第Ⅲ部 臨床と研究のヒント

1 聴覚系を究める　104

1. 聴覚中潜時反応の臨床応用 ……………………… 104
2. 40 Hz 聴性定常状態反応 ………………………… 109
3. 吃音症の病態生理 ………………………………… 112

2 体性感覚系を究める　115

1. 脳幹・視床体性感覚誘発電位 …………………… 115
2. 手指刺激 SEP の相互作用 ………………………… 118
3. 振動覚刺激による定常状態型 SEP ……………… 124
4. 運動による皮質 SEP のゲーティング機構 ……… 128
5. 脳磁図による体性感覚野の加齢変化 …………… 130

3 運動系を究める　132

1. 上下肢運動誘発電位に対する性, 身長, 年齢の影響 ……… 132
2. 8 の字コイルの方向と末梢神経の興奮性 ……… 134
3. MEP による小手筋と前腕筋の反応特性の違い ……… 136
4. MEP の入出力曲線 ………………………………… 138
5. ヒラメ筋後期反応の生理学的特徴と臨床的意義 ……… 141
6. 経頭蓋直流電気刺激と運動・感覚野の興奮性 ……… 145
7. 経頭蓋交流電気刺激の刺激周波数と位相の効果 ……… 148

4 視覚系を究める　151

1 視覚誘発電位（網膜電図を含む）の発生源 ……………… 151
2 VEP（ERG を含む）と刺激パラメータ ………………… 156
3 VEP による一次視覚野の機能解明 ……………………… 165
4 磁気刺激による一次視覚野の機能調節 ………………… 169

5 脱髄・慢性炎症疾患を究める　173

1 副腎白質ジストロフィー症の病態生理 ………………… 173
2 HTLV-1 associated myelopathy（HAM）の病態生理 … 175
3 視神経炎の病態生理 ……………………………………… 176
4 多発性硬化症の病態生理 ………………………………… 177

6 てんかんを究める　181

1 皮質性ミオクローヌスの病態生理 ……………………… 181
2 周期性同期性放電の神経機序 …………………………… 184
3 持続性部分てんかんの病態生理 ………………………… 186
4 光感受性てんかんの病態生理 …………………………… 191
5 海馬硬化と聴覚認知 ……………………………………… 193

7 発達とその障害を究める　195

1 視覚機能の発達 …………………………………………… 195
2 体性感覚機能の発達 ……………………………………… 200
3 自閉症の病態生理 ………………………………………… 203

8 認知とその障害を究める　211

1. 高次視覚路における小細胞系と大細胞系の機能分離 …… 211
2. 顔認知の神経基盤とその障害 …………………………… 213
3. 顔に対する視覚的気づき ………………………………… 220
4. 文字認知の神経基盤 ……………………………………… 225
5. 時間認知の神経基盤 ……………………………………… 229
6. 痛覚受容と除痛の神経基盤 ……………………………… 234
7. 認知症の電気生理学的バイオマーカー ………………… 236

文　献 …………………………………………… 241
索　引 …………………………………………… 261

ミニコラム

1. Hans Berger（1873〜1941）の人となり ……………………… 4
2. Edger D Adrian（1889〜1977）の慧眼 ……………………… 6
3. 論文を超一流紙に通すのは大変 ……………………………… 8
4. 医師は生体医工学が苦手 ……………………………………… 19
5. パターン反転刺激による VEP ………………………………… 39
6. 研究医と臨床医の二足のわらじ ……………………………… 48
7. Fz 基準による短潜時 SEP と中枢感覚伝導時間 …………… 56
8. 遠隔電場 SEP …………………………………………………… 56
9. 脳波の光駆動を報告した Walter ……………………………… 77
10. 平衡型頭部外基準 …………………………………………… 106
11. 電流双極子の向きは重要 …………………………………… 108

- **12** フーリエ変換とコヒーレンス……………………………… 111
- **13** 遠隔電場電位の発生理論 …………………………………… 119
- **14** 体部位局在 …………………………………………………… 121
- **15** 安静時運動閾値 ……………………………………………… 139
- **16** 2発刺激経頭蓋磁気刺激法 ………………………………… 140
- **17** 反復刺激 TMS による脳機能の興奮・抑制 ……………… 144
- **18** 随意運動の発現 ……………………………………………… 147
- **19** 経頭蓋直流電気刺激と経頭蓋交流電気刺激 ……………… 150
- **20** 空間周波数は視覚刺激の基本 ……………………………… 153
- **21** 網膜部位対応 ………………………………………………… 157
- **22** 並列的視覚情報処理 ………………………………………… 164
- **23** 眼内閃光 ……………………………………………………… 171
- **24** 脱髄性疾患における誘発電位の利用の仕方 ……………… 180
- **25** 脳波と筋電図の同時記録によるポリグラフ検査 ………… 182
- **26** Jerk-locked back averaging（JLA）法 …………………… 183
- **27** 巨大 SEP と C- 反射 ………………………………………… 184
- **28** 奇異性頭皮上分布 …………………………………………… 190
- **29** 脳の発達と髄鞘化 …………………………………………… 198
- **30** ミスマッチ陰性電位 ………………………………………… 205
- **31** 顔認知成分の N170 ………………………………………… 214
- **32** 情動系は意識に上らない …………………………………… 221
- **33** 漢字と仮名の二重神経機構仮説 …………………………… 228
- **34** 随伴陰性変動 ………………………………………………… 231

第Ⅰ部

はじめの一歩

1 誘発電位を楽しもう！

1 誘発電位とは

　誘発電位 evoked potential は研究の目的，立場によって広く解釈されていますが，ここでは，「感覚受容器，神経系に対する生理的または非生理的刺激により誘発され，しかもその刺激と時間的関連 time-locked ないし事象的関連 event-related のある電気反応または波形」[1] と定義します（図 I-1-1）．ただし近年は，感覚性の求心路を経由するインパルスだけでなく，磁気刺激による遠心性のインパルス

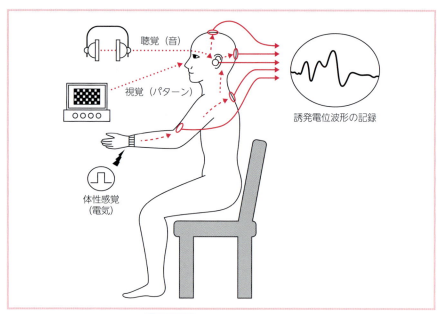

図 I-1-1 誘発電位検査の実際

音，パターン，電気刺激を被検者に与えて，生体（被検者）の感覚系から発生する反応（誘発電位）を電気波形として体外に導出して記録します．

の活動をとらえる運動誘発電位も含まれます.

　脳波判読には熟練を要しますが，アーチファクトのない誘発電位を記録し，その所見を解釈するのにも長い時間と労力が必要です．誘発電位に関する解説書，教科書は多数ありますが，本書は肩のこらない内容にしました．誘発電位をただの波形分析としてとらえると退屈で面白くありません．最小限の知識を頭に入れておくと誘発電位への理解が深まり，脳機能のダイナミックスを楽しむことができるのではないでしょうか．

2 誘発電位の歴史

A 脳波の発見

　誘発電位の始まりは，脳波です．1929年，ドイツの精神科医Bergerにより脳波は発見されました[2]．彼は1929～1938年に「ヒトの脳波について」という14編の論文を発表し，第1報には1924年に最初の記録をしたという記載があり，第2報ではα波，β波を命名しています（**図Ⅰ-1-2**）．当時は末梢神経の研究が盛んで，Bergerの記録した脳波はすぐには受け入れられませんでした．しかし，1933年にイギリスの高名な生理学者でノーベル賞受賞者でもあるAdrianが追試し，翌年に英国生理学会で自ら被検者になって実演したことによって，世界的に認知されるようになりました．

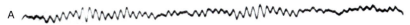

図Ⅰ-1-2　息子Klausの15歳時の頭皮上脳波

Aは鉛板電極によっての後頭部から前頭部との双極導出による脳波です．Bのタイマーは1/10秒を示し，アーチファクトではないことを証明しています．

（文献2）より）

ミニコラム 1　Hans Berger（1873〜1941）の人となり

　実験助手のGinsbergは，Bergerのことを「寡黙で決まりきったルーチンをする（two drops of water）人」と評しています．8時の鐘が鳴る頃には病院に着き，9時から病棟カンファレンスや回診をして12時には終わりました．昼食後，家族と散歩などを楽しみ，16時には病院に戻り，彼の患者を診察しました．その後17時から20時までを実験の時間に充てていました．彼は，ドイツ陸軍で働いていたときに体験したテレパシー現象から，「テレパシーあるいは精神エネルギーを科学的に証明するために，脳波研究に没頭した」ともいわれています（宮内 哲：Hans Bergerの夢 -How did EEG become the EEG-．臨床神経生理学，44：106-114，2016）．生理学や物理学の基礎知識に欠けていたのですが，生理学のBiedermann教授とは接点がありません．しかし，物理学のEsau教授からは，実験器具の問題に対して種々のアドバイスを受けています．
　また，外科のGuleke教授から頭蓋穿孔術や第一次世界大戦での頭部外傷による頭蓋骨欠損患者を多数提供され，1924年の脳波記録の成功につながっています．

B　重畳法から加算平均法へ

　1947年にイギリスのDawsonが，ミオクローヌスてんかん患者の末梢神経に電気刺激を与えると，高振幅の脳波反応が現れるのを見出したことに始まります（図Ⅰ-1-3）[3]．当時はまだ加算平均装置がなかったので，Dawsonは刺激時点（トリガー）に合わせて脳波記録を複数個重畳させ，その中に含まれた誘発電位を背景脳波から区別しました．その後，1954年に彼は電算機による加算平均装置を初めて自作し[4]，体性感覚誘発電位 somatosensory evoked potential（SEP）の基礎を確立しました（図Ⅰ-1-4）．

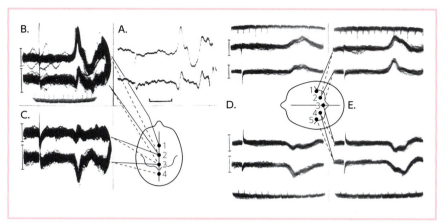

図 I-1-3 重畳法

ミオクローヌスてんかん患者における脛骨神経刺激に対する誘発脳波反応です．A：単一刺激に対する反応．B〜E：50回の刺激に対する反応を重畳させたもの．30 μV に及ぶ陽性電位が正中線中心・頭頂部から出現しています．較正電圧は，A〜C が 20 μV，D，E は 40 μV です．

(文献 2) より)

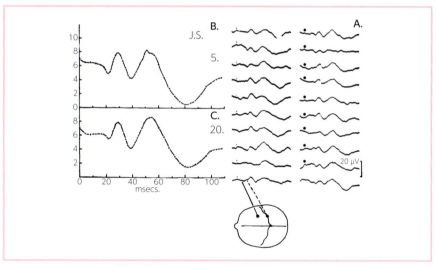

図 I-1-4 加算平均法による SEP の記録

左尺骨神経を 1 Hz で電気刺激した波形で，A は刺激ごとの誘発波形です．刺激の開始時点（トリガー）を●で示します．この被検者の反応は大きいため，1 試行ごとでも波形が同定できます．B は 5 回の反応の加算平均結果，C は 20 回の加算平均波形です．サンプリング周波数は 250 Hz で，上向きの振れが陽性です．

(文献 3) より)

ミニコラム 2　Edger D Adrian（1889～1977）の慧眼

　1932 年，ノーベル生理学・医学賞を受賞した彼は，感覚器官における神経インパルスの研究を行いました．全か無の法則，「神経は反応しないときは一切反応せず（無），反応するときには完全に反応し（全），その反応にはこの両極端しか存在しない」を発見しました．Berger の脳波に注目して追試し，公開実験まで行ったのは彼の慧眼といわざるを得ません．Berger が発見したα波をその功績を称えてベルガーリズムと呼ぶことを提唱しただけでなく（Berger はこの申し出を丁重に断っています），アメリカの主要な神経生理学の研究室を回って Berger の脳波を喧伝しています．また，1940 年にノーベル賞に推薦したのも Adrian です．なお，彼は筋電図の同心型針電極を考案したことでも知られています（Adrian ED, Bronk DW: The discharge of impulses in motor nerve fibres: Part II. The frequency of discharge in reflex and voluntary contractions. J Physiol, 67:119-151, 1929）．

● 事象関連電位の発見

　2 つの刺激の弁別課題（標準刺激と標的刺激）でまれに出現する標的刺激に注意を向けさせると，潜時が約 300 ms で陽性の波（P300）が頭頂部優位に記録されることを 1965 年に Sutton ら[5]が報告しました（図Ⅰ-1-5）．これは，感覚刺激の物理的な性状による外因的な（exogenous）反応ではなく，内因的な（endogenous）感覚情報の認知・判断処理過程を電気現象として初めてとらえたものです．この発見により認知情報処理過程の時系列的反応を解析できるようになり，事象関連電位は発展していきます．

● 遠隔電場電位の発見

　1970 年に Jewett ら[6]は，クリック音で聴神経を刺激すると頭皮上から脳幹部

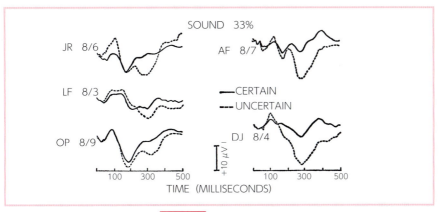

図Ⅰ-1-5 P300の記録

uncertain（33%）の出現率のときに，P300（破線）が明瞭に出現します．5人の被検者の記録です．

（文献5）より）

での電位 auditory brainstem response（ABR）が記録できることを報告しました（**図Ⅰ-1-6**）．聴性脳幹反応（ABR）は蝸牛神経と脳幹部聴覚路由来の反応で，音刺激から10 msの間に発生する6〜7個の陽性電位により構成されます．発生源が記録電極よりはるかに遠い脳幹であり，遠隔電場電位 far-field potential と呼ばれます．皮質下を発生源とする電位が頭部から記録できるという発見は，のちのSEPにおける遠隔電場電位研究へとつながりました．また，ABRは，意識や睡眠状態の影響を受けにくく，極めて再現性のよい安定した波形が得られるため，

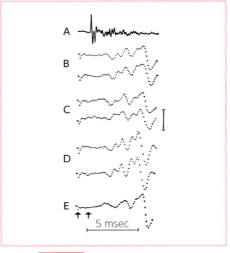

図Ⅰ-1-6 聴性脳幹反応の記録

ヒトの頭皮上から記録された ABR．クリック音を2000回与えて頭蓋頂-外側後頭部のモンタージュで記録しています．A：耳に到達した音刺激（最下段の2番目の矢印の時刻），B〜D：3名の被検者における2回の記録波形で音圧は聴覚閾値（SL）より75 dB上，E：65 dB SLでのABR波形．下向きの振れが陰性を示します．較正信号：A 14 μV，B〜E, 0.5 μV

（文献6）より）

ミニコラム 3 論文を超一流紙に通すのは大変

遠隔電場電位を発見したJewettはScience誌に掲載されるまでの苦労を回顧しています（Jewett DL: A Janus-eyed look at the history of the auditory brainstem response as I know it. Electromyogr Clin Neurophysiol, 34(1):41-48, 1994）．Jewettらは，ネコのABRをElectro-encephalogr Clin Nerophysiol（EEG J）誌に報告していました．3名の被検者でABRを記録し，Science誌に送ったところ，すぐに不採択の手紙が来ました．しかし，彼はアーチファクトではなく，脳幹からの反応であるということに信念をもっていました．論文の価値を猛烈にアピールする手紙を編集者に送ったところ，受理されました．この話には落ちがあります．ネコのABRを掲載してくれたEEG J誌にヒトの結果を論文にして送ったところ，今度は不採択だったのです．編集者にまた抗議の手紙を送りましたが，今度は受理されませんでした．そこで，Brain誌に投稿したところ，何の訂正もなく一発で受理されました．論文の価値を評価するのは人間であり，ヒューマンエラーはつきものだという事がわかります．なお，Janusは古代ローマでは，前後2つの顔をもち，あらゆることの入口と始源を司る神でした．英語の1月（January）の語源でもあります．

意識障害の評価や術中モニタリングなど，臨床応用に強いインパクトを与えました．

E 脳磁気刺激装置の開発

1985年にBarkerら[7]により，経頭蓋磁気刺激法 transcranial magnetic stimulation（TMS）が開発されました（図I-1-7）．円形のコイルに高電流を流し急激な磁場の変化によって（ファラデーの電磁誘導の法則），弱い電流を組織内に誘起させることで，非侵襲的に脳内のニューロンを興奮させる方法です．これと同じことは1980年にMertonとMorton[8]による経頭蓋電気刺激法 transcranial electrical

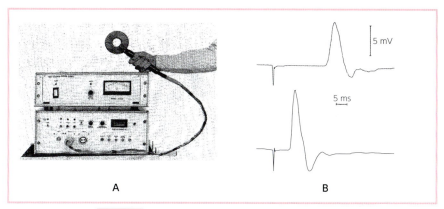

図 I-1-7 磁気刺激装置（A）と運動誘発電位（B）

磁気刺激装置と円形コイル（外径 10 cm，最大ピーク電流 4000 A）（A）．反対側の運動野を磁気刺激すると小指外転筋の複合筋活動電位が記録されました（潜時 23 ms，B 上段）．肘部で末梢神経を刺激すると同様に複合筋活動電位が記録されました（潜時 7 ms，B 下段）．

（文献 7）より）

stimulation によりすでに示されていましたが，経頭蓋電気刺激法は非常に強い痛みを生じるという欠点がありました．痛みを伴わず大脳運動野を磁気刺激し，四肢・躯幹節での運動誘発電位 motor evoked potential（MEP）を記録することができるため，TMS は下行性運動路の客観的検査として急速に普及しました．

2 誘発電位を理解するための基礎知識

　誘発電位は，運動誘発電位を除いて，背景にある脳波に埋もれた信号 signal (S) を抽出しなければなりません．この場合，背景脳波は誘発電位にとって，雑音 noise (N) となります（図Ⅰ-2-1）．このためノイズに埋もれた信号を明瞭に抽出するために加算平均法を使って，S/N 比を上げ，誘発波形を抽出します（図Ⅰ-2-2）．この波形は，一対の電極間における電位差の変化（差動増幅）で，脳波でいう双極導出にあたります（図Ⅰ-2-3）．極性と振幅は，相対的であり，基準電極が活性化されることもあります．その意味で，誘発電位は，脳波と同様波形解析による電気診断ということになります．各種の刺激パラメータの関数として誘発電位波形の変化を測定し，診断情報を得ることになります．

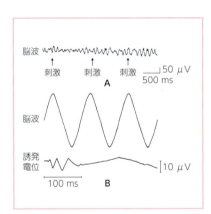

図Ⅰ-2-1 脳波と大脳誘発電位の関係

A：通常の脳波記録法でみた脳波と体性感覚刺激による誘発電位の関係．誘発電位は小さいため脳波に隠れて見えません．
B：脳波と加算誘発電位の模式図．誘発電位は刺激から一定の時間間隔で発生しますので，加算平均法により見えてきます．

（文献 1）より一部改変）

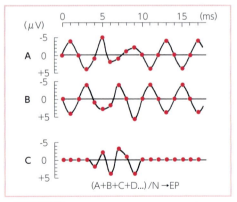

図Ⅰ-2-2 加算平均法の原理を示す模式図

刺激開始時点から脳波をコンピュータに取り込み，分析時間内に A/D 変換されたサンプリング点の振幅を●で表示しています（A，B）．誘発電位は脳波に隠されていますが（A，B），A と B を加算平均すると誘発電位が出現します（C）．サンプリング点を線でつなぐと波形として認識できます．

（文献 1）より一部改変）

第2章. 誘発電位を理解するための基礎知識

1 誘発電位の電気生理学的基礎

　誘発電位の記録には，脳波と同様，2点間の電位差（頭皮上2箇所の電極や頭皮上電極と頭部外電極など）を，差動型増幅器を用いて測定しています（図Ⅰ-2-3）．差動型増幅器は，信号成分から同相成分（交流障害）を相殺して誘発波形を記録します．

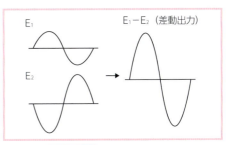

図Ⅰ-2-3　誘発電位の導出
E_1は記録電極，E_2は基準電極．誘発電位の導出は原理的に差動型増幅器を使った双極導出です．基準電極は電位的にゼロであることを意味しないことに注意してください．

2 誘発電位に必要な生理学的知識

A 容積導体

　誘発電位を記録するためには，体表面に電極を置いて，生体内部に発生する電気現象を記録することから始まります[1,2]．ヒトの場合，誘発電位はその発生源に直接電極を刺して記録されるのではなく，発生源を取り囲む伝導性生体組織（脳，脊髄液，筋肉，頭皮，皮膚など）の外から間接的な反応として記録されます．電極と発生源の間にある生体組織は生体電気現象の媒体となるので，電気生理学的に**容積導体 volume conductor**と呼ばれます（図Ⅰ-2-4）[2〜4]．頭蓋骨は伝導性が非常に低いために絶縁体とみなされ，外側の頭皮，内側の脳組織，脳脊髄液は容積導体と考えられます．容積導体の特性として，内部に電位発生源があるとそれを中心にして，周囲に電場が形成されます．この電場の電気的特徴は電位発生源の状態のみならず，それを囲む容積導体の伝導率が均質か不均質かによって複雑に変化します．生体は不均質な容積導体ですから，その内部の電場は非常に複雑です．

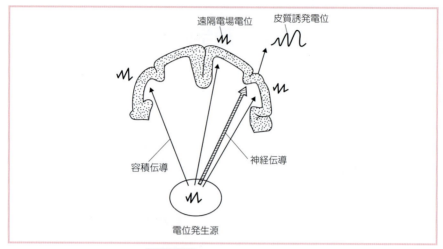

図Ⅰ-2-4 誘発電位記録の原理

誘発電位は，生体という容積導体内に発生した電気現象を，生体表面から記録したものです．記録電極は神経伝導を介して生じる近接の電位発生源からの皮質誘発電位のみならず，遠隔の発生源（遠隔電場電位）からの電位変化も同時に導出します．

（飛松省三，柴崎浩：誘発電位1.体性感覚，検査と技術，10：805-809，1982より）

B 電流双極子

容積導体内部の電位発生源は**電流双極子 current dipole** の集合とみなされます（図Ⅰ-2-5）．これは一種の電気的単位であり，極性の互いに反対な一対の電荷（陽性と陰性）がある距離を保って存在するときに双極子と呼ばれます[5]．皮質深部にある大錐体細胞の細胞体からは皮質表面に向かって垂直に，長い尖端樹状突起が伸びています．いま仮に細胞体が興奮して脱分極が生じたとすると，細胞体表面が陰性となって，尖端樹状突起から細胞体へ向かう電流が生じ，細胞外にも電場が発生します（図Ⅰ-2-5A）．この状態は図Ⅰ-2-5Bに示すようなプラスとマイナスの極性をもつ単純な電流双極子モデルとみなすことができます．近接した錐体細胞は垂直に，規則正しく配列していますので，同時に興奮したりあるいは抑制されたりすると，各ニューロンの細胞外電場が空間的に加重されて大きな電場が発生します（図Ⅰ-2-5C, 6）．このように数千から数十万のニューロンが**同期 synchronization** してはじめて頭蓋の外から誘発電位が記録されるのです．電流双極子の方向が記録電極に対して向かっているときは，大きな電位が

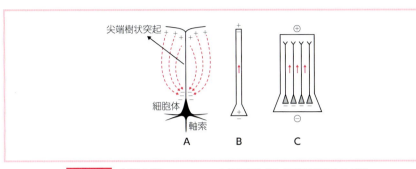

図 I-2-5 大脳皮質ニューロンの電場形成と電流双極子モデル

大脳皮質深部にある細胞体が興奮(脱分極)すると,その表面が陰性となり,皮質表面にある尖端樹状突起の末梢部から深部へ電流が流れ,電場が形成されます(A).この状態を単純な電流双極子モデルにみなせます(B).多数のニューロンの同期的活動も1個の双極子に置き換えることができます(C).

(文献5)より一部改変)

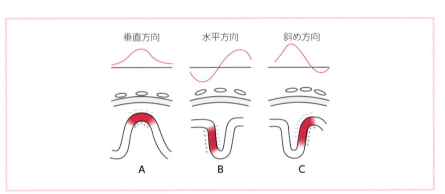

図 I-2-6 電流双極子(ダイポール)の方向による頭皮上の電位分布

頭表に対して垂直なダイポールの電場は頭皮上では,陰性に対応する最大電位が1ヵ所のみ形成されます(A).しかし,頭表に対して水平方向(B)あるいは斜め方向(C)のダイポールの電場は,頭皮上では陽性と陰性に対応する最大点が2ヵ所に形成されます.

(文献6)より)

得られますが(図 I-2-6, 7),水平方向のときは,頭皮上から記録することが困難なことがあります(図 I-2-7).

● 近接電場電位と遠隔電場電位

　一般に,記録電極と発生源の距離が近く,比較的大きな振幅の誘発電位が記録できる状態を近接電場電位 near-field potential,両者間の距離が遠く,小さな振

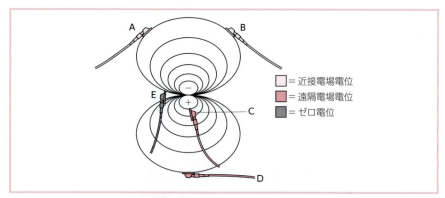

図Ⅰ-2-7 近接電場電位と遠隔電場電位

電極A, Bは離れた位置にありますが,同じ等電位線上にあるので,同じ大きさの遠隔電場電位を記録することができます.電極A, Bの電位差は当然ながらほぼゼロです.電極C, Dも電極A, Bと同じように距離は離れています.しかし,電極Dを基準電極として電極Cの電位を測ると,電極Cは近接電場電位を記録するため,大きな電位が記録されます.電極Eは電位発生源のダイポールに近い場所にありますが,ダイポールの向きに対して直角方向にあるので,電位はゼロとなります.

(文献6)より)

幅の誘発電位しか記録されない状態を遠隔電場電位 far-field potential と呼びます(図Ⅰ-2-7).大まかには,前者は大脳皮質の反応,後者は皮質下由来の電位を指します.どうして遠隔電場電位が頭皮上から記録されるのでしょうか.それは,ヒトが容積導体だからです.容積導体内部の電気現象は,発生源の近くでは,比較的大きな電位変化として記録され,少し離れると急激に減衰(距離の二乗に反比例)します.しかし,同じ連続する容積導体においては,電場の減衰度はある限度以上離れると指数関数的になだらかになるので,工夫すれば微小電位変動の記録が可能なのです[1,6](図Ⅰ-2-7).遠隔電場電位が発生するメカニズムは複雑ですが,容積導体の急激な伝導率の差,容積導体の形状の変化,電流双極子の向きの変化などが考えられています[3].遠隔電場電位を記録するには,頭部外に基準電極を置く必要があります.

3 誘発電位特有の用語に慣れましょう

A 測定機器のシステム構成

差動型生体増幅器（アンプ），電極入力ボックス，加算平均コンピュータ，刺激発生装置，波形分析装置，波形記録用プリンタ，データ保存装置を一体化したオールインワン型の誘発脳波計が市販されています．

B 加算平均法

繰り返し刺激は，施行ごとに刺激後一定の時間間隔 time-locked で誘発電位を発生させますが，背景脳波は刺激と直接関連がないので，正の波だったり，負の波だったりします．したがって，信号の加算平均により脳波の波は平均化され消えてしまいますが，誘発電位は加算することにより背景脳波から目立つようになります［図Ⅰ-2-2（P.10）参照］．これにより脳波より微弱（数 μV）な誘発電位を頭皮上から記録できます[1,2]．

C 刺激開始点（トリガー点）

刺激装置からのトリガー trigger の入力によって，加算平均が開始されます（図Ⅰ-2-2, 8 参照）．誘発脳波計から刺激のトリガーを出す場合を内部トリガー，外の刺激装置から出す場合を外部トリガーといいます．トリガー点からデータの取り込み終了までの時間を分析時間 analysis time と呼びます．

D アナログ／デジタル（A/D）変換

加算平均コンピュータが入力波形のアナログ analogue（A）信号をデジタル digital（D）化して取り込むことです[1,2]．これを**標本化 sampling** といいます．解析時間の時間軸に沿って波形が等間隔に置かれた点の集まりに変換されます（図Ⅰ-2-2 参照）．これらの点を**サンプリング点 sampling point** といい，その間隔（Δt）はサンプリング間隔とよばれます．入力されたアナログ波形はサンプリング点から構成される不連続なデジタル波形で表されます．サンプリング間

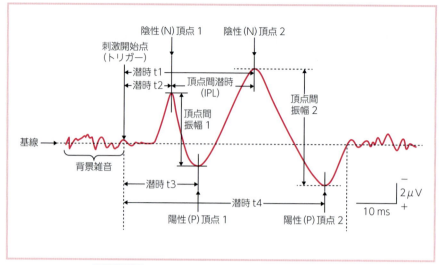

図I-2-8 誘発電位波形の模式図と波形パラメータ

　誘発電位は上向きの振れが陰性で，下向きの振れが陽性です．ただし，慣習的にABRは陽性が上向きです．刺激開始点（トリガー）より前の基線は背景雑音レベルを示します．事象関連電位を記録するときには，刺激より前の基線を−100 ms程度いれます．トリガーから陰性頂点あるいは陽性頂点までの時間を潜時と呼びます．2つの頂点の時間差を頂点間潜時 interpeak latency（IPL）と呼びます．頂点の発生源が分かっている場合は，その2つの発生源の伝導時間とみなされます．振幅は基線から計測する場合と，陰性および陽性頂点の頂点間振幅を計測する場合があります．

隔の逆数は**サンプリング周波数**（**sampling rate**，解析時間が100 msでサンプリングが500点のときは，5 kHzとなります）とよばれ，これが高いと時間分解能が高くなります．つまり，時間間隔が短い［サンプリング周波数（Hz）が高い］ほど，厳密な波形再現が可能になります．また，「サンプリング周波数が，入力信号の周波数の2倍以上でなければ，波形を正確に復元できない」という性質を**サンプリング定理**といいます．加算平均コンピュータの最大サンプリング点数は多くて1,024点，少なくても256点は使われています．

E　ナイキスト周波数とエイリアシング雑音

　前述したように，サンプリング周波数が，入力信号の周波数の2倍以上でなければ，波形を正確に復元できません．**ナイキスト周波数**は，ある信号を標本化す

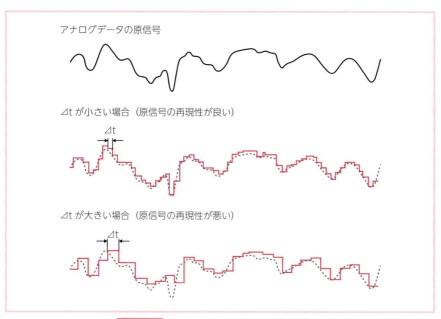

図I-2-9 アナログ／デジタル変換の実際

サンプリング間隔（Δt）により原信号の再現性が変わることに注意してください．
　（石山陽事：臨床神経生理検査におけるME技術．臨床神経生理検査の実際，松浦雅人（編），新興医学出版社，6-25，2007より一部改変）

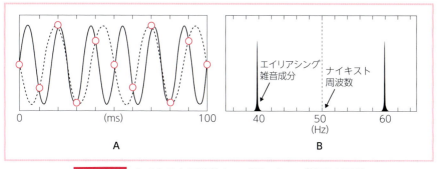

図I-2-10 ナイキスト周波数とエイリアシング雑音の関係

60 Hz（A 実線）のサイン波を 100 Hz でサンプリングしたとき，そのナイキスト周波数は 50 Hz です．それを周波数分析すると（B），40 Hz と 60 Hz にパワー値が計算されます．これは 50 Hz のナイキスト周波数を中心に 60 Hz との差である 10 Hz 成分が 60 Hz との対称な位置，すなわち，40 Hz の位置にパワー値をつくる（折り返し現象）ためです．A 点線は 40 Hz の周波数成分を示します．
　（石山陽事：臨床神経生理検査におけるME技術．臨床神経生理検査の実際，松浦雅人（編），新興医学出版社，6-25，2007より一部改変）

る際，その標本化周波数の 1/2 に相当する周波数です[7]．サンプリング周波数が 500 Hz であれば，ナイキスト周波数は 250 Hz になります．入力信号の周波数成分がナイキスト周波数よりも高いと，**折り返し現象（エイリアシング）**と呼ばれる現象が発生します（図Ⅰ-2-10）．そのため，サンプリング後の信号の周波数成分に，入力信号の周波数成分のナイキスト周波数以上の信号に由来する信号が，異なる周波数に変換されて入り込み，ノイズとして残ります．このノイズを抑えるためには，サンプリングする前にあらかじめナイキスト周波数以上の周波数成分を除去しておく必要があります（サンプリング周波数が 500 Hz ならばその約 1/3 の 160 Hz 以上は除去しておくべきです）．

F フィルタ

低域遮断フィルタ low cut filter は，遮断周波数より高い周波数の成分はほとんど減衰させず，遮断周波数より低い周波数の成分を逓減させるフィルタです[6]．一方，**高域遮断**フィルタ high cut filter は，その逆で遮断周波数より高い周波数の成分を逓減させるフィルタです[6]．

G 信号対雑音比（S/N 比）

記録電極から単に増幅されただけの記録では，背景雑音（脳波）が大きく，目的とする信号（誘発電位）はその中に埋もれて見えません [図Ⅰ-2-1（P.10）参照]．加算平均法により加算回数 number（N）に比例して信号波形（S）は増大しますが，背景雑音（N）は加算回数 N の平方根に反比例して減少します．最終的には記録の S/N 比は加算回数の平方根倍（$\sqrt{N}$）になります（図Ⅰ-2-11）．余談ですが，昔は

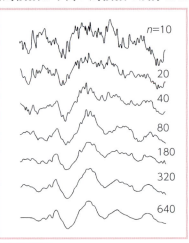

図Ⅰ-2-11 加算平均法と加算回数による視覚誘発電位の S/N 比の変化

加算回数の増加により S/N 比は向上しますが，ある程度の加算回数で反応は飽和します．VEP は，ABR や SEP に比べて振幅が大きいので，加算回数は当然少なくてすみます．
VEP：visual evoked potential
（石山陽事：臨床神経生理検査における ME 技術．臨床神経生理検査の実際．松浦雅人（編），新興医学出版社，6-25，2007 より一部改変）

ミニコラム 4　医師は生体医工学（ME）が苦手

医師は，オームの法則（V=IR）は知っていますが，A/D 変換やサンプリングの定理などの ME 知識は意外と苦手です．昨今，てんかん脳波での高周波振動 high frequency oscillations が注目されています．デジタル脳波計のサンプリング周波数は，今は 1,000 Hz ですが，昔は 250 Hz や 500 Hz でした．仮に 500 Hz でサンプリングをしたとします．この場合，ナイキスト周波数は 250 Hz ですので，これ以上の周波数成分はフィルタをかけて除去する必要があります．実際には，フィルタの性能の限界により，サンプリング周波数の 1/3 程度（160 Hz 以上）まで制限する必要があります．誘発電位も同様で，ABR を計測するときは，波形がクリック音刺激後，10 ms 以内に出現します．サンプリング周波数は 20 kHz が推奨されています．高サンプリングでないと正しい ABR 波形が記録できません．

2 の倍数の加算回数が好まれました（VEP は 64 回〈8 倍の S/N 比〉，ABR は 1,024 回〈32 倍の S/N 比〉など）．今は機械の性能が向上し，2 の倍数にこだわる必要はありません．

Ⓗ 周波数帯域 bandpass

加算平均する前の原信号の S/N 比を上げるために，誘発電位の周波数成分だけを通過させ，それ以外の雑音周波数成分を遮断します（帯域濾過フィルタ bandpass filter）．通常，アナログフィルタが使われます[7]．原信号の位相，周波数を変化させますので，信号の波形が歪みます（図 I-2-11）．一方，デジタルフィルタは位相に変化を与えません（図 I-2-11）[8]．大事なのは誘発電位の種類に応じて，適切なフィルタ範囲を設定することです．

Ⓘ アーチファクト

誘発電位の波形に混入する脳外起源の電位成分です．眼球運動，心電図，体動，

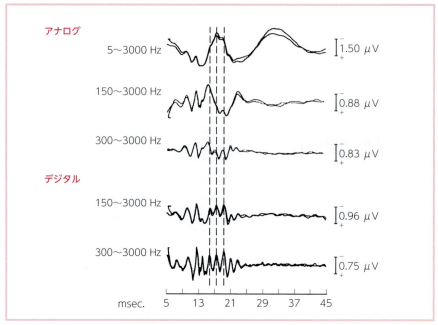

図Ⅰ-2-12 周波数フィルタの重要性

右正中神経刺激による体性感覚誘発電位（左肩に基準電極を置き，C3' より導出）の波形で，アナログおよびデジタルフィルタリングで低遮断周波数域を変えたときの波形の変化を示します．広域フィルタ（5〜3000 Hz）での N20 波形には，16, 18, 20 ms（点線）で屈曲点が顕著に認められます．これらの成分はデジタル処理すると振幅が減少しますが，位相のズレ（潜時の変移）はみられません．しかし，アナログ処理では潜時のズレが軽度ながら認められます．

（文献 8）より）

交流など脳波のアーチファクトと同じものがあげられます．アーチファクトの条件を任意に設定して，信号サンプリング時に除去することも可能です（artifact rejection）．

4 検査室の条件

　被検者にとって，できるだけ生理的に自然な条件下で記録できる部屋でなければなりません．理想的には快適な検査が可能な検査室，例えば，室温，換気，湿

度，照明，室内の広さなどが配慮され，かつ防音，無響，暗室，光量調整などの可能な部屋であればいうことはありません．しかし，機器の進歩により，電磁気干渉と静電干渉からシールドされた部屋である必要はありません（**術場でも記録できます！**）．

5 誘発電位の記録

A 刺　激

　誘発電位の目的の一つは臨床応用なので，刺激は自然な適刺激に近い性質で，しかも誘発電位を容易に発生させる特性をもつものが望まれます．また，使用される刺激とその発生装置はすべて生体に対する医学的安全性が保障されなければなりません．

a. 刺激の種類

　記録する誘発電位に応じた刺激法があります．また，同じ誘発電位でも目的により，刺激パラメータを変えることがあります．第Ⅱ部（P.30）を参照してください．

b. 閾　値

　誘発電位は刺激の強さがある一定のレベル以上に達しないと記録できません．誘発電位の振幅は，刺激強度の増加とともに増大するので，波形もより明瞭になります．背景雑音から誘発電位波形を肉眼的に判別するのに必要な最小刺激強度を**閾値 threshold** といいます．閾値は感覚・運動系の刺激強度に対する**感度 sensitivity** の指標となります．

c. 刺激強度

　刺激強度 stimulus intensity は，物理学的基準と生物学的基準のいずれかで表現されます．前者は光，音，電気など物理量の強度に使用されている基準です．光は輝度 luminance（単位 cd/m^2），音は音圧レベル sound pressure level（単位

dB），電気刺激は電圧（V）か電流（mA），磁気刺激はテスラ（T）で表現されます．後者は，刺激に対する自覚閾値を基準にして表現する生物学的特性です．聴覚の自覚閾値を基準とした聴覚レベル hearing level，感覚レベル sensation level，電気刺激では，知覚閾値や運動閾値，磁気刺激では運動閾値を基準にしています．

d. 刺激パラメータ

刺激パラメータの定量的変化，つまり，刺激部位，刺激強度，刺激頻度 stimulus rate，刺激持続時間 stimulus duration，刺激間隔 interstimulus interval などにより，誘発電位の閾値，潜時，振幅，波形の変化が起こります．

B 電　極

脳波と同じように，記録電極の入力を入力端子1（G1），基準電極のそれを入力端子2（G2）に入れて，生体アンプによりその差分を増幅します．

a. 表面電極

皮膚や頭皮の表面に接着固定する電極で，導出（誘導）電極とよばれ，通常，脳波用の皿状円盤型銀-塩化銀電極を用います．電極を目的とする位置に長時間安定して固定するにはコロジオン法が推奨されます．これには穴の開いた皿状電極を使います．

b. 電極の装着

電極の固定に先立ち，皮膚，頭皮の電極固定部位をアセトン綿（**アルコール綿より皮脂が落ちます！**）で十分に拭いて，脂成分を取り除きます．ディスポ注射器にいれたコロジオン溶液を電極のまわりに滴下し，エアーコンプレッサーでコロジオンを乾燥させ，電極をしっかりと固定します．穴を通して電極と皮膚の間に電極ゼリーを注入し，先の鈍な注射針で軽くこすって抵抗を落とします．簡便法として電極ペーストで皿電極を皮膚に接着し，小ガーゼ片を電極の上からかぶせて固定する方法もありますが，体動により浮いたり外れたりするので，長時間

の記録には向きません．面倒でも，コロジオンで電極を装着し，長時間の記録にも耐えられるような準備が必要です．

c．電極間抵抗

電極間抵抗は 5 kΩ 以下に下げなくてはなりません．これを怠ると交流アーチファクトが混入しやすくなります．

d．電極配置

記録する誘発電位に応じた記録（導出）法があります．遠隔電場電位を記録するときは，頭部外に基準電極を置く必要があります．近電場電位を記録するときは，頭皮上の電極を基準にしますが，基準電極は必ずしもゼロ電位ではないことに注意してください［図 I-2-4（P.12），7（P.14）参照］．

e．接地電極

被検者には導出電極以外に必ず**接地電極 ground electrode** を装着してください（図 I-2-1）．交流障害やアーチファクト除去に重要です．

6　誘発電位の種類

刺激モダリティーに応じて，体性感覚誘発電位 somatosensory evoked potential（SEP），視覚誘発電位 visual evoked potential（VEP），聴性脳幹反応 auditory brainstem response（ABR），事象関連電位 event-related potential（ERP），運動誘発電位 motor evoked potential（MEP）などの種類があります．電位の発生源が大脳皮質にある場合を皮質誘発電位 cortical evoked potential，皮質下にある場合を皮質下誘発電位 subcortical potential と呼びます．また，波形の潜時から短潜時 short latency，中潜時 middle latency，長潜時 long latency と呼ばれることがあります．短潜時は皮質下電位，中潜時，長潜時は皮質誘発電位にほぼ相当します．

7 誘発電位の読み方

A 波形パラメータ

誘発電位は脳波と同じく波形分析が基本です［図Ⅰ-2-8（P.16）参照］．

a．極　性

波形の極性 polarity は，G1 と G2 に入力された電位の差分なので，絶対的極性ではなく相対的極性であることを肝に銘じておいてください．つまり，陽性か陰性かは，G1 の電極が G2 に対してより陽性かより陰性かを示しているのにすぎません．脳波と同じく基準電極の活性化は常に起こることに注意してください（図Ⅰ-2-3〈P.11〉参照）．脳波と同じように，上向きの振れを陰性，下向きの振れを陽性として表示するのが一般的です．ただし，ABR は慣習的に上向きの振れが陽性です．

b．潜　時

刺激開始時点（0 ms）を基準に基線 baseline から明らかに浮き立つ波形の頂点 peak までの時間（潜時 latency）を測定します．これを**頂点潜時 peak latency**と呼びます（図Ⅰ-2-8 参照）．基線の求め方はいろいろありますが，刺激開始前の短時間の背景雑音（無刺激状態の雑音）の平均値レベルに引かれた直線を使うのが一般的です．波形の頂点から次の波形の頂点までの**頂点間潜時 interpeak latency** は，もし波形の頂点が電位発生源の最高興奮時間点に対応するものとみなせば，異なる 2 つの波の発生源の間を興奮が伝導する時間と考えられます．頂点潜時は被検者の身体要因（例えば，SEP では身長）に左右されますが，頂点間潜時はあまり影響を受けません．

c．振　幅

振幅 amplitude は波の大きさを表す指標ですが，潜時に比べて個体間での変動が大きく，正常範囲の設定や異常値の判定には工夫を要します．頂点振幅は基線

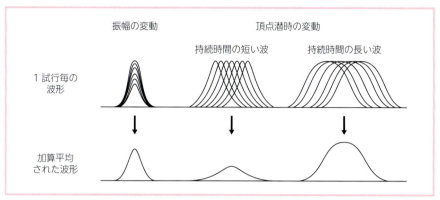

図Ⅰ-2-13 振幅と潜時のゆらぎによる加算波形の変化

刺激開始点から加算平均するため，潜時のゆらぎがなくても振幅のゆらぎがあれば，振幅はその平均値となります（左欄）．一方，振幅にゆらぎがなくても，潜時にゆらぎがあれば，振幅は影響を受けます（中欄，右欄）．これを時間的分散による誘発電位の波形変化と呼びます．脱髄性疾患では，誘発電位の持続時間が長くなったり，分散が強いと記録されなくなることがあります．

から頂点までの大きさです（図Ⅰ-2-8 参照）．頂点間振幅は隣り合った波同士の頂点間の振幅です．なお，加算平均法を使っているため，反応波形は，振幅や潜時のゆらぎによって影響を受けることに注意してください（図Ⅰ-2-13）．

Ⓑ 波形の命名

誘発電位の波形は頂点の極性と平均潜時によって表現されます．つまり，頂点の極性が陽性 positive なら P，陰性 negative なら N とします．次に，正常人における波形の平均潜時をアラビア数字で極性に併記します．例えば，SEP の N20 は陰性頂点で平均潜時が 20 ms ということを示します．SEP，VEP，ERP ではこの命名法がよく用いられていますが，ABR では，慣習的にⅠ波，Ⅲ波，Ⅴ波などとローマ数字で呼ばれています．MEP では，複合筋活動電位の立ち上がり潜時を測定しますので，この命名法は適用されません．

Ⓒ 再現性

再現性 reproducibility はデータの信頼性の一つの判断材料です．誘発電位

は振幅が微弱なため，少なくとも同じ波形が2回以上記録されること（**再現性**）を示す必要があります．そのためには，波形を重ね書き superimpose して，表示しなければなりません．人間の目は鋭敏です．例えば，VEP で波形頂点が 2, 3 ms ずれただけで，再現性が悪いように見えます．

D 正常値の設定

刺激条件のみならず，被検者の年齢，性差，身体条件差，検査機器の相違があり，また検査室や研究者によっても標準値の設定法や設定値が必ずしも一致しません．日本臨床神経生理学会[9]，アメリカ脳波学会[10]，国際臨床神経生理学会[11]からの測定指針が発表されていますので，これから新しく検査を始めようとする方は，参考にしてください．また，一つの施設でルーチン検査として使われている VEP，SEP，ABR，MEP，ERP のすべての正常値を得ることは実際的には無理です．一つの方法としては，標準的な方法で記録している文献の方法に準拠して，10 名ほど誘発電位を記録し，もしその値が報告されたものとほぼ同等であれば，その文献の正常値を参考にしても構いません．

E 異常の判定

正常人で 100% 安定して記録される波形を分析対象とします．頂点潜時あるいは頂点間潜時が正常人のデータより 2.5 標準偏差（SD）あるいは 3 SD を超えている場合には，異常と判定しても構いません．2 SD でもよいのですが，**偽陽性 false positive** 所見を少なくするためには，少し厳しい基準のほうがよいでしょう．振幅は個体間での変動が大きいので，波形がまったく消失しているかあるいは左右差が 50% 以上ある場合に異常と判定してください．

8 トラブル対処法

　いざ誘発電位の記録を始めると，思わぬ事態が発生します．うまく記録できない理由の多くは，人為的なものです．ベテランでも思わぬミスを起こします．主なチェック項目としては，①誘発脳波計の接地電極が外れていませんか？②被検者の接地電極を付け忘れていませんか？③記録電極が浮いたり，外れていませんか？④電極抵抗は5kΩ以下ですか？⑤記録電極が電極ボックスに間違いなく入力されていますか？　左右を入れ間違えていませんか？⑥被検者は動いていませんか？⑦被検者は寝ていませんか（VEP, ERP）？⑧刺激電極がずれていませんか（SEP）？　などです．詳細は第Ⅱ部で述べます．

ここに気をつけるポイント！

- 背景脳波は誘発電位にとって雑音になる．
- 極性と振幅は相対的であり，基準電極が活性化されることもある．
- 電流双極子の方向が水平方向のときは，頭皮上から記録することが困難な場合がある．
- 誘発電位の種類に応じて，適切なフィルタ範囲を設定すること．
- 波形の極性は絶対的極性ではなく，相対的極性である．
- 脳波と同様に基準電極の活性化は常に起こることに注意する．
- 再現性を示すため波形を重ね書きして表示しなければならない．
- 正常人で100%安定して記録される波形を分析対象とすること．

第Ⅱ部

誘発電位各論

　第Ⅰ部で誘発電位を理解するための基礎的事項について述べました．第Ⅱ部では，日常臨床で使われている誘発電位に関して，その記録と解析法並びにトラブル対処法などを中心に解説します．

誘発電位の種類

　大脳誘発電位 cerebral evoked potential は，末梢感覚神経を刺激することにより，感覚経路の少なくとも一次感覚受容野のレベルまでの機能をミリ秒単位で検査できます（**時間分解能 temporal resolution が高い！**）．誘発電位は脳波の振幅に比べて非常に小さいのですが，**信号加算平均法 signal averaging** を用いると記録できます（第Ⅰ部参照）．パターン反転刺激による**視覚誘発電位 visual evoked potential（VEP）**，末梢神経電気刺激による**体性感覚誘発電位 somatosensory evoked potential（SEP）**，クリック音刺激による**聴性脳幹反応 auditory brainstem response（ABR）**が臨床応用されています．大脳皮質運動野を頭皮上から磁気刺激して，被検筋の筋電図を記録する**運動誘発電位 motor evoked potentials（MEP）**は錐体路の機能検査としてよく使われていますが，これも誘発電位の中に含まれます．また，2つの刺激を弁別することにより発生する**事象関連電位 event-related potential（ERP）**の発展も目覚ましいものがあります．

　脳波判読には熟練を要しますが，アーチファクトのない誘発電位を記録し，その所見を解釈するのも大変な時間と労力が必要です．これまでに，初学者用に臨床脳波（永井書店，2010年に廃刊）に4編の誘発電位シリーズを掲載しました[1〜4]．また，「誘発電位マニュアル」，「誘発電位アトラス」，「誘発電位解釈のポイント」を作成し，筆者の教室のホームページ（www.med.kyushu-u.ac.jp/neurophy/）のミニ知識の項に載せています．今回，それらを基にして誘発電位の概要について解説します．

視覚誘発電位

　視覚誘発電位 visual evoked potential（VEP）は，視覚路の器質性障害の客観的評価，診断，経過追跡に威力を発揮します．Halliday 学派[1]が白黒の**格子縞模様 checkerboard pattern** を 1 Hz 程度で反転させて記録するパターン反転刺激 VEP が脱髄性疾患の多発性硬化症の診断に有用であることを発表して以来，この方法が標準となっています[2]．

1　なぜパターン刺激？

　パターン刺激が主流になる前は，閃光刺激（フラッシュ）が使われていました．しかし，フラッシュVEP は波形の再現性が個体間のみならず同一個人でも悪く，臨床応用には難がありました．では，**どうしてパターン刺激が有効なのでしょうか**．視神経の始まりである網膜の神経節細胞は同心円状の**受容野 receptive field** をもっています（図Ⅱ-2-1Aa）．一方，皮質視覚野の神経細胞の受容野は，短冊型のような複雑な形をしています（図Ⅱ-2-1Ab）．受容野とは，一個の神経細胞が視野内のどの位の範囲の情報を認識するかということです．網膜の神経節細胞は，スポット光に対して中心部が興奮（オン）しますが，周辺部は逆に抑制（オフ）されます（**両者は拮抗関係にあります**）．いま仮に，中等度の大きさの格子縞パターンを呈示すると（図Ⅱ-2-1Bb），オン部分に光は当たりますが（反応する），オフ部分に当たる光は少ないため（抑制がかかりにくい），大きな格子縞（図Ⅱ-2-1Ba）や小さな格子縞（図Ⅱ-2-1Bc）に比べて，反応は大きくなります（図Ⅱ-2-1Bd）．つまり，網膜の神経節細胞は，単なる光の明るさではなくて，刺激のもつコントラストや大きさを検出するのです．しかし，フラッシュ刺激（非常に大きな格子縞と考えてよい）は，オンとオフの両方を刺激するために網膜神経節細胞を刺激するのにあまり向いていないのです．視覚野の神経細胞の受

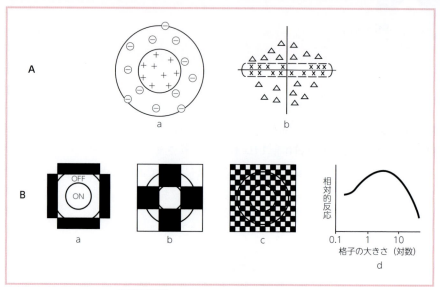

図Ⅱ-2-1 視覚路の受容野の構造と機能

ネコの網膜神経節細胞と大脳皮質一次視覚野の受容野の構造をAに示します．網膜神経節細胞の受容野は同心円状（a）の構造を取り，中心部が興奮性（ON）で光がついた時（＋）に反応しますが，周辺部は抑制性（OFF）であり光が消えた時（－）に反応します．あるいはその逆で，中心部が抑制性で，周辺部が興奮性の細胞もあります．一方，一次視覚野の細胞の受容野は短冊型（b）であり，興奮性領域（△）の周辺に抑制領域（x）があります．この細胞は横方向の線状刺激が提示されますと大きな反応を出しますが，方向がずれると線が抑制領域に重なるため反応は小さくなります．したがって，方向選択性をもつことになります．格子縞の大きさが網膜神経節細胞の反応に与える影響をBに示します．中等度の大きさのパターン（b）を使うと反応が最大で（d），それよりも大きい（a）あるいは小さい（c）パターンを使うと反応が小さくなります（チューニング機能）（d）．

（文献3）より）

容野は，もっと複雑な形をしているので（図Ⅱ-2-1Ab），なおさらです．

　人間の目は視野の中心部（中心窩）がよく見えるように設計されています[3,4]．一般に，神経節細胞は網膜の黄斑部 macula に近ければ近いほど，それだけ受容野は小さくなり，細かいものを検出できます．ヒトの黄斑部神経節細胞の受容野の大きさは視角20分以下と考えられています．このような生理学的原則がありますので，VEPに用いる視覚刺激の大きさやコントラストがいかに重要であるかがお分かりになると思います．

2 刺激のパラメータ

刺激パラメータによりパターン VEP の潜時や振幅は影響を受けます[5~7]．各施設で常に一定の刺激条件で記録できるよう心がけてください．

A チェックサイズ

格子縞の大きさ（チェックサイズ）は，格子の一辺の幅をある距離で見たときの視角 visual angle で表します．単位は分（min）で，114 cm の距離で格子の幅が 10 mm なら視角 30 分（30'）の大きさとなり，57 cm の距離で 10 mm なら視角 1 度（60'）となります．格子縞の大きさを一定にするには，当然ながら被検者と刺激の距離を一定にしなければなりません．

B 輝度

白の格子の輝度 luminance（最大輝度，Lmax）と黒の格子の輝度（最小輝度，Lmin）の平均輝度です．単位はキャンデラ candela（cd，燭光）で，Lmax が 90 cd/m^2，Lmin が 10 cd/m^2 なら輝度は 50 cd/m^2 です．テレビ画面を使った場合の平均輝度は 60 cd/m^2 くらいで，スライドプロジェクターを用いて半透明スクリーンにパターンを投射した場合はこれより明るくなります．

C コントラスト

コントラスト contrast（C）は，隣接する白黒の格子の輝度の差で C＝（Lmax －Lmin）/（Lmax ＋ Lmin）で表されます．Lmax が 90 cd/m^2，Lmin が 10 cd/m^2 ならコントラストは 80% です．

D 刺激頻度

白黒の格子模様が 1 往復する時間で，反転頻度の半分です．つまり，1 秒間に 2 回反転したら，刺激頻度は 1 Hz となります．

3 記録法

A 刺激装置

　刺激パターンをテレビ画面上に提示して素早く1格子分だけ偏位させ，白黒を反転させる方法と，スライドの映像を反射鏡で反射させて半透明のスクリーンに投影し，反射鏡を電動式に素早く1格子分だけ反転させる方法があります．筆者は好んで後者を使っています．その理由はテレビ画面にはブラウン管の60 Hz (or 50 Hz) のちらつき（フリッカー）が入るからです．しかし，近年は液晶画面に変わり，その切り替わり速度も十分に早くなったので，こちらが主流になっています．

B 刺激視野

　通常は単眼を**全視野刺激 full-field stimulation** します（図Ⅱ-2-2）．他眼は眼帯などで遮蔽しなければなりません．視野障害が疑われるときは，必要に応じて**半側視野刺激 hemi-field stimulation** を行います（図Ⅱ-2-2, 3）．被検者の注意，協力が得られないと記録できませんので，全視野刺激の場合，被検者に刺激視野中央に置かれた固視点を固視するように指示します．半側視野刺激をする場合は固視点を**非刺激側に1度**ずらさなければいけません．視野全体の形は円形が望ましいですが，四角でも構いません．室内をうす暗くして刺激パターンを固視しやすくします．

C 電極の装着

　電極間抵抗が高い場合，テレビ画面からの電磁波によるスパイク状のアーチファクトや交流の混入が起こりやすくなりますので，抵抗は5 KΩ以下に必ず下げてください．

D 導出モンタージュ

電極配置はHallidayらが提唱した方法に準じます[1]．この方法は，国際臨床神経生理学連合のガイドラインで推奨されています[2]．外後頭隆起inionの5cm上の点（MO）とその点からそれぞれ左右に5cm外側の点（LO, RO）および10cm外側の点（LT, RT）の計5カ所に置きます（図Ⅱ-2-2A）．4チャンネルのアンプを使用する場合，全視野刺激では，LTとRTを省いても構いません．また，半側視野刺激では，刺激と同側の側頭部電極（LTまたはRT）を省略してよいでしょう．基準電極は前頭部正中線上で鼻根部nasionの12cm上方の点（MF）におき，接地電極はCzにおきます．

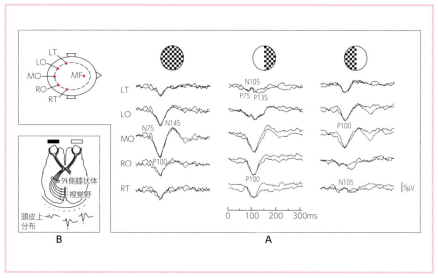

図Ⅱ-2-2 パターンVEPの正常波形（A）と奇異性頭皮上分布（B）

全視野刺激ではP100は正中部（MO）を中心に左右対称に出現しますが，半側視野刺激では刺激視野と同側の後頭部優位にP100が出現します（A左欄）．右視野刺激（A中欄）ではMO〜RTにかけて，左視野刺激（A右欄）ではMO〜LTにかけてP100が優位に分布します．これは解剖学的にヒトの視覚領の黄斑部に対応する部分は主に後頭葉内側面にあり，そこで生じた双極子の方向が刺激と同側後頭部に向くために刺激と同側に明瞭な反応が得られるものとされています（paradoxical lateralization（B））．刺激と反対側のP75-N105-P135成分は黄斑周辺部に対応する皮質で生じたものとされています（A中欄）．LT：左側頭部，LO：左後頭部，MO：後頭部正中線，RO：右後頭部，RT：右側頭部

（文献7）より）

E 反応記録

アンプの低域遮断フィルターは 0.2〜1 Hz, 高域遮断フィルターは 200〜300 Hz を目安に設定します. 分析時間は 250〜300 ms とし, 100 回前後の反応を加算平均します.

F 被検者

被検者を安楽椅子に座らせ, 全身の緊張（とくに後頭筋）を取り去るようにします. 被検者が疲れたり, 覚醒度が低下すると記録不良になりますので, どうしても眠気が強いときは休憩をいれます.

G 筆者らの記録法

スライドプロジェクター方式を採用しています[1]. 全視野刺激のときは, 刺激視野は直径 8 度, 格子の大きさ 15' と 30', 刺激のコントラスト 90%, 輝度 180 cd/m^2, 刺激頻度は 1 Hz です. 半側視野刺激のときは, 半径 8 度, 格子の大きさ 50', 刺激のコントラスト 90%, 輝度 180 cd/m^2, 刺激頻度 1 Hz の設定です. 周波数帯域は 0.5〜200 Hz で 100 回の反応を加算平均します.

4 正常波形

全視野刺激を行うと後頭部正中線（MO）を中心にして陰性-陽性-陰性の三相性波形が現れ, 左右対称性に分布します. 極性と潜時からそれぞれ, N75, P100, N145 と呼ばれます（図Ⅱ-2-2）. N75 の前に小さな陽性波（P60）が記録されることがあります. 主陽性頂点の P100 は, 臨床応用に際して, 最も重要な成分で, その潜時や振幅が指標となっています. N75 および P100 は一次視覚野由来であると考えられています[8]. 表Ⅱ-2-1 に筆者らの正常値を示します[9].

半側視野刺激では, 後頭部正中線上（MO）から刺激と同側後頭部にかけて, N75, P100, N145 が出現します（図Ⅱ-2-2）. 刺激視野と反対側の後頭部には同

表Ⅱ-2-1 全視野刺激 VEP の正常値（ms）

P100	正常値（平均±SD）	正常上限（平均+3SD）
チェックサイズ 15分	105.5 ± 6.1	123.8
チェックサイズ 30分	103.0 ± 6.0	121.0

（文献9）より）

側の N-P-N と逆の極性で振幅が低い P-N-P の三相性波形（P75，N105，P135）が現れます．解剖学的にヒトの視覚領の黄斑部に対応する部分は主に後頭葉内側面にあり，そこで生じた双極子の方向が刺激と同側後頭部に向くために刺激と同側に明瞭な反応が得られるものと考えられています（図Ⅱ-2-2B）．これを**奇異性頭皮上分布 paradoxical lateralization** といいます[8]．刺激と反対側の P-N-P 成分は黄斑周辺部に対応する皮質で生じたものと考えられています．

5 異常の判定

　全視野刺激の場合，P100 を指標にします．女性の方が男性よりも振幅が大きく潜時が短いことはよく知られています[2,6]．P100 潜時は加齢とともに延長し，60歳以降それが顕著になります[2,9]．P100 潜時の正常平均値に 2.5 ないし 3 SD を加えた値を超えるときは異常と判定します．P100 の振幅は大体 5〜10 μV ですが，個人差が大きく，通常は異常の判定には用いません．しかし，同一個人における左右の眼による差は小さいので，左右の振幅の比が 50％ 以上あれば異常の可能性があります．また，左右の眼の反応がともに正常値に入っていても，潜時の差 interocular latency difference が 10 ms 以上あれば異常と判定します．ときに，P100 が明らかでなく，二峰性の陽性頂点（W 波形反応；W-shape response）を示すことがあります．中心暗点がある場合に出現します．単眼性の P100 異常は，多くの場合，その側の視神経異常を示唆します（図Ⅱ-2-3）．

　半側視野刺激の場合は P100 の頭皮上分布に左右差がみられれば異常です．一側後頭部に P100 が出現しない場合，それと同側の半盲があることがしばしばで

す（図Ⅱ-2-3）．これは，前述の paradoxical lateralization の説によります．

CT, MRI でも視神経の脱髄病変を検出するのは困難です．その意味で視神経疾患による視力障害の補助診断法として VEP の意義はきわめて大きいといえます．中でも，多発性硬化症では，診断確実例の 75〜100%，疑い例で 33〜100% に異常が報告されています．視神経炎の既往がある場合，検査時視力障害がなくても P100 の潜時が遅延する例があります（図Ⅱ-2-4）．視神経炎の既往がなく，検査時視力が正常な症例でも異常を認めることがあります（潜在性病変，図Ⅱ-2-4）．ヒステリー性盲や詐病では一般的にパターン VEP は正常です．

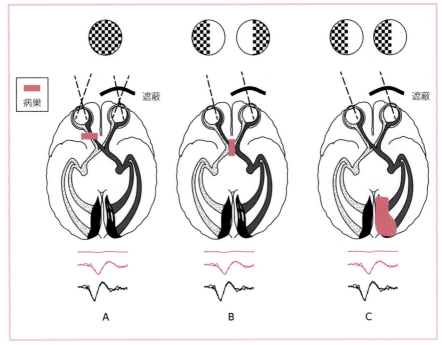

図Ⅱ-2-3　視覚求心路の病巣と VEP 検査

視神経病巣（A）では，患側眼の視力低下が生じます．健側の眼を遮蔽し，患眼のみを全視野刺激すると，障害の程度に応じて P100 の頂点潜時の延長，または振幅低下〜消失がみられます（赤波形）．健側眼刺激では正常の VEP が得られます（黒波形）．視交叉部病巣（B）では，両耳側半盲が生じます．いずれか一方の眼を遮蔽し，刺激眼の視野耳側部（欠損部）のみを刺激しますと P100 潜時の延長，低振幅化，消失がみられます．視野鼻側部の半側刺激では正常に P100 が誘発されます．視交叉後病巣（C）では，同名半盲を生じます．いずれか一方の眼を遮蔽し，視野欠損側を刺激しますと P100 潜時の延長，振幅低下，反応消失がみられます．視野正常側の刺激では正常な VEP が得られます．

（文献3）より）

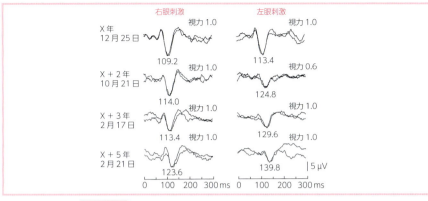

図Ⅱ-2-4 多発性硬化症（MS）患者の経時的 VEP 所見

初回検査時は，両眼とも視力は1.0でP100（15'刺激）も正常に記録されました．2回目の検査では，視神経炎により左眼の視力が0.6に低下しており，左眼のP100潜時の延長を認めました．3回目の検査では，視力が1.0に回復したにもかかわらず左眼のP100潜時の延長は持続していました．4回目の検査では，視力低下のない右眼のP100潜時の延長を認め，潜在性病変が存在することが示唆されました．中枢神経の脱髄性疾患であるMSでは，臨床的に明らかな病変をVEP検査で確かめることも大事ですが，潜在性病変の検出の方がより大事です．

ミニコラム 5　パターン反転刺激による VEP

　Hallidayら[1]がなぜパターン反転刺激を使ったのかは，よくわかりません．Cigánekがフラッシュ刺激によるVEPを研究していましたが，波形の個人差や同一個体での変動がみられました（Variability of the human visual evoked potential: Normative data. Electroencephalogr Clin Neurophysiol, 27:35-42, 1967）．その理由は，①視覚野のニューロンが単純な光よりもパターンに反応すること［図Ⅱ-2-1（P.32）参照］，②刺激視野が広く，中心窩だけを刺激できないこと，③網膜周辺部では，光の散乱による影響が無視できないことなどが，挙げられます．1974年4月にブリュッセルでVEPのワークショップが開かれました．その時の内容をDesmedtが"Visual evoked potentials in man. New developments. Clarendon Press, Oxford, 1977"としてまとめています．黎明期のVEPに興味がある方は，是非，読んでみてください．

6 トラブル対処法

　パターン VEP を記録する時の注意点をまとめてみます．VEP がうまく記録できない時は，検者側と被検者側の原因が考えられます．検者側の原因としては，第Ⅰ部2章（P.10）を参照してください．被検者側の原因としては，①視力，②覚醒度，③協力度などが挙げられます．眼前1m付近に刺激を提示しますので，その距離で視力を最良にすることが望ましく，必要に応じて眼鏡や**老眼鏡（45歳を超えて視力が1.0の人は必ず）**を装着させます．最初はきれいな VEP が記録できていたのに，再現性が悪くなる場合は被検者の覚醒度が落ちていることがありますので，眠たくないかを尋ねます．協力が得られる小児なら VEP の記録は可能です．P100潜時は成人より遅いですが，振幅は大きいので，加算回数は少なくてすみます．固視点にアニメキャラクター（アンパンマン，ポケモンなど）のシールを使うと協力が得られやすくなります．また，病気によっては，視覚刺激に対するα波の抑制が不十分となり VEP が記録できないことがあります．

ここに気をつけるポイント！

- 格子縞の大きさを一定にするには必ず被検者と刺激の距離を一定にすること．
- 刺激パターンを固視しやすくするため，室内をうす暗くすること．
- VEP は視神経の潜在性病変の検出に有用．
- 半側視野刺激の場合は P100 の頭皮上分布に左右差がみられれば異常と判定する．

3 聴性脳幹反応

　Jewett らは1970年にネコ[1]，1971年にヒト[2]から，音刺激後およそ10 ms以内に，5〜7個の陽性頂点を有するごく短潜時の聴覚誘発電位を記録し，この反応が脳幹聴覚路に由来することを明らかにしました．彼らは，末梢の聴神経あるいは脳幹の神経活動を頭皮上に置いた電極より聴性脳幹反応 auditory brainstem response（ABR）が記録できますので，この反応が**遠隔電場電位 far-field potential** であることを初めて提唱しました．ABRは，今日では日常の臨床検査法の一つとして定着しています．この反応は個体間の変動が少ない上に，麻酔や睡眠の影響をほとんど受けず，さらに無侵襲かつ簡単に脳深部の電気活動を捉えるためです．

1 なぜクリック音刺激？[3]

　矩形波（100 μsの幅）パルス電流をスピーカーで音信号に変換すると，立ち上がりが急峻なカチャッという**クリック音 click** が得られます（図Ⅱ-3-1A）．しかし，音響学的には音の周波数スペクトル分布（0.5〜8 KHz）が広く，周波数特異性が低下します．**ピップ音 tone pip** や**短音 tone bursts** はクリック音に比べて立ち上がりは急峻ではありませんが（図Ⅱ-3-1A），周波数特異性はあがります．検査音の立ち上がりが速ければ速いほど，内耳の蝸牛神経細胞群のインパルス放電の同期が良好となるため，神経学的検査としてABRを使う場合にはクリック音が好んで用いられます．しかし，記録されるABRの周波数特異性は減少しますので，標準純音聴力検査とABRの生理学的意義は同じではありません．ABRの発生に関与するクリック周波数成分は2〜8 KHzと考えられています．

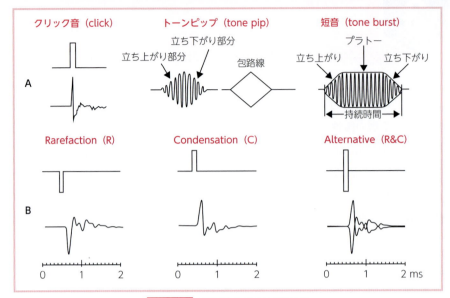

図Ⅱ-3-1 標準検査音の音響波形

クリック音の立ち上がりはトーンピップ，トーンバーストよりも急峻です（上段A）．クリック音には rarefaction（R），condensation（C）の2種類があり，そのアーチファクトを消すために，交互に刺激を繰り返す刺激法（alternative，（R&C））があります（下段B）．

2 刺激のパラメータ[3]

A 刺激の極性

　同じクリック音でも rarefaction（鼓膜に対して陰圧），condensation（鼓膜に対して陽圧），そして両者が交互に発生する alternative 刺激の3種類があります（図Ⅱ-3-1B）．rarefaction のクリック音に対する ABR の方が condensation のクリック音よりも潜時が短く，波形が明瞭と言われています．交互刺激では刺激のアーチファクトが相殺され小さくなるため，臨床検査上好んで用いられています．

B 刺激頻度

　1秒に8～10回の頻度でクリック音を与えます．高頻度になると振幅が減少します．

C 刺激強度

物理的な強さである音圧レベル sound pressure level（SPL）で表すことが多いですが，正常聴力者の聴覚レベル normal hearing level（nHL）を基準にしたり，被検者自身の聴力レベルを基準とした感覚レベル sensation level（SL）を用いることもあります．一般的に40〜120 dB SPL 程度が使われています[4]．

3 記録法

A 刺激装置

ヘッドホン（またはイヤホン）を通して刺激音を与えます．

B 刺激耳

一側の耳を刺激します（単耳刺激）．高度の意識障害や脳死の場合には，両耳を同時に刺激することがあります．非刺激側の耳には，白色雑音を聞かせて，刺激耳からの骨導の影響を除去します．

C 電極の装着

電極間抵抗は必ず5 kΩ以下に下げてください．

D 導出モンタージュ

頭頂部（Cz）に記録電極を置き，刺激と同側と対側の耳朶もしくは同側と対側の乳様突起 mastoid 上を基準電極として2チャンネル記録します（**図Ⅱ-3-2**）．接地電極は前頭部（Fz）に置きます．

E 反応記録

アンプの低域遮断フィルターは30〜100 Hz，高域遮断フィルターは1,000〜3,000 Hz を目安に設定します．分析時間は10〜15 ms とし，1,000〜2,000 回前後

の反応を加算平均します.

F 被検者

被検者をベッド上で仰向けにし,全身の緊張を取り去るようにします.覚醒度の影響を受けませんので,検査中に寝ても構いません.静かな部屋(なるべくなら防音室)で検査することが必要です.

G 筆者らの記録法

刺激強度は被検者の感覚閾値(SL)に50 dB加えて(例えば,25 dB SLなら75 dB SPLが刺激強度),8 Hzの頻度で単耳を刺激します.刺激と反対の耳には白色雑音を聞かせます.周波数帯域は5〜2,000 Hzで1,000回の反応を加算平均します.

4 正常波形

正常成人におけるABRは,音刺激後およそ10 ms以内に7個の陽性頂点(Ⅰ〜Ⅶ波)が出現します(図Ⅱ-3-2, 3).この7個の成分のうち,Ⅰ,Ⅲ,Ⅴ波は安定して記録され,それぞれの発生源は**聴神経,上オリーブ核(橋),下丘(中脳)**とされています(図Ⅱ-3-3A)[5,6].これらの潜時と頂点間潜時 interpeak latency(IPL)が脳幹の聴覚路の機能を表わす指標として用いられています.ABRにおけるIPLは刺激音の大小に関わりなく一定であり(図Ⅱ-3-4),中耳や蝸牛の末梢性神経障害の影響を除外できますので,神経疾患の機能検査に適していま

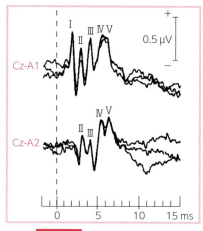

図Ⅱ-3-2 ABRの正常波形

左耳に8 Hz,120 dB SPLの音を与え,基準電極を同側(上)と対側(下)の耳朶においてCzより導出しています.刺激と同側ではⅠ波が記録されますが,対側からは記録されません.

(文献4)より)

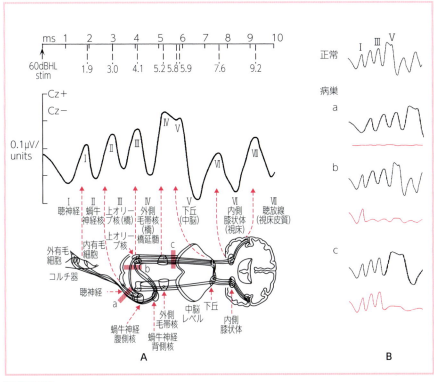

図Ⅱ-3-3 脳幹梗塞例からの推定によるヒトの ABR の起源（A）と病巣による ABR の変化（B）

Ⅰ，Ⅲ，Ⅴの発生源は聴神経，上オリーブ核（橋），下丘（中脳）とされ，I-Ⅲ，Ⅲ-Ⅴ，I-ⅤのIPLがそれぞれ下部脳幹（橋），上部脳幹（中脳），脳幹の聴覚路の機能を表わします（B）．聴神経障害（a）では，Ⅰ，Ⅲ，Ⅴ波の潜時がすべて延長しますが，I-Ⅲ，Ⅲ-ⅤのIPLは正常です．病変が高度になれば，すべて消失します．下部脳幹の障害（b）では，Ⅰ波は正常ですが，Ⅲ，Ⅴ波の潜時が延長し，I-ⅢのIPLが延長します．Ⅲ-ⅤのIPLは正常なこともあります．障害が強ければⅢ，Ⅴ波は消失します．上部脳幹の障害（c）ではⅠ，Ⅲ波は正常ですがⅤ波の潜時が延長し，Ⅲ-ⅤのIPLが延長します．障害が強ければⅤ波は消失します．

（A：文献6）より一部改変）

す．振幅は個体間での変動が大きく，成分そのものの消失や，著しい低振幅のときに異常と判定します．振幅を定量的に表現するために，V/I振幅比を用いることもあります．**表Ⅱ-3-1** に筆者らの正常値を示します[7]．

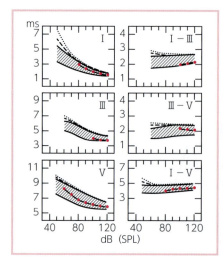

図Ⅱ-3-4 Ⅰ波，Ⅲ波，Ⅴ波および頂点間潜時に対する刺激音の強さの影響

丸（●）はある正常被検者のデータを示します．斜線部は年齢が一致した健常成人の平均±2SDの範囲で，破線はそれぞれ95%および99%信頼区間を示します．Ⅰ波，Ⅲ波，Ⅴ波の頂点潜時は音圧が大きくなると短くなりますが，Ⅰ-Ⅲ，Ⅲ-Ⅴ，Ⅰ-Ⅴの頂点間潜時はほとんど影響を受けません．

（文献4）より）

表Ⅱ-3-1 ABRの正常値（聴覚閾値＋50 dBの音圧で刺激）（ms）

成 分	正常値 （平均± SD）	正常上限 （平均＋3SD）
Ⅰ	1.70 ± 0.17	2.21
Ⅲ	3.85 ± 0.22	4.51
Ⅴ	5.77 ± 0.22	6.43
Ⅰ-Ⅲ	2.16 ± 0.13	2.55
Ⅲ-Ⅴ	1.92 ± 0.13	2.31
Ⅰ-Ⅴ	4.07 ± 0.18	4.61

（文献7）より）

5 異常の判定

　StarrとAchor[5]が，ABRを初めて臨床応用してから現在に至るまで，検査の目的はおおよそ4つに分けられます[8]．すなわち，①聴力障害の有無の判定，②脳幹部の病巣の部位診断，③脳死の判定，④手術中のモニタリングです．手術中のモニタリングでは麻酔前，あるいは執刀前に記録したABRと術中，術後の変

化を比較すればモニターとして十分使えます．しかし，得られたABRを正常対照群と比較して判定する場合には，記録部位，記録条件，年齢などABRの波形に影響をおよぼす因子をそろえて記録した対照群との比較が不可欠です[4,8]．

図Ⅱ-3-3Bに聴覚脳幹求心路における病巣とABR所見のシェーマを示します．Ⅰ-Ⅲ，Ⅲ-V，Ⅰ-VのIPLがそれぞれ下部脳幹（橋），上部脳幹（中脳），脳幹の聴覚路の機能を表わします（図Ⅱ-3-3A）．どこに障害が起これば，どのような所見が得られるか考えながら図Ⅱ-3-3Bをみてください．

橋被蓋部の背外側を聴覚路が通るため，橋の腹側に病変がある"閉じ込め症候群"や聴覚路より下のレベルで障害される延髄外側症候群では正常なことが少なくありません．椎骨脳底動脈系の一過性脳虚血発作（TIA）の発作終了後にもABRの異常がみられ，無症候性血流障害の存在が推測されますので，ABRは非脳幹性めまいとの鑑別に有用です．脳幹梗塞で，症状の進行や再発が起こる不安定例の方が，安定した経過をとる症例に比べ高率にABR異常が起こります．橋・中脳梗塞でABR異常をともなうと予後不良です．ABRを脳死の判定に用いることを提唱したStarr[9]は，Ⅰ波を除いた後方成分の消失を脳死の判定基準としています．すでに脳死と判定される以前にABRはⅠ波を含めて全成分が消失することも多いのですが，簡便かつ非侵襲な検査で脳幹機能の残存が判定できます．

6 トラブル対処法

ABRは覚醒度の影響を受けませんので，被検者が寝ていても記録できます．しかし，振幅が小さいので，不随意運動や軽いせん妄状態にある被検者の体動が混入すると記録できません．安静を保つよう指示するか，もし治まらないときには，鎮静剤を使用することがあります．高度の意識障害で被検者の聴力レベルが分からないときは，最大の音圧で両耳を同時刺激します．

ミニコラム 6　研究医と臨床医の二足のわらじ

　ABRを発見したJewettには，切羽詰まった状況がありました（Jewett DL: A Janus-eyed look at the history of the auditory brainstem response as I know it. Electromyogr Clin Neurophysiol, 34:41-48, 1994）．その当時，彼はカリフォルア大学サンフランシスコ校（UCSF）の生理学教室に在籍していましたが，研究プロジェクトがうまくいかず，テニュアを取るために急いで論文を作成する必要がありました．そういう状況でABRを世に送り出しました．しかしながら，NIHのグラントを取ることができず，結果的に生理学教室を去らなければなくなりました．リハビリ医なら今までの神経生理学的研究が脊損損傷の研究に役立つと考えたのですが，UCSFにはポスドクのトレーニングコースがありませんでした．幸い，リサーチマインドをもった研究者を探していた整形外科に移籍することができました．整形外科の主任教授は，「我々は科学者を整形外科医としてトレーニングすることはできるが，整形外科医を科学者に育てることはできない」という考えがあり，以後，彼は整形外科医とABR研究の二足のわらじを履くことになりました．

ここに気をつけるポイント！

- ABRは他覚的聴力検査であるが，純音聴力検査の代替とはならない．
- ABRは脳幹聴覚路の機能，脳死の判定，脳幹手術のモニタリングに有用である．

4 体性感覚誘発電位

　体性感覚誘発電位 somatosensory evoked potential (SEP) は一般に，上肢（正中，尺骨神経）あるいは下肢（後脛骨，総腓骨神経）の末梢神経を，皮膚表面から電気刺激して記録されます．その伝導路は末梢神経大径有髄線維，脊髄後索，内側毛帯，視床，大脳皮質感覚野と考えられており[1,2]，その経路の途中のどこかに病気があれば，それよりも中枢側にある電極での反応は異常となります．体性感覚障害（特に脊髄後索系），脱髄性疾患のスクリーニング，脳血管障害の予後推定，脊椎・脊髄の術中モニターなどによく使われています[3]．

1 なぜ電気刺激？

　触覚，温痛覚，といった感覚別の機械的刺激を用いると，感覚種ごとに求心線維の生理学的なインパルスを発生させることができます．しかし，刺激の立ち上がりが遅く，刺激できる末梢受容器の数が少ないため，得られる反応は低振幅になってしまいます．末梢神経の電気刺激は多種類の末梢神経線維を同時に刺激してしまいますが，伝導速度が速い太い直径の線維が同期して興奮することにより，得られる反応は振幅も大きく安定します（ABRでクリック音を使うのと同じ理屈です）．

2 刺激のパラメータ

A 刺激電極の位置

　電気刺激により陽極から陰極へと電流が流れ，陰極の場所で末梢神経が刺激されます．感覚神経は末梢から中枢の方へ情報が上がっていきますので，**陰極は陽**

極より身体の近位部におきます（orthodromic stimulation）．

B 刺激頻度

上肢は 3〜5 Hz 程度，下肢は 1〜3 Hz 程度で刺激します．あまり高頻度になると痛みをともないますので（特に下肢），注意してください．

C 刺激強度

筋肉が軽く収縮する程度の強さで刺激します．定量的に行う場合には，運動閾値の 10% 上を目安とします．できれば電流（mA）刺激を使ってください．経験上，正中神経刺激で 10 mA，後脛骨神経刺激で 20 mA 以上の電流が必要な場合は，ニューロパチーの存在が示唆されます．末梢神経伝導速度検査を行ってください．

D 刺激の持続時間

単相性矩形波の幅は 200〜300 μs とします．

E 接地電極

電気刺激のアーチファクトをできるだけ小さくするため，刺激電極より近位部におきます．

3 記録法

A 刺激電極

刺激電極として運動神経伝導測定用のサドル型電極や表面皿電極（距離を 3 cm 程度離します）を用いて，一側の上肢あるいは下肢の末梢神経を刺激します．正中，尺骨神経は，手根部で刺激します．後脛骨神経は足首部で，腓骨神経の場合は膝下部で刺激します．

B 記録電極の装着

電極糊で固定するよりも，コロジオンでしっかり接着して（特に頭部外の電極），抵抗を5kΩ以下に必ず下げてください．

C 導出モンタージュ

上肢の場合，感覚路に沿って鎖骨上窩（Erb点），第5ないし第7頸椎棘突起上，頭皮上の手の感覚野に記録電極を置いて導出します[4]．基準電極はFzもしくは頭部外におきます．下肢の場合，第4腰椎棘突起上，第12胸椎棘突起上，頭皮上の足の感覚野に記録電極を置いて導出します．基準電極はFzもしくは頭部外におきます．

D 反応記録

アンプの低域遮断フィルターは5～30Hz，高域遮断フィルターは1,000～3,000Hzを目安に設定します．分析時間は上肢の場合40～60ms，下肢の場合60～80msとします．500～1,000回前後の反応を加算平均します．

E 被検者

被検者をベッド上で仰向けあるいは安楽イスに座らせ，全身の緊張を取り去るようにします．覚醒度の影響を受けませんので，検査中に寝ても構いません．むしろ，そのほうが好都合です．

F 筆者らの記録法

上肢では正中神経を5Hzで刺激し，下肢では後脛骨神経を2Hzで刺激します．刺激矩形波の幅は200μs，刺激強度は運動閾値より10%程度強い電流を流します．周波数帯域ですが，上下肢ともFz基準の場合は，5～2,000Hz，頭部外基準電極では50～2,000Hzとしています．加算回数は上肢が250～500回，下肢が350～500回を目安にしています．

4 波形のパラメータ

　SEP のパラメータは，各成分の潜時，振幅および**中枢感覚伝導時間 central sensory conduction time（CSCT）**などです[5]．正中神経を手根部で刺激すると，Erb 点から N9，頸椎棘突起上から N13，頭皮上の手の感覚野から N20 が記録されます（図Ⅱ-4-1）．N9，N13，N20 の発生源はそれぞれ上腕神経叢，脊髄後角，大脳皮質感覚野（中心後回皮質 3b 野）とされています．尺骨神経刺激の場合は，正中神経刺激に比べて，振幅が小さく潜時も 0.5〜1 ms ほど遅くなります．後脛骨神経刺激を足関節部で刺激すると，第 4 腰椎棘突起上から N17，第 12 胸椎棘突起上から N20，頭皮上の足の感覚野から P37 が記録されます（図Ⅱ-4-1）．N17，N20，P37 の発生源はそれぞれ馬尾，脊髄後角，大脳皮質感覚野（中心後回皮質）です．腓骨神経を膝下部で刺激すると第 12 胸椎棘突起上から

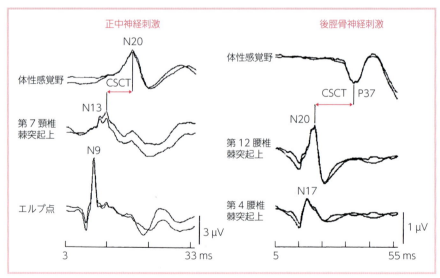

図Ⅱ-4-1　上下肢 SEP の正常波形

上肢 SEP（正中神経刺激）では Fz 基準で N9，N13，N20 が記録されます．N13-N20 は中枢感覚伝導時間（CSCT）として使われます．下肢 SEP（後脛骨神経刺激）では，N20-P37 が CSCT として使われます．

（文献 8）より）

表Ⅱ-4-1 SEPの正常値（ms）

	正常値（平均±SD）	正常上限（平均+3SD）
上肢SEP（正中神経刺激）		
N9	9.29 ± 0.58	11.03
N13	12.67 ± 0.79	15.04
N20	18.63 ± 0.94	21.45
N9-N13	3.38 ± 0.40	4.58
N9-N20	9.25 ± 0.55	10.90
N13-N20（CSCT）	5.89 ± 0.48	7.33
下肢SEP（後脛骨神経刺激）		
N20	20.02 ± 1.45	24.37
P37	36.91 ± 2.48	44.35
N20-P37（CSCT）	16.88 ± 1.65	21.83

（文献9）より）

N13，頭皮上の足の感覚野からP27が記録されます．ただし，N13，P27振幅は後脛骨神経刺激のN20，P37振幅より小さくなります．各成分の潜時は身長や上肢長に左右されますが，N13-N20やN20-P37のCSCTはほとんど影響を受けません．表Ⅱ-4-1に筆者らの上下肢SEPの正常値を示します．

　基準電極を頭部外におくと，頭皮上の電極からABRと同じ理屈で**遠隔電場電位**が記録されます[6]．つまり，末梢神経や脊髄における求心性の伝導路の活動電位を頭皮上の電極から記録することができます．特に，容積導体の形状が急激に変化するところ（指，腋窩部，頸部）では，神経を起源としない定常陽性波が形成されます[7]．この電位は軸索を伝導する電位ではありませんので，頭皮上のどこで記録しても潜時が一定となります（図Ⅱ-4-2）．上肢では，P9，P11，P13-P14複合（P14），N18が記録されます．その発生源はそれぞれ上腕神経叢，頸髄後索，下部脳幹（頸髄-延髄接合部付近），N18（大後頭孔から視床までの脳幹部）といわれています（各研究者により必ずしも意見が一致していません）．下肢の場合も，同様の遠隔電場電位が記録されますが，電位が非常に小さく，しかも多数回（2,000回以上）の加算平均が必要ですので，ルーチン検査であえて記録する必要はありません．

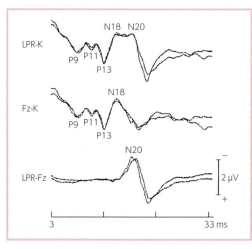

図Ⅱ-4-2　遠隔電場電位の記録法

正中神経を電気刺激して，頭部外の膝（K）に基準電極をおいて，頭皮上の体性感覚野（LPR）およびFzから誘発電位を記録するとP9，P11，P13，N18が記録されます（上段，中段）．しかし，Fzを基準にしてLPRからの電位を記録すると，P9，P11，P13，N18は記録されず，N20のみとなります（下段）．つまり，P9，P11，P13，N18は頭皮上に広く分布する皮質下由来の遠隔電場電位ですが，N20は体性感覚野から発生する近接電場電位ということを示しています．

（文献8）より）

5　異常の判定

　ほかの誘発電位と同じように潜時やCSCTが指標となり，これらは年齢，性，身長などに影響されます．振幅は個体間の変動が大きいので，消失もしくは左右差が50％以上あるときに異常とみなします．図Ⅱ-4-3に体性感覚求心路における病巣と上肢SEP所見のシェーマを示します．どこに障害が起これば，どのような所見が得られるか考えながら図Ⅱ-4-3をみてください．後索－内側毛帯系を検査するので，それ以外の経路に障害がある場合，例えば痛覚（外側脊髄視床路）の障害のみならば，SEPは正常です．

6　皮質SEP

　SEPの皮質成分（P25-N33）は，ミオクローヌスの診断と病態生理の検索に有用で，皮質に起源をもつミオクローヌスでは巨大となります（giant SEP）（第Ⅲ部6章-1（P.181）参照）．

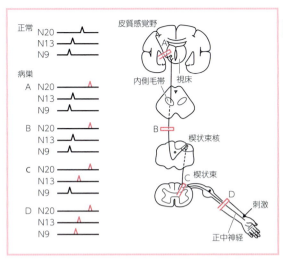

図Ⅱ-4-3 体性感覚求心路における病巣とSEP所見

大脳半球内視床，内包付近の病巣（A）では，病巣側半球のN20が消失しますが，N13，N9は正常です．非病巣側（健側刺激）の皮質反応（N20）は正常です．脳幹部（中脳，橋）病巣（B）では，N9，N13は正常で，N13-N20（CSCT）が延長します．障害が強い時はN20が消失します．下部脳幹，脊髄病巣（C）では，N13，N20潜時が遅延しますが，N9潜時は正常です．障害が強い時はN13，N20が消失します．末梢神経病巣では，N9，N13，N20潜時がすべて遅延します．障害が強いときは低振幅化または消失します．

（文献8）より）

7 トラブル対処法

　交流が混入したり，刺激のアーチファクトが大きいときは，接地電極がはずれていないか，電極間抵抗をチェックします．被検者が動くと刺激電極が少しずれて，末梢神経を十分に刺激していないことがありますので，注意してください．不随意運動がある場合は，運動のアーチファクトが混入することがあります．どうしても検査が必要な時は，鎮静剤を投与して記録しなければなりません．下肢SEPの場合，反射亢進により電気刺激をすると足が過剰に動き，そのアーチファクトが混入することがあります．刺激強度を弱くしますが，どうしても防げず良好な記録が得られない場合は，膝下部で腓骨神経を刺激します．また，ニューロパチーが重症で，足首部での後脛骨神経刺激SEPが記録されない場合にも，膝下部で腓骨神経を刺激することがあります．

ミニコラム 7　Fz 基準による短潜時 SEP と中枢感覚伝導時間

Jones[4] (1977 年) は，Fz 基準で Erb 点，頸椎棘突起上，頭皮上体性感覚野から短潜時 SEP を記録しました．これにより，N9，N13，N14，N20 が容易に記録されるようになり，SEP の臨床応用が盛んになりました．1978 年，Hume と Cant[5] は，N13-N20 の頂点間潜時差を中枢感覚伝導時間として使うと，上肢長や脊髄の長さに左右されない有用な指標となることを提唱しました．この考え方は，磁気刺激による MEP の中枢運動伝導時間に反映されています．

ミニコラム 8　遠隔電場 SEP

Cracco[6] (1972 年) は，耳朶基準による SEP の遠隔電場成分 (P14) の存在を初めて報告しました．これは，もちろん Jewett の ABR 発見に触発されたものです．後に，Cracco RQ と Cracco JB は，頭部外基準電極により P9，P11，P13-P14 を記録しました (Somatosensory evoked potential in man: far field potentials. Electroencephalogr Clin Neurophysiol, 460-466, 1976)．この遠隔電場 SEP のブレークスルーにより，SEP の発生源やそれに基づく臨床応用が爛熟期を迎えました．

ここに気をつけるポイント！

- 感覚神経は末梢から中枢へ情報が上がっていくので，陰極は陽極より身体の近位部におくこと．
- SEP は振動覚・関節位置覚の他覚的検査である．
- 中枢性病変の検索には中枢感覚伝導時間が重要である．

5 運動誘発電位

1985年Barkerら[1]が大脳運動野をパルス磁場で刺激し，四肢・躯幹節での運動誘発電位 motor evoked potential（MEP）を記録する方法を発表しました．電気刺激のような痛みを伴わないため，TMSは下行性運動路の客観的検査として急速に普及しました．SEPは末梢神経から大脳皮質体性感覚野に至る**上行性（求心性）経路**の機能を見ることができます．一方，MEPは大脳皮質運動野から被検筋に至る**下行性（遠心性）経路**の機能を検査します．

1 なぜ磁気刺激？

1980年にMertonとMorton[2]が電気刺激によるMEPを開発しました．高電圧の電流を用いて頭皮上から刺激するので，皮膚の知覚線維が刺激され，強い痛みをともなうことが欠点でした．前述の通り1985年，Barkerら[1]が磁気刺激によるMEPを発表しました．パルス磁気発生装置はコンデンサーにあらかじめ充電しておき，スイッチを入れるとコイルに変動する電流が流れ，変動磁場が生じます．変動する電流のピークタイムは，200 μsぐらいと短いのが特徴です．パルス電流によりコイル周辺に誘発されるパルス磁場は，磁束密度として測定できます．磁束は頭蓋骨などの電気的高抵抗部位を容易に通過し，電気的良導体である脳でコイル内に流れる電流とは逆方向の渦電流を引き起こし，ニューロンを興奮させます．

大脳運動野への電気刺激を行い，脊髄から記録すると，皮質下行路を最も速く伝わる波は**直接波 direct wave（D波）**と呼ばれ，それに続いてみられる波は**間接波 indirect wave（I波）**と呼ばれます[3]．D波は最も低い閾値を示し，錐体路ニューロン軸索の初期部分あるいは軸索小丘の直接興奮により生じます．錐体路ニューロンは，I波による**シナプスを介して賦活化**されていると推測されて

います．I波は反復して出現し，出現順にI1, I2, I3と呼ばれます．運動野磁気刺激でも同じ原理により，錐体路ニューロンを興奮させます．弱い磁気刺激ではI波がまず誘発されます．非常に強い磁気刺激，あるいは前もって力を入れておいて刺激をすると錐体路ニューロン軸索を直接興奮させ，D波がみられます．安静時では，電気刺激によるMEP潜時は，通常の磁気刺激によるMEP潜時より2 ms前後短くなります．

2 刺激のパラメータ

A コイルの形状

　円形コイル，8の字コイル，ダブルコーンコイルなどがあり，大きさは目的により種々作られています．電流が流れると"右ネジの法則"で磁場が形成されます（図Ⅱ-5-1A）．円形コイルで誘起される生体内の電流はコイルのエッジ付近で最大となりますが（図Ⅱ-5-1B），8の字コイルの場合はコイルの交点直下（短軸方向）で最大電流が流れます（図Ⅱ-5-1C）．また，電気刺激とは異なり，磁気刺激の場合は脳内で接線方向に電流が流れます（図Ⅱ-5-1D）．このため，錐体路ニューロンは，シナプスを介して賦活化されるのです．

B コイル内の電流方向

　大脳運動野を円形コイルで刺激する場合，コイルの中心部をCz（頭蓋頂）におき，コイルのエッジが運動野のある中心前回（ほぼC3ないしC4）に合うようにします．右上肢を刺激するときは，上から見てコイルに反時計回り**anti-clockwise**の電流を流します．生体内に流れる渦電流の向きは時計回り**clockwise**となります．つまり，運動野に対して後方から前方に流れると左半球が刺激されやすくなります．左上肢を刺激する時はコイルに時計回りの電流を流します．下肢の場合は，下肢の運動野であるCz付近にコイルのエッジが来るようにして，コイルの電流を横向きに流します．8の字コイルの場合はコイルの交点（短軸方向）の直下で最大電流が流れます．ここを目的とする皮質付近にあ

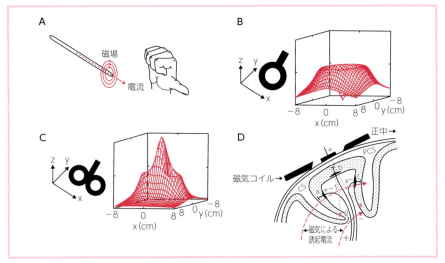

図 II-5-1 磁気刺激の原理

針金内の電流により生じる磁場の方向と方位は"右ネジの法則"で決まります．すなわち，右手の親指が電流の方向を示し，指の巻く方向に磁場ができます（A）．円形コイル（B）および8の字コイル（C）に電流を流したときのX, Y, Z軸方向における電場の大きさ（シミュレーションモデル）．円形コイルではコイルのエッジ周辺で誘起される電場が最大となりますが，8の字コイルではコイルの交点で最大となります．中心前回（冠状断）にある皮質脊髄路のニューロンに対する局所的陽極電気刺激と磁気コイル（MC）刺激による電場の形成．陽極刺激で生じた電場は頭表に対して垂直方向に向きます（点線）．8の字コイルを頭表に対して接線方向におき，上腕の運動野を刺激したときは，誘起される電場は水平方向となります（破線）．bは脳回，a, cは脳溝にある皮質脊髄ニューロン．CS：中心溝，PCS：中心前溝

（文献4）より）

て，コイル内電流を前方から後方（**生体内では後方から前方**）に流しますと，上肢の運動野を刺激できます．下肢についてはコイルの電流は左右方向が適刺激方向です．

C 運動閾値

安静時運動閾値 resting motor threshold（RMT），随意収縮時運動閾値 active motor threshold（AMT）があり[5,6]，50 μV の MEP が 8〜10 回の刺激で半数以上記録できる磁気刺激装置の出力（最大出力を 100％）をいいます．RMT は被検筋を安静（完全に弛緩させた状態）にして刺激します．AMT は 10〜20％ 程度弱収縮させて判定します．反復磁気刺激 repetitive TMS（rTMS）や 2 発対刺

激 paired stimulation のときには，重要なパラメータになります[5]．多くの麻酔薬は閾値を上げ，特に遅い間接波（I波）ほど消失しやすくなりますので，脊髄モニターに TMS による MEP を用いるのは困難です．抗てんかん薬は MEP 閾値を上げますが，抗うつ薬は閾値を下げる傾向があります．

D 抑制期

被検筋に力を入れた状態で MEP を誘発すると，MEP の後に筋放電がまったく出現しない時期があり，抑制期 silent period といわれます．MEP は神経系の興奮状態をみていますが，抑制期は神経系の抑制状態をみています[5,6]．

3 記録法

A 刺激装置

パルス磁気発生装置とそれに接続する各種コイルが刺激装置です．記録装置は通常用いられる誘発電位記録装置を使います．

B 記録電極の装着

被検筋に電極糊で電極を固定します．上肢では短母指外転筋，第1背側骨間筋，小指外転筋，下肢では前脛骨筋や母指外転筋などが記録の対象となります．小手筋では記録電極を筋腹に，基準電極を腱におきます（**belly-tendon法**）．MEPで誘発される複合筋活動電位 compound muscle action potential（CMAP）は振幅が大きいので，電極間抵抗が 50 kΩ 程度でも十分記録されます．

C 刺激部位

運動遠心路を刺激します．上肢の場合，CMAP を記録する筋肉の対側の大脳皮質運動野，第7頸椎棘突起上付近の頸部神経根を刺激します．末梢神経の機能を計測したいときは，鎖骨上窩（Erb点）および肘部で刺激します（図Ⅱ-5-2）[7]．下肢の場合は CMAP を記録する筋肉の対側の大脳皮質運動野，第4腰椎棘突起

上付近の腰部神経根を刺激します（図Ⅱ-5-3 参照）．コイルの形状により，生体内に誘起される渦電流の方向や深さが変わります．刺激する時はコイルの特性を考えながら，刺激してください．

Ⓓ 反応記録

アンプの周波数帯域は運動神経伝導速度検査と同じ設定にします．CMAP は大きいので，加算平均する必要はありませんが，必ず2回以上記録して再現性を確認します．

Ⓔ 被検者

上肢の場合は，被検者を安楽イスに座らせ，TMS を行います．下肢の場合，頭部を刺激するときは，ベッド上で仰向けにします．腰部を刺激するときは，腹臥位にします．この時，ベッドと腹部の間にタオルを入れて，脊柱の前弯をとり，背柱をまっすぐに伸ばすとうまく刺激できます．

Ⓕ 筆者らの記録法[8]

図Ⅱ-5-2，3 に示すように8の字コイルあるいはダブルコーンコイルを用いて運動遠心路を順番に刺激します．コイルと生体の位置関係，コイル内の電流方向により CMAP の大きさが変わるので，注意してください．上下肢どちらの場合も被検筋は安静の状態にします．上肢の場合，大脳皮質運動野を刺激するときは，8の字コイルの交点で誘起される生体内電流が後方から前方へ，第7頸椎棘突起上付近の右頸部神経根を刺激するときは左から右へ，左を刺激するときは右から左へ水平方向に流します．Erb 点を刺激するときは上（頸部）から下（上腕）へ，肘部を刺激するときは橈側から尺側方向に流します（図Ⅱ-5-2）．下肢の場合は，運動野をダブルコーンコイルで刺激しますので，両側の運動野が同時に興奮します．腰部神経根刺激では，8の字コイルで電流を上（頭側）から下（尾側）へ流します（図Ⅱ-5-3）．磁気刺激装置は日本光電社製の SMN-1200 を使っています．刺激強度は8の字コイルでは最大出力の65%，ダブルコーンコイルでは90% に固定しています．経験上，この強度で健常人は問題なく MEP が記録されます．

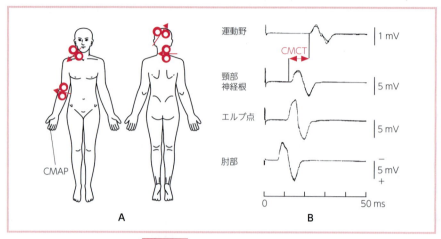

図Ⅱ-5-2 上肢MEPの正常波形

運動神経遠心路（肘，Erb（エルブ点），頸部，運動野）を8の字コイルで刺激し，母指球筋からMEPを記録しました．頸部刺激MEP，頭部刺激MEPの立ち上がり潜時の差は中枢運動伝導時間 central motor conduction time（CMCT）として使われます．ただし，頸部刺激では椎間孔を出た直後の神経根が刺激されます．コイルの位置と生体との関係，および生体内に誘起される電流方向（矢印）に注意してください．

（文献9）より）

4 正常波形

　上肢では短母指外転筋，第1背側骨間筋，小指外転筋，下肢では前脛骨筋や母指外転筋などの筋電図を記録します（図Ⅱ-5-2, 3）．大脳運動野への磁気刺激では，筋を軽く収縮させるとMEP潜時は短くなり，振幅は大きくなります．8の字コイルで運動野を刺激する時に **hot point** を検索するのに便利な手法です．さらに，末梢神経あるいは神経根部を磁気刺激してMEPを誘発できます（図Ⅱ-5-2）．脊髄刺激では興奮部位は前角細胞ではなく椎間孔付近の脊髄根であると推定されています．したがって，CMCTは上位運動ニューロンから脊髄前角までの下行路の伝導時間のみを反映しているわけではありませんが，臨床的には最も伝導速度の速い皮質脊髄路の伝導時間を反映していると考えて差し支えありません．正確にCMCTを求めるには末梢神経電気刺激によるF波潜時を測定し，末梢伝導時間（ms）（（〈F波潜時＋M波遠位潜時〉－1）/2）を求めます（－1はシ

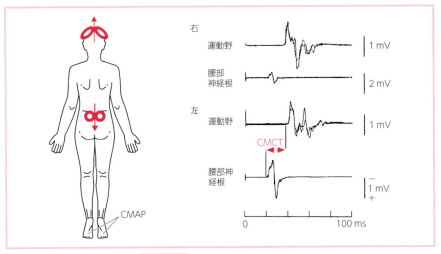

図Ⅱ-5-3 下肢 MEP の正常波形

下肢 MEP では腰部刺激 MEP と頭部刺激 MEP の潜時差が CMCT として使われます．皮質運動野はダブルコーンコイルで刺激し，腰部は 8 の字コイルで刺激しています．上肢と同様，生体内に誘起される電流方向（矢印）に注意してください．

（文献 9）より）

表Ⅱ-5-1 MEP の正常値（ms）

	正常値（平均 ± SD）	正常上限（平均 +3SD）
上肢 MEP		
Erb 点	11.45 ± 0.72	13.60
第 7 頸椎棘突起上（SC7）	13.23 ± 0.75	15.48
頭部運動野（M1）	21.84 ± 0.96	24.71
CMCT（M1-SC7）	8.61 ± 0.69	10.67
下肢 MEP		
腰部刺激（L4/L5）	22.21 ± 1.35	26.27
頭部運動野（M1）	39.15 ± 1.64	44.07
CMCT（M1-L4/L5）	16.94 ± 1.37	21.04

（文献 8）より）

ナプス伝達に要する時間），運動野刺激の MEP 立ち上がり潜時から末梢伝導時間を引くと求められます．上下肢 MEP の筆者らの正常値を表Ⅱ-5-1 に示します．

5 異常の判定

　MEP波形の立ち上がり潜時とCMCTが指標となります．年齢，性，身長に影響されることはいうまでもありません．図Ⅱ-5-4に運動神経遠心路における病巣と上肢MEP所見のシェーマを示します．頸部あるいは頭部刺激でMEP波形が記録されない場合は，異常です．どこに障害が起これば，どのような所見が得られるか考えながら図Ⅱ-5-4をみてください．脳血管障害ではMEP所見は画像所見や臨床所見（麻痺の程度）とよく相関します[10]．完全麻痺例ではMEPは消失し，軽度の不全麻痺例でも約1/3に異常がみられます．しかし，深部反射の亢進や病的反射の出現とMEP異常との間には相関がみられません．発症後早期に麻痺側からMEPが記録できれば運動機能の良好な改善が期待できることが示されています[11]．

6 トラブル対処法

　MEPを行うときには，被検者が金属物質を身につけていないかどうか注意しなければなりません．時計や磁気カードは必ず外すようにしてください．心臓ペースメーカを装着している場合は禁忌です．最近はセラミックが使われていますが，手術用クリップが使用されていることもありますので，病歴に注意してください．刺激時に高音が生じますが，耳栓はしなくてもよいでしょう．てんかん患者にはてんかんを誘発する可能性もあるので，慎重にしてください．接地電極が不良だと，刺激のアーチファクトを大きく被ります．コイルの電流方向が間違っているとうまく刺激できません．

第5章. 運動誘発電位

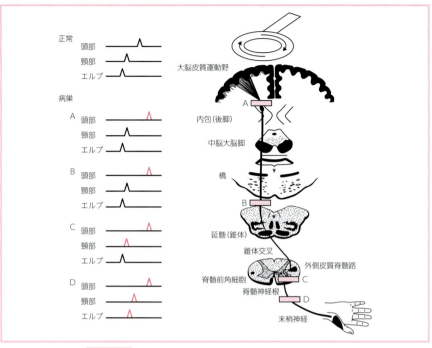

図Ⅱ-5-4 運動神経遠心路における病巣とMEP所見

大脳半球皮質,内包付近の病巣では,病巣側半球の頭部刺激MEPが消失しますが,頸部以下のMEPは正常です.非病巣側(健側刺激)の頭部刺激MEPは正常です.脳幹部(中脳,橋)病巣(B)では,頭部刺激MEPの潜時遅延,頸部以下のMEPは正常ですが,CMCTは延長します.障害が強い時は頭部刺激のMEPは消失します.脊髄病巣では,頭部刺激MEPの潜時は遅延しますが,頸部以下のMEP潜時は正常です.障害が強い時は頭部刺激のMEPは消失します.末梢神経病巣(D)では,すべてのMEPが遅延,もしくは障害が強いときは低振幅化または消失します.

(文献9)より)

ここに気をつけるポイント!

- 時計や磁気カードは必ず外すこと.心臓ペースメーカーを装着している場合は禁忌.
- 8の字コイルの場合はコイルの交点(短軸方向)の直下で最大電流が流れる.
- CMCTは大脳皮質運動ニューロンから脊髄前角までの錐体路の伝導時間のみを反映しているわけではない.

多モダリティー誘発電位

　各種誘発電位を適宜組み合わせて行えば，神経系の機能評価が向上します．つまり，VEP，ABR，SEP，MEP を同一患者で記録し，障害部位やその程度を判定しようとするのが多モダリティー誘発電位 multimodality evoked potentials (Mu-EP) です．これにより詳細かつ多角的な脳機能の評価が可能です．多発性硬化症 multiple sclerosis（MS）の検査・診断でよく用いられています．Mu-EP の MS における異常頻度は**表Ⅱ-6-1**の通りです．紙幅の関係で詳細は割愛しますが，拙著をご参照ください[1,2]．

表Ⅱ-6-1 多発性硬化症の Mu-EP の異常頻度

	症候性	無症候性
VEP	32/44（72.7%）	12/44（27.3%）
ABR	9/12（75.0%）	3/12（25.0%）
SEP 上肢	7/12（58.3%）	5/12（41.7%）
下肢	35/46（76.1%）	11/46（23.9%）
MEP 上肢	20/47（42.6%）	27/47（57.4%）
下肢	61/74（82.4%）	13/74（17.6%）

分母は検査眼，検査耳，検査肢の数．

7 脳磁図

1 検査の目的

　脳磁図検査法 magnetoencephalography（MEG）は機能的 MRI と同等の空間分解能をもちながら，血流量や酸素代謝率の変化ではなく，脳波と同様にミリ秒単位で神経活動を記録できます．このような優れた時空間分解能を利用し，臨床的にはてんかんの局在診断に威力を発揮します[1〜3]．また，研究目的には視覚・体性感覚・聴覚・運動などに関する様々な脳機能マッピングに応用されています[3〜5]．1990年以降，全頭型の磁束計が開発され，臨床応用が盛んになりました（図Ⅱ-7-1A）．

2 原　理

　人体に発生する脳磁場は，地磁気の1億分の1以下と極微弱であり，測定は困難でした．しかし，超伝導を利用した超伝導量子干渉素子が開発されて可能となりました．すなわち，液体ヘリウムによって約−270℃の超低温に保った装置で磁場を記録し，電気信号に変換します．あとは脳波と同様に種々の処理を行うことができます．

　MEG は脳波とは異なり，脳脊髄液・骨・軟部組織などの電気抵抗によって信号が減衰しにくく，距離の2乗に反比例して減衰します．頭皮上脳波が記録されるためには約 6 cm^2 の皮質領域が同期して活動する必要がありますが，MEG では半分の約 3 cm^2 であり，信号対雑音比（S/N 比）が高いという特徴があります．

第Ⅱ部. 誘発電位各論

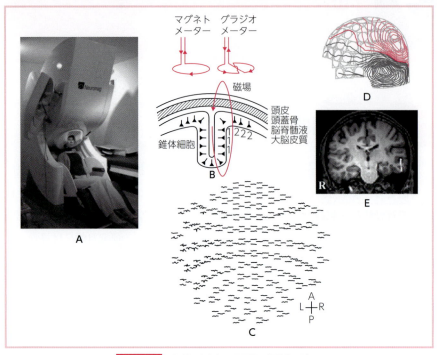

図Ⅱ-7-1 脳磁図測定の原理と解析の流れ

A：306チャネル全頭型MEG（Vectorview, ELEKTA Neuromag, Helsinki）．座位あるいは臥位での計測が可能です．
B：磁場測定の原理．脳溝に面している皮質の錐体細胞（図中1）は頭皮に対して水平方向の電流双極子（ダイポール）を形成し，それに伴う磁束はコイルを貫きます．一方，脳表に面している錐体細胞（図中2）は頭皮に対して垂直方向のダイポールを形成するため，それに伴う磁束はコイルを貫かず，測定することができません．Neuromagシステムのコイルにはマグネトメーターと平面型グラジオメーターの2つのタイプのコイルがあります．前者は，深さ方向に強く，後者は深さ方向には弱いですが，磁場分布からダイポールの位置を推測することが容易です（D参照）．
C：測定された磁場反応の一例（図はてんかん患者の棘波で，左側頭部のセンサーによって記録されています）．
D：Cから求められた頭皮上の磁場の分布．赤線は頭皮に対して湧き出し方向の磁束が作り出す磁場の分布です．黒線は頭皮に対して吸い込み方向の磁束がつくる磁場の分布です．矢印は右ねじの法則によって求められたダイポールを示します．
E：MRI上に重畳したダイポール．

（文献2）より）

3 検査方法

電気活動と磁場の間には右ねじの法則があり，電流が生じればその周りに磁場が生じます．錐体細胞の樹状突起は皮質表面に対して垂直に伸びており，皮質下からの入力によって樹状突起に生じたシナプス後電位は，皮質表層に対して垂直方向のダイポールを形成します．MEGで測定できるのは，頭皮に対して接線方向の電流に対応する磁場，すなわち脳溝内の皮質で生じた電位に対応した磁場です．つまり，脳回の活動は記録できません．この点は，留意する必要があります（図Ⅱ-7-1B）．

4 異常所見

Ⓐ てんかんの術前検査

脳波とは異なり，判読作業はしません．MEGではMRI画像上において棘波の電流源を推定して視覚化できるため，局在関連てんかんの切除部位の決定に際して有用な情報が得られます（図Ⅱ-7-1C〜E）．しかし，内側側頭葉てんかんの場合は発作起始部位が比較的深部にあるため，磁場が減衰し，海馬に近いてんかん性放電の起始部の局在を示すことは難しい場合があります．脳波に比べてS/N比が高いので，頭皮上脳波では明確な棘波が乏しく局在性の判断が困難な症例においてもMEGを行ってみる価値があります．

Ⓑ 機能局在診断

棘波の解析以外の簡単な活用例の一つとしては，誘発磁場の測定があげられます．体性感覚・視覚・聴覚誘発脳磁場の測定を行うと，感覚野のマッピングが可能です．刺激方法は，一般的な誘発電位の方法に準じます．体性感覚刺激により，Penfieldの手の領域に相当する部位に電流源が推定されます．また脳腫瘍などによって正常な解剖学的構造が損なわれている場合にも，術前に非侵襲的に機能マ

表Ⅱ-7-1 正中神経電気刺激による SEF の正常値（n=23, 年齢 37.3 ± 10.6 歳）

	潜時 (ms)		モーメント (nAm)	
	右刺激	左刺激	右刺激	左刺激
cSⅠ N20 m	21.5 ± 1.1	21.4 ± 1.0	23.9 ± 9.4	30.4 ± 19.3
P35 m	31.6 ± 4.7	32.5 ± 5.4	40.1 ± 20.5	47.1 ± 28.8
P60 m	53.1 ± 8.3	54.5 ± 6.9	49.5 ± 15.4	49.4 ± 14.9
cSⅡ	87.8 ± 14.5	94.7 ± 16.7	60.3 ± 33.0	56.7 ± 44.6
iSⅡ	102.3 ± 18.8	105.8 ± 21.1	26.6 ± 16.3	31.1 ± 16.4

cSⅠ：刺激対側 SⅠ, cSⅡ：刺激対側 SⅡ, iSⅡ：刺激同側 SⅡ
条件：正中神経手根部電気刺激（0.2 ms 矩形波），運動閾値上（弱収縮），2.5～3.5 秒に 1 回刺激，周波数帯域 0.3～150 Hz，サンプリング周波数 5 kHz，100～120 回加算平均，Planar 型コイル

（文献 4）より）

表Ⅱ-7-2 単耳クリック音刺激による P50 m（対側）の正常値（n=18, 年齢 30.6 ± 6.2 歳）

	潜時 (ms)		モーメント (nAm)	
右耳刺激	46.7 ± 2.0		15.3 ± 20.9	
左耳刺激		42.6 ± 1.5		16.3 ± 1.9

条件：単耳クリック音刺激（3 ms），聴力閾値より 30 dB 上（6 m のプラスチックチューブ），8～12 秒に 1 回刺激，150 回加算平均，周波数帯域 5～55 Hz，サンプリング周波数 1 kHz，Planar 型コイル

（文献 5）より）

ッピングが可能です．このような場合では体性感覚野が正常とは大きく異なる皮質領域に同定されることもあります．体性感覚・視覚・聴覚誘発脳磁場における基礎・臨床研究が発展しています[3]．**表Ⅱ-7-1～4** に筆者らの正常値を示します．

表 II-7-3 単耳トーンバースト刺激による N100 m の正常値（n=16, 年齢 30.8 ± 6.4 歳）

	潜時 (ms)		モーメント (nAm)	
	左聴覚野	右聴覚野	左聴覚野	右聴覚野
右耳 250 Hz	115.0 ± 11.7	127.4 ± 8.4	42.6 ± 14.5	31.2 ± 12.4
左耳 250 Hz	131.4 ± 9.1	125.3 ± 7.9	30.1 ± 13.5	42.3 ± 14.2
右耳 1000 Hz	96.6 ± 5.9	107.3 ± 9.4	59.5 ± 19.0	35.1 ± 6.0
左耳 1000 Hz	106.1 ± 7.0	96.1 ± 7.7	44.4 ± 20.5	50.7 ± 19.2
右耳 4000 Hz	101.5 ± 11.5	121.2 ± 14.0	42.5 ± 20.9	23.1 ± 9.6
左耳 4000 Hz	118 ± 8.1	103.0 ± 6.0	30.2 ± 18.2	41.3 ± 17.5

条件：単耳トーンバースト（立ち上がり 10 ms, 持続 300 ms, 立ち下がり 20 ms）刺激, 聴力閾値より 30 dB 上（6 m のプラスチックチューブ），2.5～3.5 秒に 1 回刺激, 100 回加算平均, 周波数帯域 1～20 Hz, サンプリング周波数 1 kHz, Planar 型コイル

（文献 5）より）

表 II-7-4 格子縞刺激による P100 m の正常値（n=20, 年齢 31.7 ± 6.0 歳）

	潜時 (ms)		モーメント (nAm)	
右視野	106.0 ± 4.8		20.3 ± 3.6	
左視野		106.5 ± 5.5		21.5 ± 4.3

条件：単眼半側視野刺激（半径 7.5 度），チェックサイズ 50 分, 1 Hz 刺激, 平均輝度 30 cd/m^2, コントラスト 97%, 100 回加算平均, 周波数帯域 0.1～1000 Hz, サンプリング周波数 1 kHz, Planar 型コイル

（文献 1）より）

ここに気をつけるポイント！

- MEG で測定できるのは脳溝内の皮質で生じた電位に対応した磁場で，脳回の活動は記録できない．
- MEG は局在関連てんかんの切除部位の決定に際して有用．
- MEG は脳機能マッピングにも有用．

8 事象関連電位

　事象関連電位 event-related potential（ERP）は，誘発電位と同様に加算平均法を利用しますが，さらに反応波形同士を引算する**引算法 subtraction** という手法により認知や判断といったより高次の脳機能を研究することができます．脳波と高次脳機能を結びつけて解釈するために複雑な論理が展開されますが，基礎的な点に重点をおいて解説します[1]．この章でERPのアウトラインをつかんでいただいて，その後にERPの入門書や専門書を読まれるとさらに正確な理解ができると思います[2,4]．

1 事象関連電位とは

　ヒトは外界から届く大量の情報を取捨選択して，必要な情報から適切な行動を起こします（図Ⅱ-8-1）[5,6]．外界から入力された知覚情報の脳内処理過程は現在でもまだよくわかっていませんが，大脳の神経細胞はある塊ごとに時間的・空間的に異なって電気的に活性化し，知覚情報処理のネットワークを形成していると考えられます[1]．これを頭皮上脳波で記録した場合，その電位は背景活動よりも小さいため埋もれてしまい，生波形では視察が困難です．誘発電位の場合は，外因性 exogenous の感覚情報に対して特異的感覚皮質の神経細胞群が時間的に同期して（time-locked）活性化するため，加算平均法により信号対雑音比（S/N比）を上げて反応を視覚化することができます．一方，ERPは2つ以上の刺激を呈示して刺激ごとに別々に加算平均法を行い，刺激の物理的な性状による外因反応ではなく，内因的な（endogenous）感覚情報の認知・判断処理過程を電気現象として捉えようとするものです．波形を引算することで外因成分は相殺され，より純粋な**内因成分** endogenous component が記録されます（図Ⅱ-8-2）．

　元来，脳波は基準電極からの相対電位であって，刺激前のベースラインが絶対

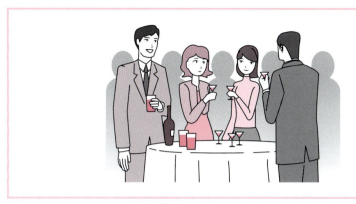

図Ⅱ-8-1 カクテルパーティー効果

多様な音が混じり合って聴こえてくる騒々しいパーティー会場の中で自分の名前を呼ぶ者がいると，その声は他の音よりも明瞭に聴こえてきます．聴こえてくる情報が周囲の声や雑音よりやや小さくても，記憶や受動的注意 involuntary attention の働きによって自分に重要な情報に対して能動的注意 voluntary attention を向けることが可能になります．これは心理学ではカクテルパーティー効果と呼ばれ[5]，記憶や価値観といった上位機構が聴覚情報処理を調整している事実（top down modulation）の1例と考えられています．仲間の群れの雑音の中で親の鳴き声や羽音に反応することから，皇帝ペンギンにもカクテルパーティー効果があると言われています[6]．

　ゼロとなるような理想的な基準部位は生体には存在しないのに脳波を引算することはいささか乱暴に思えます．また，内因反応の様式は個人間あるいは個人内でもばらつきが大きいとも考えられますから，脳波を引算して得られたものを一意的に単純解釈するのは困難です．このような論理的に脆弱な部分を持ちながらも，ERP研究は約50年間で膨大な知見を生み出しています．その成果の中には **P300** や **ミスマッチ陰性電位 mismatch negativity（MMN）** に代表されるような，生理学的意義が比較的単純に解釈でき，臨床応用が盛んな成分もあります．

2　事象関連電位の用語に慣れましょう！

　ERP研究では普段使い慣れない用語が多く登場しますので，本項で用いるものをあらかじめ列記しておきます．後の項目で用語の意味がわかりにくくなった時に読み返してみてください．

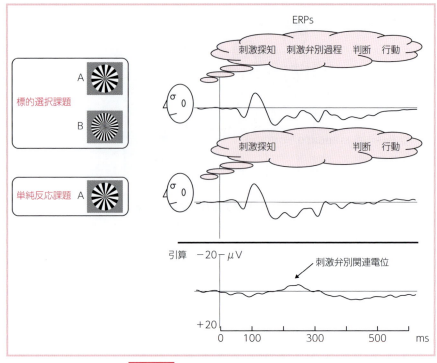

図Ⅱ-8-2 事象関連電位の仮説模式図

羽根の枚数の異なる2種類の風車模様（A, B）をモニター画面にランダム呈示し，Bの時に反応ボタンを押してAでは押さないように指示しますと（標的選択課題），被検者は刺激を探知した後，AとBを弁別しAではボタンを押さないという判断をして行動します．一方，Aだけを呈示して，刺激が出たら反応ボタンを押すように指示すると（単純反応課題），被検者は刺激を探知した後，ボタンを押すという判断をして行動します．すなわち，単純反応課題ではAとBを弁別する過程がないため，それぞれの課題でのAに対するERPを引算すると刺激情報処理過程のその他の電位は相殺されて，刺激弁別関連電位（後述のNA）だけが残ります．

（文献1）より）

A 実験条件 experimental condition

実験室環境，刺激の性状や呈示方法，被検者への指示など実験全体の条件を指します．

B 刺激条件 stimulus condition

刺激の性状や呈示方法など刺激に関連した条件を指します．

● 課　題 task, paradigm

ボタンを押したり，数を数えたりするような被検者に課す作業を課題 task といいます．刺激の呈示方式も課題 paradigm といいますので混乱しないように気をつけてください．

a. 標準刺激 standard stimulus

2種類以上の刺激を呈示頻度を変えて呈示する課題で，最も多く呈示される（標準となる）刺激です．頻回刺激 frequent stimulus も同じような意味で用います．

b. 標的刺激 target stimulus

2種類以上の刺激を呈示する課題において，標的として被検者が反応ボタンを押したり，弁別したりする刺激です．

c. 偏倚刺激 rare stimulus

標準刺激と比較して呈示頻度が少ない刺激のことです．

d. 逸脱刺激 deviant stimulus

偏倚刺激のなかでも刺激の性状の一部が標準刺激から逸脱した刺激のことです．

e. 新奇刺激 novelty stimulus

偏倚刺激のなかでも標準刺激とは性状が大きく異なっていて，被検者が標準刺激とは関連していないまったく新しいと感じる刺激のことです．

f. 単純反応課題 simple reaction task

単一の刺激を繰り返し呈示して被検者に刺激を同定させる課題です．

g. 標的選択課題 target selection task

2種類以上の刺激を呈示して被検者に標的刺激を同定させる課題です．

h. 選択的注意課題 selective attention task

　例えば，被検者には右耳側に注意するように指示しておいて両耳に別々に刺激を呈示します．すると被検者の注意は選択的に右耳側に向き，左耳側は無視されます．このような注意側と非注意側を形成するような課題のことをいいます．そして注意側の刺激は課題に関連しているので，関連刺激 relevant stimulus と呼び，非注意側の刺激を非関連刺激 irrelevant stimulus と呼びます．

i. オドボール課題 oddball paradigm

　2種類の刺激を頻度を変えてランダムに呈示する課題です．多くの場合は4：1以上の呈示頻度差をつけます．被検者に課す課題によって誘発されたERP（特にP300）の解釈はさまざまです．例えば，被検者が常に「次は低頻度刺激がでるだろう」と思っていた場合，実際に偏倚刺激が呈示された時には「やっぱりでた」と考えることになり，目的の刺激がでるかでないかという不確実性の解決を反映します．また，偏倚刺激が呈示された時に反応ボタンを押すようにあらかじめ指示されていた場合は，被検者は「偏倚刺激がでたらボタンを押すぞ」と常に考えているので，誘発されたERPには刺激評価と意思決定を反映する電位が含まれていると解釈できます．

3 事象関連電位の命名法

　誘発電位でN20，P100のように極性，潜時の組み合わせで呼ばれるように，ERPでもP300やN400のように呼ばれる特徴的な成分がありますが，一般的にはN1やP2のように極性，ピークの順番の組み合わせで命名されます．しかし，実際には上記の命名法が混同して使用されているようです．ちなみに，極性の表示は上向きを陽性に表示する場合もあれば，脳波の表記の慣例から上向きを陰性に表記することも多く見られます．本項の図ではすべて上向きを陰性に表記しています．

4 事象関連電位の種類

詳しくは入門書あるいは解説書をお読みください[2~4].ここでは代表的な成分を発見された順に概念的に紹介しますが,同じような頭皮上分布や潜時,電位,極性を示しても誘発した実験条件によってERPの心理・生理学的解釈は異なりますので,実験条件ごとに分類してみました.

A 随伴陰性変動

随伴陰性変動 contingent negative variation(CNV)は**警告刺激－命令刺激課題**で警告刺激後に基線が陰性にシフトすることで,命令刺激に対する予期に関連した電位と考えられています(**図Ⅱ-8-3**).随伴陰性変動は1964年にWalterら[7]によって発見された最初のERPです.

B P1-N1-P2

単純反応課題で刺激呈示後200 ms以内に陽性(P1)－陰性(N1)－陽性(P2)の三相性波形が出現しますが(**図Ⅱ-8-4**),外因成分と内因成分が混合していると考えられます.この中から内因成分を抽出するために,多くのERP研究では2種類以上の刺激を呈示して誘発された刺激ごとのERPを引算します.

ミニコラム 9　脳波の光駆動を報告したWalter

CNVを発見したWalterはAdrianの弟子で,脳波研究を続けていました.1946年,Nature誌にフラッシュ刺激による脳波反応(Walter WG, Dovey VJ, Shipton H: Analysis of the electrical response of the human cortex to photic stimulation. Nature, 158:540-541, 1946.)を報告しました.周波数解析により,光駆動反応の共鳴現象 resonance を詳細に報告しています.

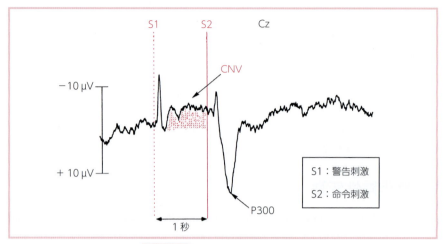

図Ⅱ-8-3 随伴陰性変動（CNV）

基本周波数 1000 Hz の 100 ms トーンバースト音を警告刺激（S1）として，1 秒後に 2000 Hz の 100 ms トーンバースト音（命令刺激，S2）が呈示されたらボタンを押すように被検者に指示しました．刺激前の基線が陰性にシフトしており（ドット部），命令刺激の予期に関連した電位と考えられています．

（文献 1）より）

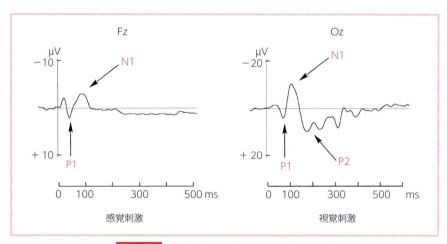

図Ⅱ-8-4 聴覚，視覚刺激による P1-N1-P2

聴覚刺激は 75 dB SPL，基本周波数 1,000 Hz の 100 ms トーンバースト音を 1.25 Hz で 200 回両耳呈示しました．視覚刺激はコントラスト 90％，平均輝度 55 cd/m^2，視角 10 度の黒 - 白風車パターンを 1 Hz で 200 回両眼呈示しました．外因成分と内因成分が重畳しており，このままでは内因成分を抽出できません．

（文献 1）より）

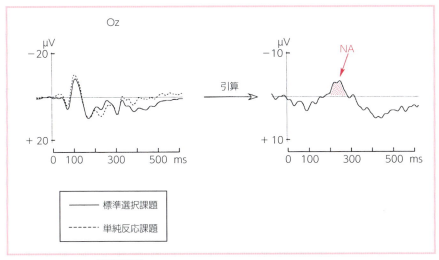

図Ⅱ-8-5 視覚刺激による注意処理関連電位の NA

標的選択課題では，12枚羽（standard, S）と24枚羽（target, T）の黒－白風車パターンを4：1の割合でランダムに1Hzの頻度で両眼呈示してTでボタンを押すように指示しました．単純反応課題では，Sだけを1Hzの頻度で両眼呈示してSに対してボタンを押すように指示しました．標的選択課題のSに対するERPから，単純反応課題のSに対するERPを引算すると刺激弁別関連電位が残ります（赤矢印）．

（文献1）より）

C NA

標的選択課題の際の非標的刺激に対するERPから**単純反応課題**でのERPを引算することで得られる電位で，刺激弁別に関連しています（図Ⅱ-8-5）．視覚性NAは刺激呈示後120〜150 msから始まり，頂点潜時約200〜320 msに出現します［図Ⅱ-8-2（P.74）参照］．

D Nd

片耳に注意を向けた状態で同一の聴覚刺激を両耳に別々に呈示して（**選択的注意課題**），注意側ERPから非注意側ERPを引算すると刺激呈示後約50〜200 msの間に出現する陰性電位のことで，**注意関連電位**です（図Ⅱ-8-6）．

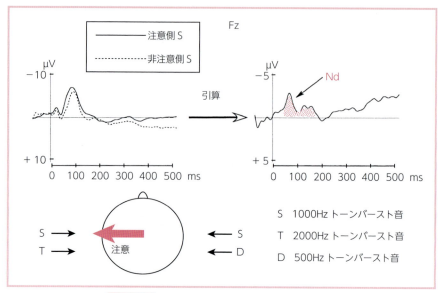

図Ⅱ-8-6 聴覚刺激による刺激弁別電位のNd

左耳には基本周波数1,000 Hz（standard, S）と2,000 Hz（target, T）の100 msトーンバースト音を4：1の割合でランダム呈示しました．右耳には基本周波数1,000 Hz（S）と500 Hz（deviant, D）の100 msトーンバースト音を4：1の割合でランダム呈示しました．この際，被検者には常に左耳に注意してTに対して反応ボタンを押すように指示しています．注意側のSに対するERPから非注意側のSに対するERPを引算すると，刺激の物理的な性状は同一ですので，外因成分が相殺され注意に関連した電位が残ります（赤ドット部）． （文献1）より）

Ⓔ N2b

　注意条件下 attend condition のオドボール課題で低頻度偏倚刺激に対するERPから標準刺激に対するERPを引算した際に，潜時200〜300 msに出現する陰性電位で，通常P300が続きます（図Ⅱ-8-7）．**感覚情報注意処理関連電位**とされています．

Ⓕ P300

　標的選択課題の際，標的刺激に対するERPから非標的刺激に対するERPを引算することで潜時300〜400 msに出現し，P₂で最大になる陽性電位です（図Ⅱ-8-7）．**P3b**とも呼ばれます．1965年にSuttonら[8]によって発見されました．

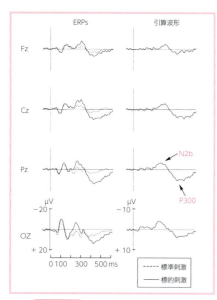

図Ⅱ-8-7　視覚刺激によるN2b

図Ⅱ-8-5の標的選択課題で，Tに対するERPからSに対するERPを引算しました．潜時200～300 msにN2bが出現し，その後にP300が続いています．通常，N2bはCzで最大ですがP300はPzで最大となります．

（文献1）より）

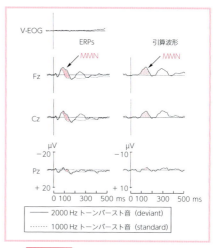

図Ⅱ-8-8　聴覚刺激によるMMN

基本周波数1,000 Hz(standard, S)と2,000 Hz(deviant, D)の100 msトーンバースト音を4：1の割合でランダムに刺激頻度1.25 Hzで両耳呈示し，被検者には黙読して聴覚刺激は無視するように指示しました．Dに対するERPからSに対するERPを引算すると，Fz, Czを最大として潜時100～200 msに陰性シフトを認めます（ドット部）．聴覚情報自動処理関連電位です．
V-EOG：vertical electrooculogram

（文献1）より）

課題に関連しない新奇な刺激に対して出現する前頭部優位のP300は**P3a (novelty P300)** とよばれ，P3bとは区別されています．

Ⓖ MMN

無視条件下 inattend condition のオドボール課題で低頻度偏倚刺激に対するERPから標準刺激 standard stimulus に対するERPを引算した際に，潜時100～200 msに出現する陰性電位です（図Ⅱ-8-8）．1978年にNäätänenら[9]によって発見されました．注意に関連しない**感覚情報自動処理関連電位**と考えられています．

Ⓗ N400

例えば，"He spread the warm bread with socks." という文を呈示すると，文

81

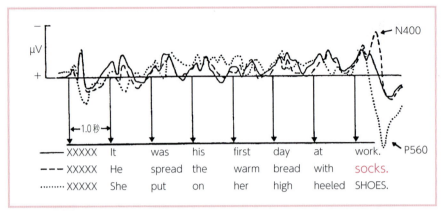

図Ⅱ-8-9 先行文脈から逸脱した文末の語に対して出現したN400（破線）

言葉の意味理解には先行した言語的情報（文脈）が重要であることが知られています．例えば「百獣の王は」という文節に続いて「ライオン」のようなその文脈に適合した単語が呈示されると，「作業」のような意味的に逸脱した語よりもはやく認知されます[10]．このような先行刺激の処理が後続刺激の認知処理の早さや正確さに与える効果は文脈効果 contextual effect と呼ばれています．Kutas と Hillyard（1980）は7語からなる文を1語ずつ呈示して被検者に黙読させ，その時のERPを測定しました[11]．その結果，文脈から逸脱した語（この実験の場合は文末にそれを設定しています）に対して，潜時400 msに頂点をもつ陰性電位を発見しN400と命名しました．なお，物理的な逸脱（大きな文字）に対してはN400は出現していません（点線）．

（文献11）より）

末の意味的に逸脱した語（socks）に対して潜時400 ms前後の陰性電位が出現します（図Ⅱ-8-9）．被検者は文末で"bread"に関連した"butter"のような語を予想していたのに，逸脱語のために出現したと解釈され，**単語認知関連電位**とされています[10,11]．N400は文ばかりではなく単語リストを刺激として用いても出現しますが，その場合の潜時は文を用いた場合よりも短くなります[12]．

5 事象関連電位の記録の実際

ERPの定義上，誘発電位はERPの外因成分関連電位とも考えられますので[13]，ERPの記録の仕方は誘発電位と同様です．ここでは，さらに安定したERP波形を記録するために要点を絞って解説します．

A 被検者

多くの場合，ERP 研究では内因成分を解析対象としますので，被検者の身体的・精神的状態の把握は重要です．同じ刺激を用いても被検者の感じ方で波形が変化します．また，体調がよく協力的な被検者であれば加算回数が少なくても安定した記録が得られます．被検者がリラックスできるように実験室環境を工夫することも大切です．

B 課題遂行のための指示

被検者に課題内容を上手に指示することで内的反応をより純粋に誘発することが可能となります．課題遂行の精度は行動面の指標を用いて計測することで客観的に評価できます．例えば標的刺激を作成してボタン押しをしたり，強制2者択一 forced choice をして正答率や反応時間を計測します．

C 刺激呈示方法

オドボール課題がよく用いられます．この方法の利点は P300 を指標として注意の方向をコントロールしやすく，被検者の覚醒度を一定に保ちやすい点です．他にも選択的注意課題，3種類以上の刺激をランダムに呈示する課題，警告刺激－命令刺激（S1-S2）課題，マスキング課題などがあります．

D 記録条件

誘発電位に準じます．特徴的なことは，アナログフィルターの周波数帯域と電極の配置です．ERP は比較的ゆっくりした成分なので，サンプリングの周波数帯域は 0.5〜40 Hz 程度でも十分ですし，もう少し広くアナログフィルターをかけ，あとでデジタルフィルターをかけることもあります．もう一点は，内因反応なので，最低でも国際 10 − 20 法の正中線上の3部位（Fz, Cz, Pz）と，眼球運動などのアーチファクト監視のための electrooculogram（EOG）の4チャンネルの同時記録は必ず行うように推奨されています[13]［図 II -8-8（P.81）参照］．

E 加算回数

　加算回数に決まりはありませんが，理論的には回数が多いほどS/N比が上昇し安定した波形になります．しかし，実際は実験時間がおよそ2時間を越えると，協力的な被検者でも疲労や集中力の低下から雑音の混入が増えてしまい，かえって波形は悪くなります．もう1つの重要な点は対象とする反応の大きさです．N1やP300等のような振幅が10μV以上の反応ならば比較的少ない回数でもそれなりの波形が得られますが，数μV程度の反応の場合はより多くの加算が必要です．刺激前ベースラインが平坦になる程度まで加算すると安定した波形が得られます．

F 除外条件

　協力的な被検者であっても，記録中に体が動いたり，瞬きしたりすることで雑音が脳波に混入することがあります．これらの電位はERPと比較すると非常に大きいため（100μV以上！），少ない混入であっても波形を歪めます．それらの雑音は除外して加算平均を行いますが，除外条件が厳しすぎると加算回数が少なくなりますので実験条件に合わせて除外条件を決定します．通常は，50～100μV以上の電位は除外して加算平均を行います．また，後頭部周囲ではα波が混入しますので，刺激前のベースラインは最低でもα波の1周期分位，つまり100ms前後はとることが推奨されています[13]．

G 加算方法

　刺激呈示にトリガー信号を同期させて，加算平均法を行う点は誘発電位の場合と同じです．ERPに特徴的なことは，刺激ごとに別々に加算平均法を行い，さらに引算法を行うことです．ERPは誘発電位と比較すると時間的な同期性が乏しくだらだらと続くことが多いので，刺激ごとに波形を並べてみただけでは気づきにくいことがあります．引算することでその存在がはっきりします．

H 外因成分の除去

　ERPの解釈でもっとも注意することは刺激の物理的な性状，呈示時間，呈示

頻度などに由来する外因成分との区別です．そのために個人間や個人内で実験条件（刺激頻度，実験順序など）を合わせてカウンターバランス counter-balance 実験を行うことが一般的です．

解析方法

誘発電位と同様に頂点潜時や電位振幅を解析しますが，ERP は個人間はもちろん個人内でさえ同期性も大きさもばらついているので，潜時や電位が誘発電位ほどは再現性が高くないことが通常です．そのため面積やある時間幅 time window を区切って平均電位を求めて解析することもあります．あるいは，**主成分分析 principal component analysis**[14]，**LORETA（low resolution brain electromagnetic tomography）**[15] などに代表される数学的解析ツールを用いた研究もみられます．なお，被検者数は多いほどよいのですが，10～30 人程度で統計学的有意差が現れることが多いようです．

6 P300 の臨床応用

P300 は ERP の中でも歴史的に最もよく検討された成分のひとつです．前述のとおり被検者の注意をコントロールしやすいオドボール課題を用いた P300 は再現性が高く，しかも振幅が大きいので比較的少ない加算回数でも安定した波形が得られるため，臨床応用に向いています．自閉症[16]，統合失調症[17]，認知症[18,19] など精神疾患の認知機能の指標として臨床応用が期待されます．問題点は，①用いられた課題によって P300 の心理・生理学的解釈が不確実性の解決，意思決定，刺激評価，判断後処理過程，文脈の更新など多様であること[3]，②健常群と疾患群の群間比較では疾患群において P300 の潜時や振幅の異常が報告されていますが，個体差が大きく正常値が決定されていないこと，③課題遂行のために患者の協力が必要であることなどです．

7 ミスマッチ陰性電位

　ERP 研究の 1 例として **MMN** を紹介します．脳内感覚情報処理の仮説として，入力された感覚情報処理は注意を必要としない自動処理過程と，注意を必要とする注意処理過程が時間的に並行して行われていると考えられていますが，その中でも自動的処理過程が先行してその後必要な場合は注意的な処理過程に進むという**二段階仮説 two stage theory** があります [20, 21]（図Ⅱ-8-10）．自動的な処理過程では入力情報は以前の記憶と比較照合され，変化があればミスマッチとされます．その反応が注意シフトのきっかけ cue となれば情報は注意処理過程へと進みます．この仮説は膨大な情報が外界から入力されてくるなかで，大脳に必要以上に負荷をかけることなく情報を迅速かつ効率よく処理し，行動決定するシステムをうまく説明しています．

　MMN 研究はこの仮説を支持しています [1, 22]．MMN の誘発の方法として連続して同じ音刺激（標準刺激）を呈示し，まれに別の音刺激（偏倚刺激）を呈示す

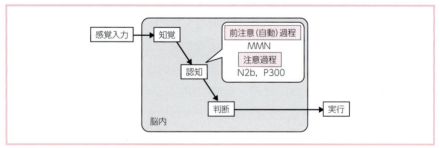

図Ⅱ-8-10 感覚情報処理過程の模式図

最近は自動処理過程と注意処理過程が平行して行われているという仮説が優勢ですが，その中でも自動処理過程が先行するという仮説を今までの MMN 研究は支持します．自動処理過程では，繰り返し呈示された先行刺激 standard stimulus の記憶表象と現在の刺激との比較・照合が行われ，偏倚刺激 deviant stimulus の場合はミスマッチとして MMN に反映されます．

（文献 1）より）

ると，偏倚刺激に対するERPが標準刺激に対するERPよりもFz-Czを最大として潜時100〜200 msで陰性にシフトします［図Ⅱ-8-8（P.81）参照］．この**陰性シフト**がMMNと呼ばれていますが，注意の方向をコントロールして非注意条件でも注意条件でも同じように誘発されることから注意に依存しない前注意pre-attentive成分とされています．刺激変化はどのような種類でもよく，純音の周波数，強度，方向などの物理的性状の変化はもちろん言語音を用いても構いません．ただし，MMNの閾値は感覚閾値とほとんど同じか少し低いといわれていますので，被検者が変化に気づかないと出現しないことが多いようです．小児の言語発達[23]，外国語の認知研究[24]，統合失調症の認知障害[25]などさまざまな指標にMMNが用いられています．現在のところMMN研究は聴覚を主体に行われ他の感覚に関してはほとんど検討されていませんが[26, 27]，直観的にはあらゆる感覚で自動処理過程は存在すると考えられます．

8 トラブル対処法

　ERPの実験環境では刺激を呈示するための機器，脳波計，脳波を加算平均処理するパーソナルコンピュータがそれぞれケーブルでつながっていますので，ERP記録がうまくできない場合それぞれのステップごとにいくつかのケースが考えられます．トラブルの原因を突き止めるには，正常なステップまで立ち戻って一つ一つ確認していくことが最も早く確実です．

ケース 1　脳波自体が記録されないあるいは脳波は記録されるがノイズが多い.
- □ すべての電気機器はアースされていますか.
- □ 電極抵抗は 5 kΩ 以下ですか.
- □ アンプの較正は正しいですか.
- □ ボディーアースは付いていますか（デジタル脳波計は不要）.
- □ 被検者は安静状態ですか.

ケース 2　脳波自体は記録されているが加算を行わない.
- □ 刺激トリガーは出力されていますか.
- □ 記録側の正しい端子に刺激トリガーが入力されていますか.
- □ 刺激トリガー時間幅は記録側のサンプリング時間より長く設定されていますか.
- □ 記録側の除外条件は正しく設定されていますか.

ケース 3　加算はするが正しい ERP 波形が得られない（特に P1-N1-P2 がない）.
- □ 刺激呈示開始とトリガー出力は正しく同期していますか.
- □ 導出モンタージュは正しいですか.
- □ 基準電極は正しい位置についていますか.
- □ 被検者の状態は良いですか.
- □ 大きな雑音が混入したエポックはありませんか.
- □ 加算回数は適当ですか.

ここに気をつけるポイント！

- ERP は内因的な感覚情報の認知・判断処理過程を電気現象として捉えようとするものである.
- P300 やミスマッチ陰性電位など, 生理学的意義が比較的単純に解釈でき, 臨床応用が盛んな分野である.
- 被検者の感じ方によって同じ刺激を用いても, 波形は一定ではない.
- 外因成分（刺激の物理的な性状, 呈示時間, 呈示頻度など）と内因性分を区別すること.

誘発電位報告書の書き方

　ここでは，広く臨床応用されているパターン反転刺激による視覚誘発電位（VEP），末梢神経電気刺激による体性感覚誘発電位（SEP），クリック音刺激による聴性脳幹反応（ABR），磁気刺激による運動誘発電位（MEP）の報告書の書き方について解説します[1]．今までに誘発電位の基本的知識と臨床応用を詳述していますが，復習の意味で繰り返しになる部分があることを了解してください．

1　誘発電位の読み方

A　波形パラメータ

誘発電位は脳波と同じく波形分析が基本です［図Ⅰ-2-8（P.16）参照］．

a．極　性 polarity

　脳波と同じように，上向きの振れを陰性，下向きの振れを陽性として表示するのが一般的ですが，ABR は慣習的に上向きの振れが陽性になっています．

b．潜　時 latency

　刺激開始時点（0 ms）を基準に基線 baseline から明らかに浮き立つ波形の頂点 peak までの時間を測定します．これを頂点潜時 peak latency とよびます．波形の頂点から次の波形の頂点までの頂点間潜時 interpeak latency（IPL）は，もし波形の頂点が電位発生源の最高興奮時間点に対応するものとみなせば，異なる2つの波の発生源の間を興奮が伝導する時間と考えられます．頂点潜時は被検者の身体要因（たとえば，SEP では身長）に左右されますが，頂点間潜時はあまり影響を受けません．この点は異常の解釈に便利です．

c. 振　幅 amplitude

　波の大きさを表す指標ですが，潜時に比べて個体間での変動が大きく，正常範囲の設定や異常値の判定には工夫を要します．頂点振幅は基線から頂点までの大きさで，頂点間振幅は隣り合った波同士の頂点間の振幅となります．

B 再現性

　再現性 reproducibility はデータの信頼性の一つの判断材料です．誘発電位は振幅が微弱なため，少なくとも同じ波形が2回以上記録されること（再現性）を示す必要があります．そのためには，波形を重ね書き superimpose して，表示しなければなりません．

C 正常値の設定

　刺激条件のみならず，被検者の年齢，性差，身体条件差，検査機器の相違があり，また検査室や研究者によっても標準値の設定法や設定値が必ずしも一致しません．日本臨床神経生理学会[2]，アメリカ脳波学会[3]，国際臨床神経生理学連合[4]からの測定指針が発表されていますので，参考にしてください．また，一つの施設でルーチン検査として使われている VEP，ABR，SEP，MEP のすべての正常値を得ることは実際的には無理です．一つの方法として，標準的な方法で記録している文献の方法に準拠して，10人ほど誘発電位を記録し，もしその値が報告されたものとほぼ同等であれば，その文献の正常値を参考にしても構わないと筆者は考えています．

D 異常の判定

　正常人で100%安定して記録される波形を分析対象とします．頂点潜時，あるいは頂点間潜時が正常人のデータより2.5標準偏差（SD）あるいは3 SD を超えている場合には，異常と判定して構いません．2 SD でもよいですが，疑陽性 false positive 所見を少なくするためには，少し厳しい基準の方がよいと思われます．振幅は個体間での変動が大きいので，波形が全く消失しているかあるいは左右差が50%以上ある場合に異常と判定します．

E 申し込み用紙

　脳波の場合，先に臨床情報を得てしまうと，先入観から所見に対する解釈の誤りを犯しやすくなると考えています[5]．しかし，誘発電位の場合は臨床的所見を確認するため，あるいは臨床的に明らかでない病変（潜在性病変 subclinial lesion）を検索しますので，できるだけ詳しい臨床情報を得た方がよいと筆者は考えています．表Ⅱ-9-1～4（P.99, 100）に当科で使っている各誘発電位の申し込み用紙と記入例を示します．

2 視覚誘発電位の所見の書き方

　フラッシュVEPは個人間あるいは個体間でも波形の変動が大きいので，反応が安定しているパターン反転刺激によるVEPについて述べます．

A 異常の判定

　全視野刺激の場合，P100を指標にします．P100の発生源は一次視覚野であると考えられています[6]．女性の方が男性よりも振幅が大きく潜時が短いことはよく知られています[7]．また，P100潜時は加齢とともに延長し，60歳以降それが顕著になります[7]．P100潜時の正常平均値に2.5SDないし3SDを加えた値を超える時は異常と判定します．P100の振幅は大体5～10μVですが，個人差が大きく，通常は異常の判定には用いません．しかし，同一個人における左右の眼による差は小さいので，左右の振幅の比が50%以上あれば異常の可能性があります．また，左右の眼の反応がともに正常値に入っていても，潜時の差 interocular latency difference が10 ms以上あれば異常と判定します．時に，P100が明らかでなく，二峰性の陽性頂点（W波形反応 W-shape response）を示すことがあります．これは中心暗点がある場合に出現します．覚醒度が低下するとP100潜時が延長したり，振幅が低下したりしますので，被検者の行動をよく観察する必要があります．半側視野刺激の場合はP100の頭皮上分布に左右差がみられれば異

常です.一側後頭部に P100 が出現しない場合,それと同側の半盲があることがしばしばあります.

B 視覚求心路の病巣と VEP 所見 [7, 8] [図Ⅱ-2-3(P.38)参照]

　視神経病巣では,患側眼の視力低下が生じます.健側の眼を遮蔽し,患眼のみを全視野刺激すると,障害の程度に応じて P100 の頂点潜時の延長,または振幅低下〜消失がみられます.健側眼刺激では正常の VEP が得られます.視交叉部病巣では,両耳側半盲が生じます.いずれか一方の眼を遮蔽し,刺激眼の視野耳側部(欠損部)のみを刺激すると VEP の低振幅化,消失がみられます.視野鼻側部の半側刺激では正常に P100 が誘発されます.視交叉後病巣では,同名半盲が生じます.いずれか一方の眼を遮蔽し,視野欠損側を刺激すると VEP の振幅低下,反応消失がみられます.視野正常側の刺激では正常な VEP が得られます.

C 具体的所見例

　68歳,女性の VEP 所見を示します(図Ⅱ-9-1).本例は臨床的には頸髄炎ですが,多発性硬化症 multiple sclerosis(MS)疑い例でした[表Ⅱ-9-1(P.99)].視力障害はありませんが,両眼性の P100 異常を認めたことから,潜在性の視神経障害が推測されました[表Ⅱ-9-5(P.101)].空間的に多発性であることが VEP により証明されたので,MS の可能性が高くなりました.

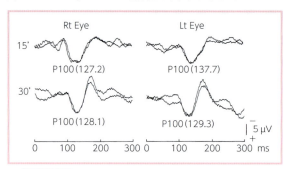

図Ⅱ-9-1 頸髄炎例の単眼全視野刺激による VEP

チェックサイズ 15 分,30 分に対する P100 は両眼とも著明に延長しています.

(文献 1)より)

3 聴性脳幹反応の所見の書き方

　ABRは，代表的な遠隔電場電位 far-field potential です．この反応は，個体間の変動が少ない上に，麻酔や睡眠の影響をほとんど受けず，簡単に脳深部の電気活動を捉えることができます．

Ⓐ 異常の判定

　正常成人におけるABRは，音刺激後およそ10 ms以内に7個の陽性頂点（Ⅰ～Ⅶ波）が出現します．この7個の成分のうち，Ⅰ，Ⅲ，Ⅴ波は安定して記録され，それぞれの発生源は聴神経，上オリーブ核（橋），下丘（中脳）とされています[9]．これらの潜時とIPLが脳幹の聴覚路の機能を表わす指標として用いられています．ABRにおけるIPLは刺激音の大小に関わりなく一定であり，中耳や蝸牛の末梢性神経障害の影響を除外できますので，中枢神経の機能検査に適しています．振幅は個体間での変動が大きく，成分そのものの消失や著しい低振幅のときに異常と判定します．振幅を定量的に表現するために，Ⅴ/Ⅰ振幅比を用いることもあります．得られたABRを正常対照群と比較して判定する場合には，記録部位，記録条件，年齢などABRの波形に影響をおよぼす因子をそろえて記録した対照群との比較が不可欠です[10]．

Ⓑ 聴覚脳幹求心路の病巣と ABR 所見 [8, 10] [図Ⅱ-3-3（P.45）参照]

　ABRは脳幹の聴覚路を侵す病変があれば異常となります．Ⅰ-Ⅲ，Ⅲ-Ⅴ，Ⅰ-ⅤのIPLがそれぞれ下部脳幹（橋），上部脳幹（中脳），脳幹の聴覚路の機能を表します．聴神経障害では，Ⅰ，Ⅲ，Ⅴ波の潜時がすべて延長しますが，Ⅰ-Ⅲ，Ⅲ-ⅤのIPLは正常です．病変が高度になればすべて消失します．下部脳幹の障害では，Ⅰ波は正常ですが，Ⅲ，Ⅴ波の潜時が延長し，Ⅰ-ⅢのIPLが延長します．Ⅲ-ⅤのIPLは正常なこともあります．障害が強ければⅢ，Ⅴ波は消失します．上部脳幹の障害では，Ⅰ，Ⅲ波は正常ですがⅤ波の潜時が延長し，Ⅲ-ⅤのIPLが延長します．障害が強ければⅤ波は消失します．

脳幹橋被蓋部の背外側を聴覚路が通るため，橋の腹側に病変がある"閉じ込め症候群"や聴覚路より下のレベルで障害される延髄外側症候群では正常なことが多いようです．椎骨脳底動脈系の一過性脳虚血発作の発作終了後にもABRの異常がみられ，無症候性血流障害の存在が推測されますので，ABRは非脳幹性めまいとの鑑別に有用です．橋・中脳梗塞でABR異常をともなうと予後不良です．ABRを脳死の判定に用いることを提唱したStarr[11]は，I波を除いた後方成分の消失を脳死の判定基準としています．すでに脳死と判定される以前にABRはI波を含めて全成分が消失することも多いのですが，簡便かつ非侵襲な検査で脳幹機能の残存が判定できます．

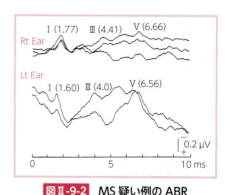

図Ⅱ-9-2 MS疑い例のABR

右耳刺激ではⅠ-Ⅲが延長し，左耳刺激ではⅢ-Ⅴが延長しています．

(文献1) より)

◯ 具体的所見例

33歳女性でMS疑い例のABRの所見を示します（図Ⅱ-9-2）．臨床的には注視性眼振と拮抗運動反復障害を認めています［表Ⅱ-9-2 (P.99)］．右耳刺激ではⅠ-Ⅲが延長し下部脳幹病変が示唆されました．一方，左耳刺激ではⅢ-Ⅴが延長し上部脳幹病変が示唆されました［表Ⅱ-9-6 (P.101)］．MRIでは脳幹病変を認めないので，潜在性の脳幹異常を検出したと考えられます．

4 体性感覚誘発電位の所見の書き方

上肢では正中神経電気刺激，下肢では後脛骨神経刺激によるSEPがルーチン化されています．その伝導路は末梢神経大径有髄線維，脊髄後索，内側毛帯，視床，大脳皮質感覚野と考えられています．ABRと同様に，麻酔や睡眠の影響をほとんど受けません．

A 異常の判定

 他の誘発電位と同じように頂点潜時や中枢感覚伝導時間 central somatosensory conduction time (CSCT) が指標となります．これらは年齢，性，身長などに影響されます[12,13]．振幅は固体間の変動が大きいので，消失もしくは左右差が50%以上あるときに異常とみなします．

B 体性感覚求心路の病巣と SEP 所見 [8,12] [図Ⅱ-4-3 (P.55) 参照]

 後索-内側毛帯系を検査しますので，それ以外の経路に障害がある場合，例えば痛覚（外側脊髄視床路）の障害のみならば，SEPは正常です．上肢SEPの場合について簡単に述べますと，末梢神経病巣では，N9，N13，N20潜時がすべて遅延します．障害が強いときは低振幅化または消失します．Erb点より上で頸椎神経根までに病変があれば，N9は正常ですが，N9-N13が延長します．病変が高度になれば，N13，N20が消失することもあります．下部脳幹，脊髄病巣では，N13，N20潜時が遅延しますが，N9潜時は正常です．障害が強い時はN13，N20が消失します．脳幹部（中脳，橋）病巣では，N13，N9は正常で，N13-N20（CSCT）が延長します．障害が強い時はN20が消失します．大脳半球視床，内包付近の病巣では，病巣側半球のN20が消失しますが，N9，N13は正常です．非病巣側（健側刺激）の皮質反応（N20）は正常です．前述の上肢SEPと病巣所見の関係は下肢SEPでも同様です．

C 具体的所見例

 33歳男性でMS疑い例の正中神経刺激によるSEP所見を示します（図Ⅱ-9-3）．臨床的に右半身のじんじん感がありますが，レベルははっきりしません[表Ⅱ-9-3 (P.100)]．病的反射が両側に出現しました．右側でN9，N13は正常でしたがN20が誘発されませんでした．左側は正常でした[表Ⅱ-9-7 (P.102)]．したがって，下部頸髄より上の後索-内側毛帯系の障害が示唆されました．なお，本例では右後脛骨神経刺激によるSEPでもCSCTの延長を認めています．

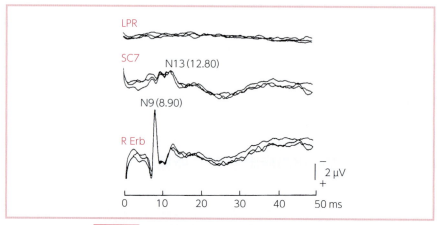

図Ⅱ-9-3 MS疑い例の右正中神経刺激によるSEP

N9, N13は正常に誘発されますが, N20は誘発されません.
LPR：左体性感覚野, SC7：第7頸椎棘突起, Erb：エルブ点

(文献1)より）

5 運動誘発電位の所見の書き方

1985年, Barkerら[14]が大脳運動野をパルス磁気で刺激し, 四肢・躯幹節でのMEPを記録する方法を発表しました. 電気刺激のような痛みを伴わないため, 磁気刺激によるMEPは下行性運動路の客観的検査として急速に普及しました.

A 異常の判定

MEP波形の立ち上がり潜時と中枢運動伝導時間 central motor conduction time (CMCT), 運動閾値が指標となります[16]. これらのパラメータが年齢, 性, 身長に影響されることはいうまでもありません[16].

B 運動系遠心路の病巣とMEP所見 [図Ⅱ-5-4 (P.65) 参照]

運動系遠心路における病巣と上肢MEP所見について簡単に述べます. この考え方は下肢MEPでも同じです. 末梢神経病巣では, 頭部および頸部刺激の

MEP潜時が遅延します．障害が強いときは低振幅化または消失します．脊髄病巣では，頭部刺激MEPの潜時は遅延しますが，頸部刺激のMEP潜時は正常であり，CMCTが延長します．障害が強い時は頭部刺激によるMEPは消失します．脳幹部（中脳，橋）病巣では，頭部刺激MEPの潜時は遅延しますが，頸部刺激のMEPは正常で，結果的にCMCTは延長します．障害が強い時は頭部刺激のMEPは消失します．大脳半球皮質，内包付近の病巣では，病巣側半球の頭部刺激MEPが消失しますが，頸部刺激のMEPは正常です．非病巣側（健側刺激）の頭部刺激MEPは正常です．

　脳血管障害ではMEP所見は画像所見や臨床所見（麻痺の程度）とよく相関します[17]．完全麻痺例ではMEPは消失し，軽度の不全麻痺例でも約1/3に異常がみられます．しかし，深部腱反射の亢進や病的反射の出現とMEP異常との間には相関がみられません．発症後早期に麻痺側からMEPが記録できれば運動機能の良好な改善が期待できることが示されています[18]．

C 具体的所見例

　筋萎縮性側索硬化症疑いの69歳女性の上肢MEP所見を示します（図Ⅱ-9-4）．

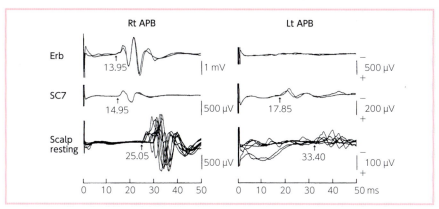

図Ⅱ-9-4　筋萎縮性側索硬化症疑い例のMEP

右短母指外転筋（APB）ではErb，頸部神経根（SC7）刺激のMEP潜時は正常ですが，頭部Scalp刺激MEPの時間的分散が著明です．左APBでは筋萎縮のため振幅が低く，Erb刺激では誘発されず，頸部刺激MEPの潜時とCMCTが著明に延長しています．

（文献1）より）

病的反射はありませんが，四肢深部腱反射亢進と四肢筋萎縮を認めました［**表Ⅱ-9-4**（P.100）］．右側で頭部刺激による MEP の時間的分散 temporal dispersion が著明でした．左側では筋萎縮のため振幅が低く，Erb 刺激でも誘発されず CMCT が延長していました［**図Ⅱ-9-4，表Ⅱ-9-8**（P.102）］．頭部刺激 MEP 潜時の時間的分散も著明でした．下肢 MEP では両側とも頭部刺激による MEP 潜時が延長し，腰部刺激の MEP が誘発されませんでした．以上より，下位運動ニューロンおよび上位運動ニューロン障害が示唆されました．

6 まとめ

　VEP，ABR，SEP，MEP の誘発電位所見の書き方の一例を示しました．誘発電位は非侵襲的検査であり，しかも各成分の発生源が同定されていますので，どの成分に異常があるかで，求心路あるいは遠心路のおおよその病変部位を推定できる特長があります．さらに，臨床的に明らかな病変の確認だけでなく，臨床的に無症状かつ MRI 検査で描出されない潜在性病変も鋭敏に検出できます．異常の判定基準あるいは解析の対象となる波形パラメータにより，報告書の書き方は変わってきますが，参考になれば幸いです．

ここに気をつけるポイント！

- 標準値の設定法や設定値が必ずしも一致しないので，日本臨床神経生理学会，アメリカ脳波学会，国際臨床神経生理学連合の測定指針を参考にすること．
- 脳波は先に臨床情報を得ると先入観により，所見の解釈の誤りを犯しやすいが，誘発電位は臨床的所見や潜在性病変を検索するので，できるだけ詳しい臨床情報を得たほうが良い．

表Ⅱ-9-1　VEP申込用紙

\multicolumn{3}{l}{VEP申込用紙}			
\multicolumn{6}{r}{申込日　年　月　日}					
氏　名		年　齢	68	生年月日	
性　別	女	身　長	146	主治医名	
患者番号NM					
診　断	Cervical myelitis（MS susp）				
神経学的所見	視　力		右 n	左 n	
	視　野（中心暗点，半盲）		右 n	左 n	
	眼　底（視神経萎縮，耳側蒼白）		右 n	左 n	
	色　覚（石原式）		右	左	
	Marcus Gunn 瞳孔		右	左	
	その他の参考所見		右	左	
検査目的	r/o OS-MS				
検査結果	脳MRI	脳MRIは正常だが，cervical MRIにて延髄直下からC5/6，Th1〜4 levelにT2 high lesionあり			

表Ⅱ-9-2　ABR申込用紙

\multicolumn{3}{l}{ABR申込用紙}		
\multicolumn{5}{r}{申込日　年　月　日}				
氏　名		年　齢	33	生年月日	
性　別	女	身　長	157	主治医名	
患者番号NM					
診　断	MS susp				
神経学的所見	聴　力	右 正常	左 正常	
	眼　振	⊕ 注視性眼振	－	
	小脳失調	⊖ diadochokinesis poor	－	
	その他の参考所見			
検査目的	脳幹の病変検索のため			
検査結果	純音聴力検査	右	左	
	脳MRI	diffuse atrophy		

表Ⅱ-9-3 **SEP 申込用紙**

SEP 申込用紙						
				申込日	年 月 日	
氏　名			年　齢	33	生年月日	
性　別	男		身　長	162	主治医名	
患者番号 NM						
診　断		MS susp				
神経学的所見	反射亢進	（図：人体図）　Nystagmus tandem gait -1 右半身のじんじん感・脱力感					
	後索障害	
	レベルの有無	
	その他の参考所見	
検査目的		体性感覚障害の検索				
検査希望部位		① 上肢 SEP　　② 下肢 SEP				
検査結果	頸椎写/MRI					
	腰椎写/MRI	
	SCV	上肢　　　　下肢

表Ⅱ-9-4 **MEP 申込用紙**

MEP 申込用紙						
				申込日	年 月 日	
氏　名			年　齢	69	生年月日	
性　別	女		身　長	155	主治医名	
患者番号 NM						
診　断		ALS susp				
神経学的所見	反射亢進	（図：人体図）　反射亢進：上・下肢にて 病的反射：－					
	病的反射	
	レベルの有無	
	その他の参考所見	
検査目的		MND の鑑別				
検査希望部位		① 上肢 MEP　　② 下肢 MEP				
検査結果	頸椎写/MRI					
	腰椎写/MRI	
	MCV	上肢　　　　下肢

第9章. 誘発電位報告書の書き方

表Ⅱ-9-5　VEP 所見報告用紙

```
                               VEP
NAME                        AGE 68         SEX  F
DATE 03/3/24              EV# 03-009       NM#
DIAGNOSIS  Cervical myelitis (MS susp)
FULL-FILED STIMULATION
```

COMPONENT		NORMAL VALUES		PATIENT'S VALUES	
		MEAN	LIMIT	Rt	Lt
P100	15'	105.5	123.8	127.2 ↑	137.7 ↑
	30'	103.0	121.0	128.1 ↑	129.3 ↑

HEMI-FILED STIMULATION

COMPONENT	NORMAL VALUES		PATIENT'S VALUES			
	MEAN	LIMIT	Rt		Lt	
			RIGHT	LEFT	RIGHT	LEFT
P100 (0z)	101.5	120.7				
P100 (01/02)	101.8	117.7				

COMMENT:
　両眼ともP100潜時が著明に延長しています．両側視神経の潜在性障害が示唆されます．

IMPRESSION: Abnormal

　　　　　　　　　　　　　　　　　　(INTERPRETED BY)

表Ⅱ-9-6　ABR 所見報告用紙

```
                               ABR
NAME                         AGE 33        SEX  F
DATE 03/7/7                EV# 03-025      NM#
HEARING LEVEL    RIGHT 35  dB            LEFT 35 dB
DIAGNOSIS  MS susp
```

BINAURAL (90 dB)	NORMAL VALUES		PATIENT'S VALUES	
COMPONENTS	MEAN	LIMIT	RIGHT	LEFT
I	1.74	2.22		
Ⅲ	3.86	4.43		
V	5.82	6.51		
I - Ⅲ	2.12	2.57		
Ⅲ - V	1.96	4.65		
I - V	4.09	4.65		

MONAURAL (50 dB above SL)	NORMAL VALUES		PATIENT'S VALUES	
COMPONENTS	MEAN	LIMIT	RIGHT	LEFT
I	1.70	2.21	1.77	1.60
Ⅲ	3.85	4.51	4.41	4.0
V	5.77	6.43	6.66 ↑	6.56 ↑
I - Ⅲ	2.16	2.55	2.64 ↑	2.40
Ⅲ - V	1.92	2.31	2.25	2.56 ↑
I - V	4.07	4.61	4.89 ↑	4.96 ↑

COMMENT:
　右耳刺激ではⅠ-Ⅲ，Ⅰ-Ⅴが延長し，下部脳幹病変が示唆されます．左耳刺激ではⅢ-Ⅴ，Ⅰ-Ⅴが延長し，上部脳幹病変が示唆されます．

IMPRESSION: Abnormal

　　　　　　　　　　　　　　　　　　(INTERPRETED BY)

表II-9-7 SEP 所見報告用紙

```
                SEP (UPPER EXTREMITIES)
NAME                        AGE  33        SEX M
DATE  03/5/12               EV#  03-026    NM#
DIAGNOSIS  MS susp
MEDIAN NERVE STIMULATION
```

	NORMAL VALUES		PATIENT'S VALUES	
COMPONENTS	MEAN	LIMIT	RIGHT	LEFT
ERB (N9)	9.29	11.03	8.90	9.10
SC7 (N13)	12.67	15.04	12.80	12.70
SCALP (M20)	18.63	21.45	Not evoked	18.60
N9-N13	3.38	4.58	3.90	3.60
N9-N20	9.25	10.90	/	9.50
N13-N20	5.89	7.33	/	5.90

COMMENT:
　右側で N20 が誘発されません．左側は正常です．下部頸髄より上の後索-内側毛帯系の障害が示唆されます．

IMPRESSION: Abnormal

(INTERPRETED BY)

表II-9-8 MEP 所見報告用紙

```
                        MEP
NAME                        AGE  69        SEX F
DATE  03/2/24               EV#  03-013    NM#
DIAGNOSIS  ALS susp
THENAR MUSCLE
```

	NORMAL VALUES		PATIENT'S VALUES	
	MEAN	LIMIT	RIGHT	LEFT
SCALP STIM.	21.84	24.71	25.05 ↑	33.4 ↑
CERVICAL STIM.	13.23	15.48	14.95	17.85 ↑
ERB STIM.	11.45	13.60	13.95	Not evoked
CENTRAL CONDUCTION	8.61	10.67	10.1	15.55 ↑

PLANTAR MUSCLE

	NORMAL VALUES		PATIENT'S VALUES	
	MEAN	LIMIT	RIGHT	LEFT
SCALP STIM.	39.15	44.07	46.4 ↑	50.4 ↑
LUMBAR STIM.	22.21	26.27	Not evoked	Not evoked
CENTRAL CONDUCTION	16.94	21.04	/	/

COMMENT:
　上肢では右側で頭部刺激による MEP の temporal dispersion が著明です．左側では筋萎縮のため振幅が低く，Erb 刺激でも誘発されません．CMCT も延長しています．下肢では両側とも頭部刺激による MEP 潜時が延長し，腰部刺激の MEP が誘発されません．Lower motor neuron の障害が示唆されます．F 波が正常なら upper motor neuron の障害もあります．

IMPRESSION: Abnormal

(INTERPRETED BY)

第Ⅲ部

臨床と研究のヒント

第Ⅰ，Ⅱ部で，「はじめの一歩」として，誘発電位の歴史，基礎，計測法とその解釈について述べました．第Ⅲ部は，「臨床と研究のヒント」について，筆者の研究歴からその時々のトピックスとなる論文を選び，解説していきたいと思います．

聴覚系を究める

1 聴覚中潜時反応の臨床応用

Kaseda Y, Tobimatsu S, Morioka T, Kato M: Auditory middle-latency responses in patients with localized and non-localized lesions of the central nervous system. J Neurol, 238: 427-432, 1991[1]).

【論文の要約】聴覚中潜時反応 auditory middle latency response（MLR）を神経疾患の患者で計測した（n=45）．視床ないし皮質下白質病変の患者（n=4）では，刺激耳対側のNa成分が減衰もしくは遅延した．感覚失語を伴う側頭葉病変では，刺激耳に関わらずPa成分が減衰した．Naは皮質下から，Paは側頭葉から発生していると考えられた．2例のびまん性中枢病変では，V-Na頂点間潜時が延長した．

【着眼点】この当時，ABRの臨床応用は盛んでしたが，MLRはそれほどでもありませんでした．その理由は，MLRには音による後耳介筋反応 post-auricular muscle response（PAR）が混入し（図Ⅲ-1-1 右），その反応が本当に神経原性なのか異論があったためです．そこで，基準電極を両耳朶連結ではなく，頭部外（平衡型頭部外基準）[2]におき，PARの混入を避けました．その結果，Na, Pa成分が安定して記録可能となりました（図Ⅲ-1-1 左）．また，短潜時SEPの中枢感覚伝導時間（N13-N20）[3]からヒントを得て，下丘-聴覚野（V-Na）伝導時間を解析パラメータに加えました．

【解　説】MLRはGeislerら[4]によってABRよりも10年以上も早く記録されていたにも関わらず，Bickfordら[5]によるこの反応が筋原性であるとの強い主

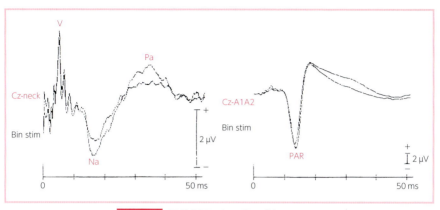

図Ⅲ-1-1 正常対照（19歳，女）のMLR

左は頭部外基準電極によるMLR反応でV波，Na，Pa成分が記録されます．一方，右は両耳朶連結を基準にしたもので，PARが混入するため，波形の同定が困難です．PARが大きいため，振幅の校正信号も5倍大きくなっていることに注意してください．
Bin Stim：両耳同時刺激

（文献1）より）

張により，不幸にも臨床診断法として注目を浴びることがありませんでした．しかし，記録法の工夫により，神経原性の反応であるという認識が一般的になりました．また，ABRの後方成分であることから，脳幹より上位の聴覚路の機能を知るための手段として，70年代後半より臨床応用されるようになってきました[6, 7]．しかしながら，現時点においてもABRほどは広く普及していません[8]．筆者らの研究では，平衡型頭部外基準を用いてPARを除去し，神経原性のMLR成分を安定して記録することができました．しかし，その異常の頻度は高くなく，びまん性脳障害におけるV-Na伝導時間の感度も，SEPのN13-N20に比べて異常の頻度は高くありませんでした．

Arakawa K, Tomi H, Tobimatsu S, Kira J-I : Middle latency auditory-evoked potentials in myotonic dystrophy: Relation to the size of the CTG trinucleotide repeat and intelligent quotient. J Neurol Sci, 207: 31-36, 2003[9]．

【論文の要約】筋強直性ジストロフィー症 myotonic dystrophy (MyD) の中枢

第Ⅲ部．臨床と研究のヒント

ミニコラム 10 平衡型頭部外基準

　平衡型頭部外基準 balanced non-cephalic reference（BN）法は第7頸椎棘突起上の皮膚と右側の胸鎖関節付近にそれぞれ電極をおき，それらを20kΩの可変抵抗を通して結合し，抵抗を加減することにより心電図を打ち消して基準電極として使用する方法です（図Ⅲ-1-2）[2]．理論的には優れていますが，心電図が完全には除去されず，体動や筋電図が混入しやすいという欠点があります．しかし，脳波の波形や極性を知るためには有用な方法です[8]．デジタル脳波計の機種によっては，BN法が装備されています．Kasedaら[1]の論文では，胸骨，第7頸椎棘突起，両側肩峰突起に4つの電極をおき，それらを連結させました．

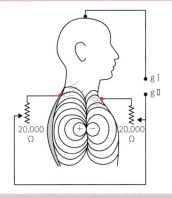

図Ⅲ-1-2 平衡型頭部外基準法

第7頸椎棘突起上の皮膚と右側の胸鎖関節付近にそれぞれ電極をおき，心電図の影響を軽減させています．

（文献2）より）

　神経障害を評価するためにMLRを記録した（n=9）．Nb潜時とCTGリピート数には正の相関があり，Pb潜時もその傾向を示した．NaとPa振幅は，正常対照に比べ有意に増大していたが（図Ⅲ-1-3），IQやリピート数とは相関がなかった．MLR異常はMyDの中枢神経障害の評価に有用であり，Nb潜時は遺伝子異

常の程度を反映する可能性がある.

【着眼点】1991年,Buchwaldら[10]がMLRのPb成分がアルツハイマー病Alzheimer's disease（AD）で消失することを報告しました.Greenら[11]もADや認知症をもつパーキンソン病でPbの異常を確認しました.MyDには認知症があるので,MLRを記録してその異常の有無を検討しました.

【解説】MyDは筋強直・筋萎縮を特徴としますが,認知症状,白内障,網膜変性症耐糖能障害など多彩な臨床症状を示します.19番染色体に存在するミオトニンプロテインキナーゼ（DMPK）遺伝子の3'非翻訳領域に存在するCTG反復配列の異常な伸長が原因です.1985年,筆者ら[12]のグループは,MyD10例において臨床と電気生理学的所見（脳波・VEP）の対比を行いました.知能障害は9例,CT異常は7例,脳波異常は7例と高率に認められました.パターンVEPでは5例にP100潜時の遅延を認めました.4つの検査すべてに異常を示したものは中等症ないし重症例であり,MyDにおいてこれらの検査を組み合わせて行うことは,その病態を把握するのに有用であると考えました.なお,Buchwaldら[13]は,健常者において抗コリン作用のあるスコポラミンでPb成分

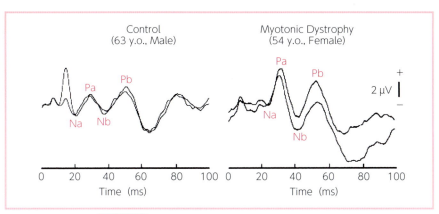

図Ⅲ-1-3　正常対照（左）とMyD（右）のMLR

MyDでは,Na-Pa頂点間振幅が増大しています.

（文献9）より）

が減弱するが，コリン作動薬であるフィゾスチグミンを投与すると，Pb 成分が速やかに回復することを報告しました．この結果から，Pb はコリン作動性の上行性網様体賦活系の中の脳幹 - 視床成分であると考察しました．AD ではアセチルコリンが減弱しますので，Pb 成分の消失と矛盾しない解釈です．O'Mahony ら[14]も AD での Pb 異常を確認しています．AD における MLR 異常は，80～90

ミニコラム 11 電流双極子の向きは重要（図Ⅲ-1-4）

第一次聴覚野の横側頭回は，シルビウス裂の内部にある側頭平面に位置します．このため，電流双極子（ダイポール）の向きが T3，T4 などの側頭部に向かず，頭頂部（Cz）に向きます．つまり，聴覚の電気的反応は，頭頂部で記録されやすいことになります．ただし，電位発生源と電極の距離が遠いので，電位の減衰が起こります．MLR の刺激頻度は 1 Hz 程度（刺激頻度を上げると減衰）で加算回数は 500～1000 回必要となります．しかも，その振幅は 1～2 μV と微弱です．MLR の記録しにくさが臨床応用の妨げの一因になっているのかもしれません．

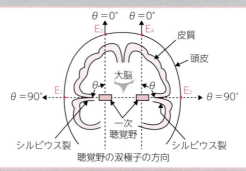

図Ⅲ-1-4 頭皮上から聴覚野の反応が記録しにくい理由（模式図）

θ は聴覚野に形成される双極子の方向です．E1，E2 はシルビウス裂直上の頭皮上の電極位置を示します．ここからは θ＝90°となり電位変化は記録しにくくなります．E3，E4 は θ＝0°で双極子による電位が最大の方向となります．しかし，E3，E4 は電流源から遠いため，電位減衰が大きく，記録が難しくなります．一方，聴覚脳磁場では，磁場の向きが電場の向きとは 90°逆になりますので，側頭部で反応が記録されやすくなります［図Ⅲ-1-8（P.114）参照］．

年代にかけての報告であり，認知症の病態生理や分類が変わった現在，MLRの意義を再検討する時期になっています．

2　40 Hz 聴性定常状態反応

Yamasaki T, Goto Y, Taniwaki T, Kira J-I, Tobimatsu S: Left hemisphere specialization for rapid temporal processing: A study with auditory 40 Hz steady-state responses. Clin Neurophysiol, 116: 393-400, 2005[16].

【論文の要約】40 Hz 聴性定常状態反応 40 Hz auditory steady-state response（ASSR）を用いて，速い時間情報処理に対する聴覚野の機能を調べた．電極を冠状断（T3～Cz～T4）（図Ⅲ-1-5）に置き，フーリエ解析で 40 Hz ASSR の振幅，位相を測定し，さらに半球間コヒーレンスも計測した．T3-T4 の半球間コヒーレンスは左半球（右耳刺激）の方が右半球（左耳刺激）に比べて同期度が高まっていた．左聴覚野は右聴覚野と相互に影響しながら，速い時間情報処理に特化していることが示された．

【着眼点】1981年，Galambosら[17]が 40 Hz ASSR を報告しました．40 Hz で刺激すると波形がその刺激頻度に対応するサイン波形となり，この反応により聴力閾値を推定することが可能となりました．ASSR は MLR とは異なりサイン波形を呈するので，フーリエ解析によって，周波数成分の振幅や位相を客観的に求めることができます．左右聴覚野の半球差を調べるのに，40 Hz ASSR を用いました．

【解説】ASSR は MLR とは異なり，サイン波形を呈するので，波形が記録されたかどうか簡単に分かり，加算回数も少なくてすみます（本研究では 200 回）．40 Hz ASSR の発生源は MLR と同じ皮質成分と考えられています[18]．またフーリエ解析により，周波数成分の振幅や位相，さらに電極間のコヒーレンスを解析

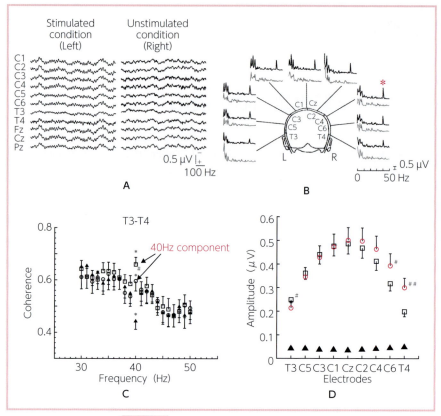

図Ⅲ-1-5 40 Hz ASSR の左半球優位性

A: 左耳刺激による反応波形（左）は，刺激頻度 40 Hz に対応したサイン波形を呈します．刺激を与えない条件ではサイン波形は記録されません（右）．
B: フーリエ解析をすると 40 Hz に反応のピークがあることが分かります．左耳刺激なので，ASSR は右半球（刺激対側）で優位です（*）．
C: 各電極における平均振幅（n=10）のプロット．右耳刺激（□）と左耳刺激（○）を比較すると，反応は対側優位ですが，左半球の方が振幅が大きいことがわかります．
D: T3-T4 電極の 30～50 Hz でのコヒーレンス値．40 Hz 成分で，他の周波数に比べ，右耳刺激（□）のときの半球間コヒーレンスは左耳刺激（○）に比べて高値になっています．

（文献 16）より）

できます．本研究では，左聴覚野は右聴覚野と相互に影響しながら，速い時間情報処理を行っていることが示されました．耳鼻科領域では他覚的聴力閾値検査として臨床応用されています[19]．

ミニコラム 12 フーリエ変換とコヒーレンス（図Ⅲ-1-6）

　フーリエ変換とは，簡単に言うと「周期的な波として捉えられる現象は全て単純な正弦波の重ね合わせで表現することができる」ということです．そうすると，「周波数，振幅」という値の集合（デジタルデータ）で任意の波形を表すことができ，無視して構わないような高周波成分を省略してデータを減らす，というようなこともできますし，微分や積分も簡単にできるようになります[20]．図Ⅲ-1-6 をみると，それをイメージできます．コヒーレンス解析は，2つの時系列データ間（例：C3，C4 の脳波）の相関具合を周波数ごとに解析する手法です．フーリエ変換を使って計算することができます．詳細は文献 21 を参照してください．コヒーレンスは 0 から 1 までの値を取り，0 の場合は全く相関がなく，1 の場合は完全な相関があります．

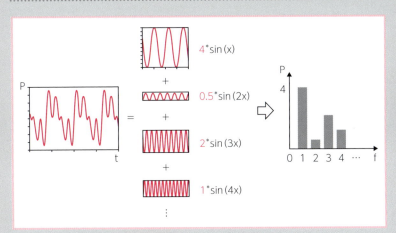

図Ⅲ-1-6　フーリエ変換の原理

原波形（左）を構成する成分は，周波数（f）が 1 の波（sin（x））の振幅が 4 なので，f=1 ではパワー値（P）が 4 になります．同様に，f=2 で P=0.5, f=3 で P=2, f=4 で P=1 となります．これを基に周波数を横軸に，振幅の大きさを縦軸にとって棒グラフを書きます（右）．このように，フーリエ変換を行えば，「信号に含まれる周波数の成分比」を得ることができます．

（文献 20）より）

3 吃音症の病態生理

Kikuchi Y, Ogata K, Umesaki T, Yoshiura T, Kenjo M, Hirano Y, Okamoto T, Komune S, Tobimatsu S: Spatiotemporal signatures of an abnormal auditory system in stuttering. NeuroImage, 55: 891-899, 2011[22].

【論文の要約】吃音症の病態生理を聴覚誘発磁場で検討した．P50 m（MLRのPbに相当）とN100 m（長潜時成分のN1に相当）を306チャンネル脳磁図で記録した（図Ⅲ-1-7A）．健常者ではP50 mにゲーティング機能を認めたが，吃音者では減弱していた（図Ⅲ-1-7B，C）．吃音者のN100の周波数地図tonotopyは，左では健常者と差はなかったが，右では拡大していた．これは右上側頭回の容積増大と一致していた．吃音者では，左聴覚野の機能不全があり，右聴覚野が代償している可能性が示唆された．

【着眼点】100人に1人と言われる吃音症の病態生理はいまだ不明な点が多くあります．吃音者に，自分の話し声を発語より少し遅れて耳にフィードバック［delayed auditory feedback（DAF）］させると，話しやすくなるという現象が観察されます．これをヒントに，聴覚野の何らかの異常が吃音症を引き起こしているのではないかと考え，脳磁図で解析しました．

【解　説】聴覚ゲーティングはペアのクリック音（500 ms間隔）を被検者に与えました[23]．正常では，2発目刺激に対する反応が抑制されますが，吃音者では抑制されませんでした．聴覚ゲーティングの異常は，吃音者は余計な音に対するフィルタリング機能が低下していることを示唆します．吃音者では左聴覚野の周波数配列には異常がありませんでしたが，右聴覚野ではその配列が拡大していました（図Ⅲ-1-8B）．右上側頭回の容積も増加していました．これらの結果から，吃音者では左聴覚野の機能不全があり，右聴覚野がそれを代償していることが示唆されます．左聴覚野の機能異常がBroca野の機能異常をもたらし，吃音が生

じるのかもしれません．その後，吃音症の病態生理を聴覚刺激に対する位相同期度 phase locking factor（PLF）および半球間位相同期度 phase locking value（PLV）で検討しました[24]．これは，刺激に対する1試行毎の神経振動を取り出し，脳波の帯域毎に位相の同期度を計算する方法です．吃音症では右聴覚野の音

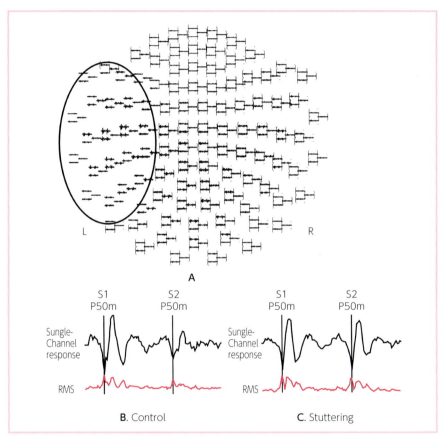

図Ⅲ-1-7　P50mの分布とゲーティング

A: 右耳刺激による306チャンネル脳磁場反応です．P50は左側頭部に分布しています．
B: 代表的センサにおける健常者のP50m反応（上段）とその二乗平均平方根（下段）を示します．2発目のクリック音（S2）に対する反応は著明に抑制されています．
C: 代表的センサにおける吃音者のP50m反応（上段）とその二乗平均平方根（下段）を示します．S2に対する反応の抑制が減弱しています．

（文献22）より）

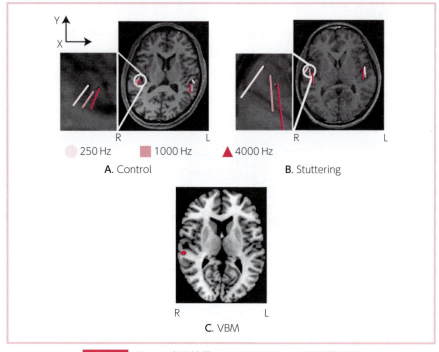

図Ⅲ-1-8 3つの音周波数によるN100mの周波数配列

A: 健常者のN100mは外側（250 Hz）から内側（4,000 Hz）に周波数配列があります．
B: 吃音者のN100mも外側（250 Hz）から内側（4,000 Hz）に周波数配列がありますが，その距離が有意に拡大していました．
C: 上側頭回の容積を測ると，吃音者ではその増大を認めました．

（文献22）より）

　刺激に対するPLFが健常者に比べα帯域で亢進し，PLVはβ帯域で亢進していました．また，右半球のPLFと半球間PLVは吃音症の重症度と相関していました．以上の結果から，PLFとPLVの亢進が吃音者の右半球の代償性変化の電気生理学的指標になることが分かりました．PLFとPVFに関して興味のある方は，総説[25,26]を参照してください．

2 体性感覚系を究める

1 脳幹・視床体性感覚誘発電位

Morioka T, Shima F, Kato M, Fukui M: Origin and distribution of thalamic somatosensory evoked potentials in humans. Electroencephalogr Clin Neurophysiol, 74:186-93, 1989[1].

【論文の要約】不随意運動ないし頑痛症患者（n=34）の定位脳手術時に正中神経刺激による視床内SEPを記録した．2種類のSEPが記録され（図Ⅲ-2-1A），一つはVc（VPL）で記録される高振幅（160μV）の陽性波でその頂点潜時は15.5 msであった．他の核からは陽（13.3 ms）-陰（15.5 ms）-陽の三相波が記録され，Vim（VPLo）で振幅が最大（13.3μV）で，そこから遠ざかるにつれ振幅が減衰した．高振幅SEPはVPLのシナプス後電位，小さな3相波は容積伝導による内側毛帯吻側のシナプス前活動電位と考えられた．

【着眼点】当時盛んであったSEPの発生源を解明するために，定位脳手術時にSEPを記録しました．この当時，誘発脳波計のアンプの性能は悪く，術場でSEPを記録するのは困難でした．Cadwell 5200Aという誘発脳波計を購入することで，記録が可能になりました．筆者がアメリカに留学する前に11例ほど記録し[2]，その後，森岡隆人先生（現 福岡市立こども病院脳神経外科部長）が研究を引き継ぎ，さらに症例数を増やして考察を深め，論文を完成させました．

【解説】正中神経刺激SEPは後索-内側毛帯系（振動覚・位置覚）の情報を伝達するので，視床のVPL機能を反映します．1980年代は，SEPの発生源を探るための研究が盛んで，視床内SEP[1]や視床病変によるSEP変化[3~5]が研究され

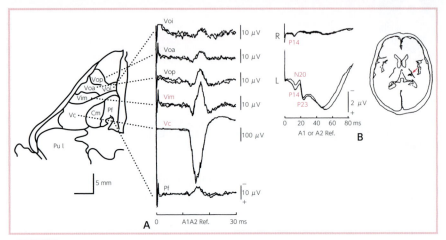

図Ⅲ-2-1 定位脳手術時の視床内 SEP（A）と視床症候群を呈した例の SEP 所見（B）

A: 視床内では2種類の SEP が記録されます。一つは Vc で記録される高振幅（160 μV）の陽性波でその頂点潜時は 15.5 ms です。他の核からは陽（13.3 ms）-陰（15.5 ms）-陽の三相波で，Vim で振幅が最大（13.3 μV）でそこから遠ざかるにつれ振幅が減衰します。
B: 右外側小視床梗塞（右，矢印）による軽度の片麻痺，重度の感覚脱失を呈した1例の SEP 所見。患側（R）では遠隔電場電位の P14 しか記録されず（左），N20，P23 が消失しています。健側では，皮質成分が記録されています。
Vc: nucleus ventro-caudalis（尾側腹側核），Vim: nucleus ventro-intermedius（中間腹側核），Vop: nucleus ventro-oralis posterior（後吻側腹核），Voa: nucleus ventro-oralis anterior（前吻側腹核），Voi: nucleus ventro-oralis internus（中間吻側腹側核），Pf: nucleus parafascicularis（束傍核），Cm: nucleus centrum medianum（正中心核），Pul: Pulvinar（視床枕）
注：諸核の略語は定位脳手術時によく用いられる Hassler の分類に基づきます。Voa: VLa に相当，Vop: VLp に相当，Vc: VPL に相当，Vim: VPLo に相当[1]。

（A: 文献1）より一部改変，B: 文献3）より一部改変）

ました。視床の梗塞や出血による軽度の片麻痺，重度の感覚脱失を呈した例の SEP 所見（n=20）では，遠隔電場電位の P14 しか記録されない例が多く，N20，P23 が消失していました（**図Ⅲ-2-1B**）[3]。この論文や視床病変の結果からは，N20 は視床より上での皮質成分となります。P14 は内側毛帯吻側の関与が示唆されます。定位脳手術では，微小電極を少しずつ視床に進めて行き，標的となる場所を決めます。VPL では，他の核に比べて微弱な電気刺激（持続 0.1 ms，100〜150 μA，50 Hz）で患者はジンジン感を訴えます。その位置を VPL として SEP を記録すると巨大な陽性波が出現するのには，正直驚きました（**図Ⅲ-2-1A**）。ただし，VPL を直接標的とすることはなく，その隣の VPLo に電極を入れるの

が本来の目的です．しかし，微妙な位置のズレにより VPL に先端が入ることはよくあります．SEP をモニタリングすることにより，定位脳手術時の正確な位置の同定につながります[6]．なお，遠隔電場電位の発生源に関しては，最近の総説を参照してください（図Ⅲ-2-3）[7]．

> Morioka T, Tobimatsu S, Fujii K, Fukui M, Kato M, Matsubara T: Origin and distribution of brain-stem somatosensory evoked potentials in humans. Electroencephalogr Clin Neurophysiol, 80: 221-227, 1991[8]．

【論文の要約】後頭蓋窩手術時（n=14）に，脳幹表面から SEP を記録した．延髄の楔状束核およびその周囲からは，3 相波（小さな陽性波 – 大きな陰性波 – それに続く陽性波）が記録された（図Ⅲ-2-2A）．延髄腹側と楔状束核上の記録では，この波形は位相が逆転したので，背側 – 腹側方向のダイポールを示唆する所見であった．橋と中脳からは 3 相性の陰性波が記録された（図Ⅲ-2-2B）．この波形は記録場所に限らず一定であったが，吻側に行くとその潜時は延長したので，上行性の活動電位であると考えられた．

【着眼点】SEP の発生源をさらに解明するために，脳幹の外科手術時に SEP を記録しました．症例に応じて，脳幹の腹側，背側，外側面に記録電極をおき，ダイポール形成の有無や上行性活動電位の記録を心がけました．

【解　説】脳幹から SEP を記録し，脳幹でも近接電場電位と上行性の活動電位が記録されることが分かりました（図Ⅲ-2-2）．2 種類の電位は，延髄の楔状束核由来の電位と内側毛帯系を上行する活動電位であると考えられます[9,10]．

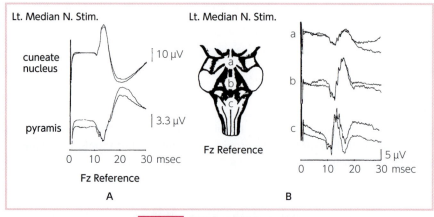

図Ⅲ-2-2 脳幹から記録した SEP

A: 延髄の楔状束核およびその周囲からは，主陰性頂点をもつ3相波が記録され，錐体での記録波形は位相が逆転していました．これは背側-腹側方向のダイポールがあることが示唆されます．すなわち，楔状束核の近接電場電位です．
B: 延髄上部で記録される3相波形（c）は，橋（b, c）では，その振幅が小さくなり，潜時が延長しています．これは，内側毛帯系を上行する活動電位であると考えられます．

(文献 8) より）

2　手指刺激 SEP の相互作用

> Hsieh CL, Shima F, Tobimatsu S, Sun S-J, Kato M: The interaction of the somatosensory evoked potentials to simultaneous finger stimuli in the human central nervous system. A study using direct recordings. Electroencephalogr Clin Neurophysiol, 96: 135-142, 1995[14]．

【論文の要約】示指（Ⅱ），中指（Ⅲ），小指（Ⅴ）刺激による SEP を，感覚野（N20, P25），運動野（P22），視床（P17），楔状束核（N16, P35）から直接記録した．Ⅱ，Ⅲ，Ⅴ単独刺激と，Ⅱ+Ⅲ，Ⅱ+Ⅴの同時刺激を行って，各成分の振幅を求め，相互作用率 interaction ratio（IR）を計算した．IR は皮質成分で最も大きく，脳幹で最も小さかった．体部位局在 somatotopy がある皮質 N20 は，Ⅱ+Ⅲ の IR がⅡ+Ⅴのそれよりも大きかった．他の成分はその差が顕著でなくクラスター性を示した．

ミニコラム 13 遠隔電場電位の発生理論（図Ⅲ-2-3）

　遠隔電場電位 far-field potential(FFP)は，ABRにおいて初めて記録されたものです[第Ⅱ部3章(P.41)参照]．この考えがSEPにも拡張されました[第Ⅱ部4章，ミニコラム7(P.56)参照]．FFPとは，記録電極，基準電極の両者とも，原因となっている電気活動が生じている部分から十分遠くにあるにも関わらず，2つの電極間に電位差が生じる現象として定義されます（図Ⅲ-2-3A）[11]．これに対し，少なくとも一方の電極が神経幹など電位発生源の近くにある場合に記録される電位は，近接電場電位 near-field potentials(NFP)と呼ばれます（図Ⅲ-2-3B）．SEPの場合，P9，P11，P13/P14がFFPであり，N9はNFPです[第Ⅱ部4章(P.49)参照]．FFPの発生機序としては，次の4つが挙げられます．①神経幹の周りの容積導体の大きさの変化，②神経幹の周りの容積導体のインピーダンス（伝導性）の変化，③神経幹の走行の変化，④有限な長さの軸索での伝導の起始または終止，です[11]．このような現象が起こる接合部junctionを活動電位が通過する瞬間（図Ⅲ-2-3 C〜F），容積導体は境界部を挟んで2つのコンパートメントに分けられます．同一のコンパートメント内はほぼ等電位ですが，異なるコンパートメントに属する2つの電極を結ぶと電位差が生じ，FFPが記録されます．なお，FFPの理論面では，日本人研究者の偉大な功績があったことを明記しておきます[12,13]．

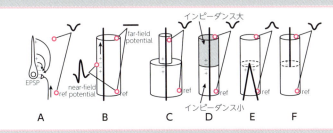

図Ⅲ-2-3 遠隔電場電位の発生理論

A: 興奮性シナプス後電位（EPSP）
B〜F: 軸索の伝導性活動電位．このうち，C〜FがFFP接合部電位 junctional potentialを示します．
ref: 基準電極

（文献11）より）

【着眼点】SEP 記録中に触覚刺激を与えると，SEP 皮質成分が減衰したり[15]，ⅡとⅢ指を同時刺激（B）すると単独指刺激（S）よりも SEP 振幅が減少することは知られていました[16]．しかし，これらの相互作用が皮質で起こるのか，皮質下で起こるのかは不明でした．そこで，手指刺激による脳幹，視床，皮質 SEP を記録し，各成分の IR の特徴を検討しました．

$$IR(Ⅱ+Ⅲ) = \frac{S(Ⅱ+Ⅲ) - B(Ⅱ+Ⅲ)}{S(Ⅱ+Ⅲ)} \times 100(\%)$$

【解 説】脳幹，視床，皮質からⅡ，Ⅲ，Ⅴ単独刺激とⅡ+Ⅲ，Ⅱ+Ⅴの同時刺激による手指 SEP を記録しました．脳幹からは $N16_{cune}$，$P35_{cune}$，視床からは $P17_{thal}$，皮質感覚野からは N20，P25 が記録されました（**図Ⅲ-2-4**）．**図Ⅲ-2-4** 中の Both は同時刺激，Sum は各指単独刺激の SEP 反応を合算した波形です．相互作用がなければ，Both と Sum の波形は等しくなります．一方，Sum が大きくなればなるほど相互作用は強くなります．主な結果ですが，IR は皮質成分，視床，脳幹の順に大きくなりました．また，体部位局在がある皮質 N20 は，Ⅱ+Ⅲの IR がⅡ+Ⅴのそれよりも大きいことが示されました．一方，他の成分はその差が顕著でなく，クラスター性を示しました．この結果から，「体部位局在がある大脳皮質では，それが明瞭でない視床，脳幹よりも，より強い相互作用が生じ，近接するⅡとⅢで著明である」ことが分かりました．

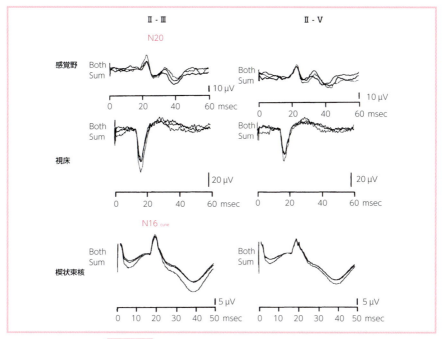

図Ⅲ-2-4 感覚野，視床，楔状束核からの SEP

Ⅱ，Ⅲ，Ⅴ単独刺激と，Ⅱ＋Ⅲ，Ⅱ＋Ⅴの同時刺激を行いました．Both は同時刺激，Sum は各指刺激の SEP 反応を合算した波形です．N20＞P17$_{thal}$＞N16$_{cune}$ の順に IR が大きくなっています．

（文献 14）より一部改変）

ミニコラム 14　体部位局在 somatotopy（図Ⅲ-2-5）

　身体を構成する特定の体部位の再現が中枢神経系の特定の領域と 1 対 1 に対応する場合，体部位再現がある，といいます．カナダの脳外科医 Penfield らによるホムンクルス（小人）が有名です（図Ⅲ-2-5）．第一次体性感覚野の体部位局在では，手や顔，口が実際の体部位よりも大きく，広い面積を占めている一方で，体幹などは小さくなっています．このように対象物に接触し，その識別に関わる体部位は，触覚受容器の密度も高く，再現される脳領域も広くなると考えられています（use-dependent plasticity）．

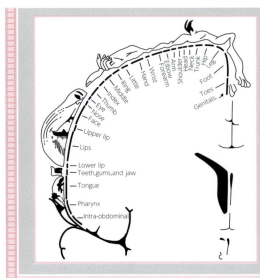

図Ⅲ-2-5 第一次体性感覚野の体部位再現図

第一次感覚野は中心溝に沿って内外側方向に帯状に広がっています。その最内側には反対側の足の刺激に応じるニューロンが存在します。この領域から外側に移動していくと下肢近位部，体幹，頭頸部，上肢近位部，手指と再現する体部位が実際の体部位の配置に従って移動していきます。手指再現領域のさらに外側には顔面，口腔が再現されます。

(文献16) より

Ishibashi H, Tobimatsu S, Shigeto H, Morioka T, Yamamoto T, Fukui M: Differential interaction of somatosensory inputs in the human primary sensory cortex: A magnetoencephalographic study. Clin Neurophysiol, 111: 1095-1102, 2000[18]).

【論文の要約】健常者（n=6）において，手指（Ⅱ，Ⅲ，Ⅴ，Ⅱ+Ⅲ，Ⅱ+Ⅴ）電気刺激による体性感覚誘発磁場 somatosensory evoked magnetic field (SEF) を記録した（図Ⅲ-2-6A）．SEFでは，N22m，P30m，P60mが記録され，その発生源は一次体性感覚野（S1）であった．N20mとP60mはⅡ，Ⅲ，Ⅴの配列が明瞭な体部位局在を示したが，P30mはそのような配列に乏しかった（図Ⅲ-2-6B）．N20mとP60mのⅡ+ⅢのIRはⅡ+Ⅴのそれよりも大きかったが，P30mにはこのような傾向はなかった．S1で発生する3成分は異なる機能を有していることが分かった．

【着眼点】Hsiehらの論文（1995）[14] を基に，その考えや方法をSEFに応用したものです．誘発磁場は誘発電位より空間分解能に優れているため，S1の機能局

在を非侵襲的に研究できます．そこで，手指刺激 SEF を記録しました．IR は，Hsieh らの論文に準じて算出しました．

【解　説】脳磁図のメリットは，その優れた空間分解能にあります．また，得られた脳磁場反応からダイポールを推定し，脳 MRI に重畳できます［図Ⅲ-2-6B，第Ⅱ部 7 章（P.67）参照］．手指電気刺激による SEF では，N22 m，P30 m，P60 m が記録され，その発生源は S1 でした．IR を計算することにより，各成分の反応特性の違いを示すことができました．

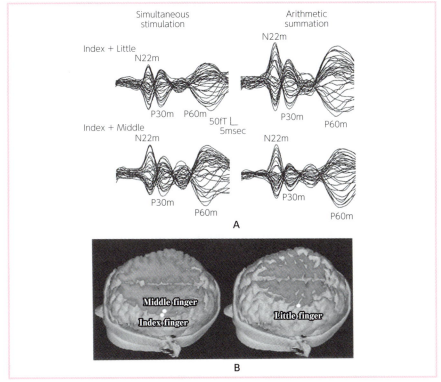

図Ⅲ-2-6　代表例における SEF 波形

A: Ⅱ + Ⅴ，Ⅱ + Ⅲの同時刺激による SEF 波形（左）とⅡ，Ⅲ，Ⅴ単独刺激の合算 SEF 波形（右）では，N22m，P30m，P60m が記録されました．N22m，P60m では，Ⅱ + Ⅲの相互作用がⅡ + Ⅴのそれよりも大きいため，合算波形が小さくなっています．P30m では，そのような傾向がありません．
B: N22m のダイポールは，体部位局在の配列を示しています．

（文献 17）より一部改変）

3 振動覚刺激による定常状態型 SEP

> Tobimatsu S, Zhang Y-M, Kato M: Steady-state vibration somatosensory evoked potentials: physiological characteristics and tuning function. Clin Neurophysiol, 110: 1953-1958, 1999[19].

【論文の要約】振動覚刺激に対する定常状態型(steady-state) SEP (S-SEP) の反応特性を健常人(n=10)で検討した.右手掌を時間周波数5~30 Hzで刺激し(図Ⅲ-2-7A),200回の反応(順応を防ぐために1試行は50回刺激とし,15~20秒休止して4試行)を加算平均した.S-SEPは,C3より2 cm後方で最大の電位を示し,フーリエ解析をすると第1調和成分(1F)の振幅が主であった(図Ⅲ-2-7B).時間周波数に対する1Fは,21 Hz刺激にピークを示した(図Ⅲ-2-7C).この反応はマイスナー小体由来の可能性が示唆された.また,21 Hzに対する時間共鳴現象 temporal resonance は,視覚と聴覚の中間であった.

【着眼点】ヒトの振動覚刺激に対するSEPは筆者が知る限り,Snyderの報告(1982年)[20]のみでした.また定常状態型反応は,視覚・聴覚でよく研究されていましたが,体性感覚では,Snyderの報告以外にありませんでした.感覚系全般の共鳴現象に興味があり,ホームメイドの振動覚刺激装置を作成し,S-SEPの特徴を検討しました.

【解 説】S-SEPは波形がサイン波状になるので,フーリエ解析で反応を客観的に解析できます.振動覚刺激によるS-SEPの1F特性は,21 Hzにピーク(チューニング tuning 機能)を示しました.Snyderの結果は26 Hzにピークがあり,類似の結果が得られました.S-SEPはマイスナー小体を介した反応と考えました.マイスナー小体は機械受容器の4割以上を占め,皮膚の表面近い真皮に存在します.受容野が狭く順応が速いため,接触した対象の細部を検出し,体表面の限局した部分の触覚情報を処理します.ヒトでは8~64 Hzの刺激に反応性を示します[21].

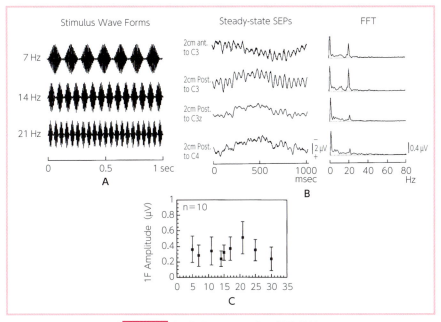

図Ⅲ-2-7 振動覚 S-SEP の生理学的特性

A: 振動覚刺激は，搬送周波数 carrier frequency を 128 Hz とし，振幅をサイン波的に変調して時間周波数を変えました．

B: 刺激強度は 0.05 N（ニュートン）で右手掌刺激を行い，頭皮上 4 カ所から S-SEP を測定しました．21 Hz 刺激に対する S-SEP は C3 より 2 cm 後方で最大であり，対側の C4 より 2 cm 後方で反応が最小でした（左）．S-SEP の波形をフーリエ解析すると刺激の第 1 調和成分（1F）である 21 Hz にピークがあることがわかります（右，代表例のデータ）．

C: 1F の時間周波数特性では，21 Hz 刺激に対して最大の反応を示し，チューニング機能があることが分かりました．

（文献 19）より一部改変）

Tobimatsu S, Zhang Y-M, Suga R, Kato M: Differential temporal coding of the vibratory sense in the hand and foot in man. Clin Neurophysiol, 111: 398-404, 2000[22]．

【論文の要約】振動覚を手掌と足底に与え，手と足の S-SEP の反応特性を健常人（n=8）で検討した．右手掌と右足底を時間周波数 17〜30 Hz で刺激し，200 回の反応（50 回×4）を加算平均し，フーリエ解析を行った（図Ⅲ-2-8A）．S-SEP

振幅は，刺激対側の手と足の領域で最大であった．また，手の S-SEP のチューニング機能は足のそれよりも急峻であった（図Ⅲ-2-8B）．この違いは手掌と足底にある機械受容器の特性の違いによると考えられた．

【着眼点】Tobimatsu ら（1999 年）[19] の続編です．振動覚刺激を手掌と足底に与え，手と足のチューニング機能に着目して比較検討しました．

【解　説】1999 年の論文と同様に，被検者を変えても，手の S-SEP は 21 Hz にチューニング機能を示しました．足の S-SEP では，手の S-SEP と同様に，刺激の第 1 調和成分が主成分でした．しかし，その特徴は振幅が小さくかつチューニング機能が幅広いことでした．このことは，手掌の方が足底よりも，振動覚の周波数に対してより選択性をもつことを示しています．つまり，手掌の識別能が足底よりも高いことが分かりました．このような相違は，古くから生理学的に知られていましたが，実際にヒトの頭皮上から S-SEP を記録することでそれを証明できました．

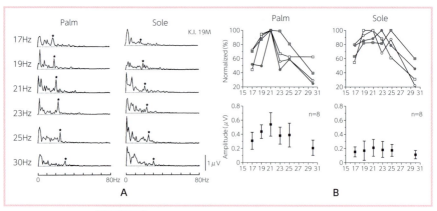

図Ⅲ-2-8　手と足の振動覚 S-SEP の生理学的特性

A: S-SEP 波形のフーリエ解析の結果．1F 成分が主で，手では 21 Hz に，足では 25 Hz にピークを認めました（代表例の結果）．
B: 手と足のチューニング曲線．上段は 8 人のデータのプロットで，下段はその平均 ± SD です．手では 21 Hz に明瞭なピークがありますが，足のそれは幅広く不明瞭です．

（文献 22）より一部改変）

Goto Y, Taniwaki T, Yamashita K, Kinukawa N, Tobimatsu S: Interhemispheric functional desynchronization in the human vibratory system. Brain Res, 980: 249-254, 2003[23].

【論文の要約】 健常人（n=8）において，左右の手掌に 21 Hz の振動覚刺激を与えて，S-SEP を記録した．C3'（C3 より 2 cm 後方）と C4'（C4 より 2 cm 後方）の半球間コヒーレンス（Coh）を測定し，非刺激時のそれと比較した．その結果，21 Hz で特異的に半球間 Coh が低下しており，脱同期が観察された（図Ⅲ-2-9）．振動覚情報処理の初期には半球間の同期は必要でないことが示された．

【着眼点】 左右の一次感覚野（S1）は，解剖学的に完全に交叉しているので，S1 同士は脳梁を介した機能的連関は少ないという仮説を立てました．この仮説を検証するために S-SEP を記録して，半球間 Coh を計算し，半球間の同期度を求めました．

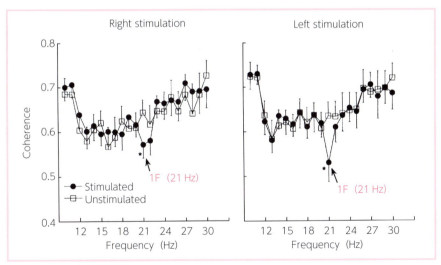

図Ⅲ-2-9 C3' と C4' の半球間コヒーレンス（平均 ± SD）

1 Hz 毎に Coh を計算したところ，21 Hz で特異的に Coh が低下していました．つまり，この周波数のみに脱同期が起こっていることを示しています．

（文献 23）より）

【解　説】Coh を計算することにより，記録電極間の相関具合を検討することができます（第Ⅲ部1章（P.104）参照）．振動覚の情報処理の初期には，半球間の同期は必要でないことがわかりました．これはおそらく，S1 が外界からの刺激に対し，それが左右どちらに到達したのか，また刺激された場所はどこかを正確に認識する必要があるからだと思われます．これに対して視覚系では，左右両半球の機能的連関がないと，視覚情報を統合できません．この研究の後，定常状態型 VEP を記録して，半球間 Coh（O1 と O2）を測定すると，半球間 Coh は増加しており，同期性が高まることが分かりました[24]．つまり，視覚野では刺激に対して，両側半球の同期が必要であることが分かりました．

4　運動による皮質 SEP のゲーティング機構

Ogata K, Okamoto T, Yamasaki T, Shigeto H, Tobimatsu S: Pre-movement gating of somatosensory-evoked potentials by self-initiated movements: the effect of ageing and its implication. Clin Neurophysiol, 120: 1143-1148, 2009[25].

【論文の要約】自己ペース運動による皮質 SEP ゲーティング gating が加齢の影響を受けるかどうかを検討した．5〜10秒の間隔で右手の自己ペース運動をさせ，正中神経 SEP の前頭部（F3）と頭頂部（C3'）成分の変化を定量した．安静時の C3' の P27，N35，P45 成分と F3 の N30 振幅は，高齢者（n=16）の方が若年者（n=14）より有意に大きかった（図Ⅲ-2-10A）．これらの振幅は運動開始に近づくにつれ減少したが，N30 のみ年齢との相互作用を示した（図Ⅲ-2-10B）．ゲーティング機構は加齢に修飾されるが，脳の代償性変化により C3' 成分は変化しないと考えられた．

【着眼点】筆者らの機能的 MRI を用いた研究では[26〜28]，自己ペース運動と外的ペース運動では，運動遂行に関わる大脳基底核 – 視床運動回路が異なることが示されました．また，加齢により自己ペース運動にのみ代償性変化が起こりました．

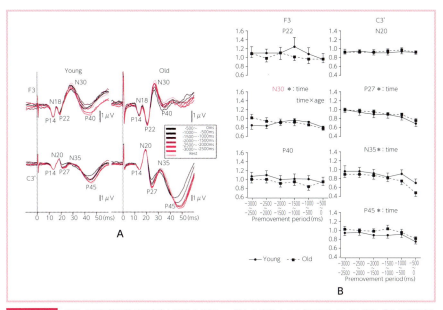

図Ⅲ-2-10 SEPの総加算平均波形（A）と運動3,000 ms前から直前までの各区間におけるSEP成分の動態（B）

A: P14以外の皮質成分は，若年者より高齢者で高振幅ですが，運動開始時に近づくにつれ，両者とも次第に減少します．
B: 安静時を基準に運動区間毎の振幅比を計算すると，全成分とも比率は次第に低下しますが，N30（-1,500〜3,000 ms）のみ交互作用を認めました．

（文献25）より）

そこで，自己ペース運動による皮質SEPのゲーティング機構の加齢変化を検討しました．

【解　説】円滑な随意運動を遂行するためには，感覚運動連関が重要です．運動遂行中のSEPを記録すると，運動野からの情報により運動直前に感覚情報が制御されます（運動前ゲーティング）．C3'のP27，N35，P45成分とF3のN30振幅は，安静時には高齢者の方が若年者より有意に大きく，加齢の影響を認めました．これらの振幅は，ゲーティングにより，運動開始に近づくにつれ減少しました．統計学的には，N30のみ年齢との相互作用を示しました．筆者らの機能的MRI研究では，自己ペース運動は補足運動野，外的ペース運動は運動前野と関連します[26〜28]．前頭部N30のゲーティングは，補足運動野との関連で加齢に修

飾されますが，C3'成分が変化しないのは，巧緻運動を保つための脳の代償性変化と考えられました．

5 脳磁図による体性感覚野の加齢変化

Hagiwara K, Ogata K, Okamoto T, Uehara T, Hironaga N, Shigeto H, Kira J-I, Tobimatsu S: Age-related changes across the primary and secondary somatosensory areas: An analysis of neuromagnetic oscillatory activities. Clin Neurophysiol, 125: 1021-1029, 2014[29]．

【論文の要約】 一次体性感覚野（S1）の加齢変化は，よく知られている．正中神経刺激による体性感覚誘発磁場（SEF）のN20m振幅（SEPのN20に相当）は加齢により増大するが，それは脱抑制によるとされている[30]．しかしながら，二次体性感覚野（S2）の加齢変化は，よく知られていない．健常成人（n=15）と健常高齢者（n=15）を対象にSEFを記録した（図Ⅲ-2-11）．若年者に比べ，高齢者のN20m潜時は延長し，振幅は増大していた．一方，高齢者のS2潜時は若年者より短縮していたが，振幅に有意差はなかった．また，高齢者では刺激に対する位相同期度がS1，S2で亢進し，S1-S2の半球内位相同期度も亢進していた［第Ⅲ部1章-3（P.112）参照］．加齢による脱抑制がS1-S2の機能的連関を修飾していることが示された．

【着眼点】 脳磁図ではS2の反応をS1から分離できますので，SEFにより加齢変化の神経基盤を検討しました．

【解　説】 高齢者では，末梢からの入力による伝導速度の低下でN20m潜時は延長します．また，脱抑制により刺激に対する反応性が亢進して，振幅が大きくなることが分かりました．S2の潜時が短くなる理由は分かりませんが，S2はS1からの入力と視床からの直接入力を受けています[31]．本研究で観察されたよ

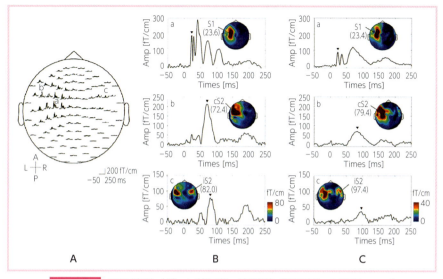

図Ⅲ-2-11 SEF 波形（A）と若年者，高齢者（代表例）の磁場マップ

A: プラナー型（1対）の二乗平均平方根波形で，a は対側 S1，b は対側 S2，c は同側 S2 の位置を示します．
B: 高齢者の磁場マップで，N20m 潜時は 23.1 ± 1.5 ms，振幅は 96.6 ± 59.3 fT/cm，S2 潜時は 81.3 ± 7.1 ms でした．
C: 若年者の磁場マップで，N20m 潜時は 22.0 ± 1.0 ms，振幅は 51.8 ± 18.9 fT/cm，S2 潜時は 97.6 ± 17.6 ms でした．なお，図からは高齢者では S2 がより明瞭で，振幅が大きく見えます．しかしながら，統計学的には若年者と差がありませんでした．

（文献29）より一部改変）

うに，S1 と S2 はお互いに相互作用を示します．したがって，S2 の加齢変化は，S1 からの入力の変化や，視床からの直接入力の変化の相互作用で生じたものと考えられます．また，S1 の機能低下が S2 の可塑性をもたらし，その機能を代償性に高めている可能性もあります．

3 運動系を究める

1 上下肢運動誘発電位に対する性，身長，年齢の影響

Tobimatsu S, Sun S-J, Fukui R, Kato M: Effects of sex, height and age on motor evoked potentials with magnetic stimulation. J Neurol, 245: 256-261, 1998[1]．

【論文の要約】磁気刺激による上下肢運動誘発電位 motor evoked potential（MEP）に対する性，身長，年齢の影響を検討した．対象は健常者（n=48，F=26）で，身長は144〜180 cm，年齢は19〜74歳であった．上肢 MEP は頭部運動野と頸部神経根を刺激し，下肢 MEP は頭部運動野と腰部神経根を刺激した．標的筋の複合筋活動電位の立ち上がり潜時と中枢運動伝導時間 central motor conduction time（CMCT）を計測した．重回帰分析を行うと，下肢 MEP 潜時と CMCT は性の影響を有意に受けたが，上肢 MEP には影響がなかった．身長と年齢は下肢 MEP 潜時と CMCT に有意な影響を及ぼしたが，上肢 MEP ではその影響は軽く，CMCT には有意な影響はなかった．以上より，MEP を臨床応用する際には，年齢，性，身長をマッチさせる必要がある．

【着眼点】神経内科では，客観的な錐体路検査が必要です．例えば，下位運動ニューロン障害が主体であるものの，筋萎縮性側索硬化症が疑われる場合には，上位運動ニューロンの障害を証明する必要があります[2]．磁気刺激による MEP は 1985 年，Barker らにより導入され[3]，他覚的錐体路検査として注目されました．筆者らの教室では VEP，ABR，SEP の正常値は1980年代にすでに確立していましたが，MEP の正常値はありませんでした．MEP を臨床応用するために，健常者において，上下肢 MEP を記録しました．

【解　説】MEP の刺激コイルは種々ありますが，上肢では円形コイルではなく，より局所的刺激が可能な 8 の字コイルを使用しました．一方，下肢 MEP は 8 の字コイルや円形コイルでは健常人でも常に記録されるとは限らないため，ダブル

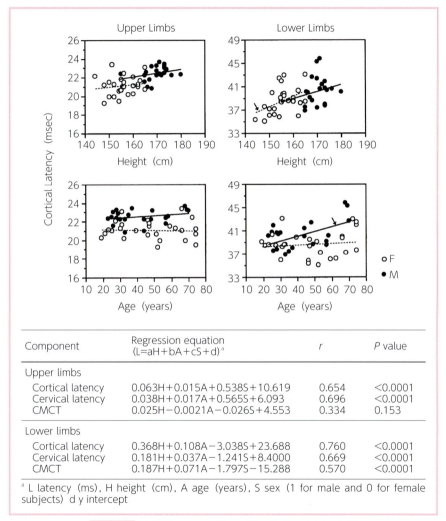

Component	Regression equation (L=aH+bA+cS+d)[a]	r	P value
Upper limbs			
Cortical latency	0.063H+0.015A+0.538S+10.619	0.654	<0.0001
Cervical latency	0.038H+0.017A+0.565S+6.093	0.696	<0.0001
CMCT	0.025H−0.0021A−0.026S+4.553	0.334	0.153
Lower limbs			
Cortical latency	0.368H+0.108A−3.038S+23.688	0.760	<0.0001
Cervical latency	0.181H+0.037A−1.241S+8.4000	0.669	<0.0001
CMCT	0.187H+0.071A−1.797S−15.288	0.570	<0.0001

[a] L latency (ms), H height (cm), A age (years), S sex (1 for male and 0 for female subjects) d y intercept

図Ⅲ-3-1　上下肢 MEP に対する性，年齢，身長の影響

重回帰分析の式により正常値が算出できます．詳しい説明は本文を参照してください．

（文献 1）より）

コーンコイルを用いました．詳細な記録法に関しては，第Ⅱ部 5 章をご参照ください（P.57）．工夫した点が 3 点あります．1 つ目は，被検者によって運動閾値は異なるため，刺激強度はどの被検者でも記録できる強度（上肢 65%，下肢 90%）に固定しました．2 つ目は，軽く筋肉を収縮させた時ではなく安静時の MEP を評価した点です．軽く収縮させることにより，MEP は記録されやすくなります．しかし，病的状態では，筋収縮時に MEP が誘発できても，安静時に記録されないことはよく経験します．3 つ目は，重回帰分析を用いて，性，年齢，身長の影響を推計学的に検討して，その影響を数式化した点です．なお，筆者らの経験では，ABR，上下肢 SEP と比べたとき，上肢 MEP は多発性硬化症の無症候性病変の検出に最も威力を発揮し，下肢 MEP は症候性病変の検出に優れています[4]［**表Ⅱ-6-1**（P.66）参照］．

2　8 の字コイルの方向と末梢神経の興奮性

Sun S-J, Tobimatsu S, Kato M: The effect of magnetic coil orientation on the excitation of the median nerve. Acta Neurol Scand, 97: 328-335, 1998[5]．

【論文の要約】8 の字コイル（外径 3.2 cm）の方向と正中神経刺激の興奮性を健常人で検討した．4 方向で肘部を刺激し，複合筋活動電位 compound musck action potential（CMAP）の振幅を測定した．生体内の電流方向が内側－外側 medio-lateral（ML）方向の時に，振幅が最大となった（**図Ⅲ-3-2**）．さらに容積導体モデルにおいて誘起される電流を測定し，この方向による興奮性の違いを明らかにした．

【着眼点】円形コイルを使った磁気刺激による末梢神経刺激は，最大上刺激とならないことや，仮想の陰極がどこにあるのか不明なため，臨床応用は限られています[6]．Tobimatsu ら[1]の論文で，大きな 8 の字コイル（外径 7 cm）で肘部を ML 方向に刺激すると，最大上刺激になることを偶然見つけました［**図Ⅱ-5-2**

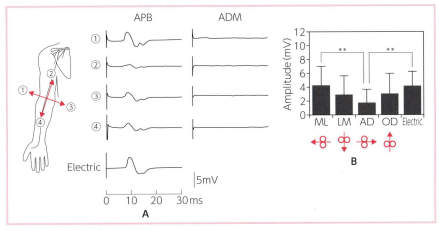

図Ⅲ-3-2 コイルの方向によるCMAP振幅の違い

A: 小さなコイルで正中神経を刺激すると，短母指外転筋（APB）は収縮しますが，尺骨神経支配の小指外転筋（ADM）は収縮しません．
B: 内側 - 外側（ML）方向で最大のCMAPが得られ，かつ電気刺激のCMAP振幅と差がありません．
ML: medio-lateral, LM: latero-medial, AD: antidromic, OD: orthodromic

（文献5）より一部改変）

（P.62）参照］．ただし大きなコイルは，方向を変えると上腕からコイルがはみ出るため，有効な刺激になりません．そこで，特注の小さなコイルで刺激電流の方向とCMAPの関係を検討しました．

【解説】最近，円形コイルや大円コイルを使うと頸部神経根や馬尾を最大上刺激できることが報告されています[7]．しかし，肘部での正中神経刺激やErb点刺激は円形コイルではできません．8の字コイルではErb点刺激でも最大上刺激ができます（図Ⅱ-5-2参照）．残念ながら，8の字コイルでの頸部刺激では最大上刺激にはなりません．8の字コイルは刺激の局在性は上がりますが，深さ方向に弱いからです[8]．この限界を知って，慢性炎症性脱髄性ポリニューロパチーでは運動系の評価に末梢刺激MEPが有効であることを報告しました[9]．ところで，なぜ電流方向がMLのときにCMAPが最大になるのでしょうか．鍵となるのは腕が有限の容積導体だということです．仮に腕が無限の容積導体，つまりコイルをどの方向に向けてもコイルが収まるくらい大きかったら，理論上は，生体内に

流れる電流量は同じになります．しかし，腕はコイルよりも小さいため，antidromic（AD）や orthodromic（OD）方向では生体内を十分な磁束が貫かず，十分な渦電流が生じないのです[5]．ML と latero-medial（LM）の差は，正中神経が正中よりやや内側にあること，伝導性の低い骨により渦電流の密度が変わることだと考えられます．

3 MEPによる小手筋と前腕筋の反応特性の違い

Wu L, Goto Y, Taniwaki T, Kinukawa N, Tobimatsu S: Different patterns of excitation and inhibition of the small hand and forearm muscles from magnetic brain stimulation in humans. Clin Neurophysiol, 113: 1286-1294, 2002[10]．

【論文の要約】 小手筋，前腕筋の興奮・抑制変化を MEP で定量解析した（図Ⅲ-3-3）．筋収縮を 0～100%［最大随意収縮 maximum voluntary contraction（MVC）］まで変化させ，安静時運動閾値 resting motor threshold（RMT）の 1.2 倍で運動野を刺激した．各筋の振幅（面積），潜時と抑制期 silent period（SP）を計測した．小手筋の振幅は 20%MVC でほぼ飽和した．前腕筋は二相性の変化を示し，橈側では 40%，尺側では 20% に変曲点があり，以降振幅は微増した（図Ⅲ-3-3）．潜時はどの筋も 10%MVC で飽和し，1.5～3 ms 短縮した．SP は第一背側骨間筋で最も長かったが，MVC による影響に差はなかった．MEP 動態の差は，各筋に投射する皮質脊髄路の入力の違いや脊髄前角細胞の内因的特性の差に基づくと考えられた．

【着眼点】 上腕筋と小手筋（近位筋 vs 遠位筋）の MEP 特性の違いは研究されていましたが[11]，前腕筋の MEP 特性は不明でした．その特性を明らかにするために MEP で比較検討しました．

【解　説】 小手筋，前腕筋の興奮・抑制性変化を MEP で解析しました．抑制性

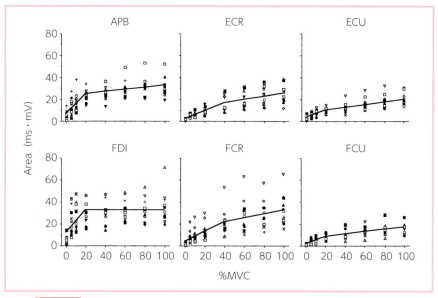

図Ⅲ-3-3 小手筋と前腕筋の筋収縮に対する MEP 振幅の反応特性（n=12）

区分線形回帰分析 piecewise linear regression により小手筋，前腕筋の橈側，尺側で反応特性が異なりました．小手筋では20%で飽和しましたが，前腕筋の橈側では40%，尺側では20%に変曲点がありました．APB: 短母指外転筋，FDI: 第一背側骨間筋，ECR: 橈側手根伸筋，FCR: 橈側手根屈筋，ECU: 尺側手根伸筋，FCU：尺側手根屈筋

（文献10）より）

変化（SPの持続時間）［第Ⅱ部5章（P.57）参照］に有意差はありませんでしたが，興奮性の変化には有意差がありました．小手筋の振幅は20%MVCでほぼ飽和しましたが，前腕筋は二相性の変化を示し，かつ橈側では40%，尺側では20%に変曲点がありました（図Ⅲ-3-3）．これらの差は，各筋に投射する皮質脊髄路の入力の違いや，脊髄前角細胞の内因的特性の差に基づくと考えられました[12]．なお，ヒラメ筋や上腕二頭筋では，飽和せず直線的に増加します[11]．

4 MEPの入出力曲線

Oishi A, Tobimatsu S, Ogata, K, Taniwaki T, Kinukawa N, Toyoshiba H, Kira J-I: Differential contributions of spinal and cortical motoneurons to input-output properties of human small hand muscle. Neurol Res, 30: 1106-1113, 2008[13].

【論文の要約】 第一背側骨間筋 first dorsal interosseous (FDI) の2つの MEP 入出力曲線を記録し，皮質脊髄路および脊髄前角細胞の関与を検討した．1つ目は刺激強度を RMT (本研究では threshold stimulus intensity；TSI と呼んだ) に固定して，筋収縮のレベルを MVC の 0～80% まで変えた．2つ目は，FDI を安静に保ち，刺激強度を TSI から TSI+30% まで上げて記録した．健常者では，筋収縮レベルに対して直線 (図Ⅲ-3-4 上段)，TSI 強度に対して S 字状曲線が得られた (図Ⅲ-3-4 下段)．上位運動ニューロン障害主体の筋萎縮性側索硬化症 amyotrophic lateral sclerosis (ALS) 患者 (n=2) では，S 字状曲線のみ障害されていた．以上より，直線回帰は脊髄前角細胞由来，S 字状曲線は皮質脊髄路由来の可能性がある．

【着眼点】 MEP には2つの入出力曲線があります．1つは，標的筋の筋収縮レベルを上げながら TSI で刺激すると，振幅は線形回帰曲線を示します[14]．もう1つは，標的筋を安静に保ち，磁気刺激の強度を上げてゆくと，MEP は刺激強度に対して S 字状曲線を示します[15]．これらの入力曲線には皮質脊髄路および脊髄前角細胞の関与が考えられますが，その詳細は不明でした．そこで，健常者と上位運動ニューロン障害主体の ALS で反応特性を検討しました．

【解　説】 2つの MEP 入出力曲線の生理学的意義を検討しました．健常者のデータは先行研究同様[14,15]，筋収縮度依存性に線形に MEP 振幅が増加する場合と，刺激強度依存性の S 字状曲線を示しました．上位運動ニューロン障害主体の ALS (n=2) では，S 字状曲線のみ障害されていました．この結果から，直線回

帰は脊髄前角細胞由来，S字状曲線は皮質脊髄路由来の可能性があります．MEP反応特性から上位運動ニューロン障害が定量化できるかもしれません．

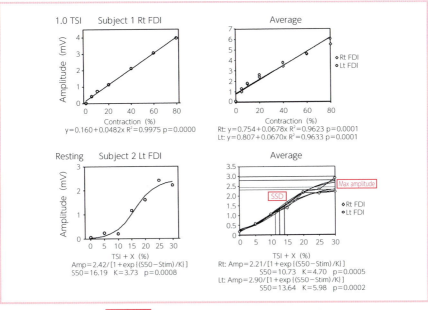

図Ⅲ-3-4 2つのMEP入出力曲線（n=10）

上段は筋収縮度に対する一次回帰直線で（左は代表例，右は全被検者の平均），X軸の下に回帰式を挿入しています．下段は刺激強度（TSI+）に対するS字状曲線で（左は代表例，右は全被検者の平均），X軸の下に回帰式を挿入しています．S50はS字状曲線の変曲点を示します．

（文献13）より）

ミニコラム 15　安静時運動閾値（RMT）

50％以上の確率で50 μV以上のMEP振幅を誘発できる最低の刺激強度です．運動野の神経細胞膜の興奮性を反映しているといわれ，刺激強度を決めるための重要な指標になります．被検者が力を入れた時の随意収縮時運動閾値 active motor threshold（AMT）は100〜200 μVで陽性と判定します．当然ながら，AMTの方がRMTよりも刺激強度が低くなります．

ミニコラム 16　2発刺激経頭蓋磁気刺激法

　2発刺激 TMS により，皮質内抑制・興奮機構が研究できます[16〜18]．これは，条件刺激と試験刺激を組み合わせた2連発刺激法です．Kujirai ら[16]の原法では，条件刺激は RMT の80％，試験刺激強度は，当該筋の安静時のもとで，加算平均で約 1 mV（頂点間振幅）の MEP を生じる程度を通常用います．2発刺激の刺激間隔 interstimulus interval（ISI）を 1〜15 ms まで変えて MEP を記録します（図Ⅲ-3-5）．2発目の試験刺激の MEP 振幅を単発刺激のそれで標準化します．ISI が 1〜5 ms までは，試験刺激の MEP が抑制され，短潜時皮質内抑制 short interval intracortical inhibition と呼ばれます．これは皮質内の GABA 性介在神経の機能を反映します．一方，8〜12 ms では試験刺激の MEP が増大し，興奮性の変化を示します．短潜時皮質内促通 short interval intracortical facilitation と呼ばれ，その機序は，2発の刺激により生じた促通性介在神経における興奮性シナプス後電位の時間的加重によると考えられています[17, 18]．

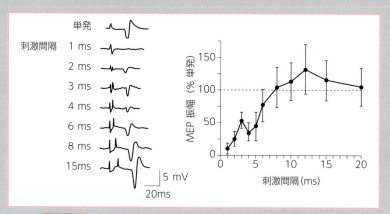

図Ⅲ-3-5　2発刺激 TMS による皮質内抑制・興奮機構の検索

第一背側骨間筋から MEP を記録しています．条件刺激は被検者の RMT の80％，試験刺激は RMT の115％です．単発刺激 MEP は RMT の115％で刺激されたものです．2発目の試験刺激の MEP 振幅を単発刺激のそれで標準化しています．ISI が 1〜5 ms までは短潜時皮質内抑制が起こり，8〜12 ms では短潜時皮質内促通が生じます．

（文献17）より一部改変）

5　ヒラメ筋後期反応の生理学的特徴と臨床的意義

> Suga R, Tobimatsu S, Taniwaki T, Kira J-I, Kato M : The soleus late response elicited by transcranial magnetic stimulation reflects agonist-antagonist postural adjustment in the lower limbs. Clin Neurophysiol, 112: 2300-2311, 2001[19].

【論文の要約】ダブルコーンコイルで経頭蓋磁気刺激を行い，潜時約90 msのヒラメ筋後期反応 soleus late response（SLR）の生理学的意義を検討した．健常人（n=27）と姿勢反射障害を示す神経疾患（n=28）を対象とした．潜時約30 msで出現する初期反応 soleus primary response（SPR）に続いてSLRが記録された（図Ⅲ-3-6A）．ヒラメ筋を収縮させるとSPRは増大したが，SLRは誘発されなかった．前脛骨筋の随意収縮20％でSLR振幅は最大となったが，SPRは80％まで漸増した．またSLRは，臥位より立位で大きくなった．脳幹，腰部神経根，腓骨神経刺激では誘発されなかった．小脳失調症とパーキンソン病ではSPRは正常だったが，SLRは高率に異常であった．SPRとSLRの特性にはまったく相関がないので（図Ⅲ-3-6B），SLRは皮質脊髄路由来ではないと考えられた．おそらく姿勢反射維持に関与する多シナプス性反応である（図Ⅲ-3-7）．

【着眼点】SLRに関する報告は散見されていましたが[20, 21]，定量的な解析はなされていませんでした．健常人でSLRの特性を抽出し，神経疾患での異常の有無を検討しました．

【解　説】SLRはSPRとは異なり，錐体路を介する反応でないことは，この両者にまったく相関がないことから容易に推定されました．姿勢反射維持に関与する多シナプス性の反射であり（図Ⅲ-3-7），小脳失調症やパーキンソン病での臨床応用の可能性が示唆されました．

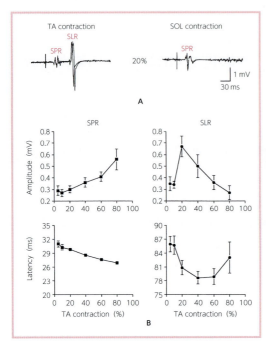

図Ⅲ-3-6 ヒラメ筋後期反応(SLR)と初期反応(SPR)の生理学的特性

A: SPRとSLRに対する前脛骨筋(TA)とヒラメ筋(SOL)収縮の影響. SLRはTA収縮で出現し, SOL収縮では消失します. 一方, SPRはTA, SOL収縮のどちらでも出現します. TAとSOLは主動筋, 拮抗筋の関係にあることに注意してください.
B: TA収縮時のSPRとSLR反応特性. 潜時も振幅もまったく反応特性が異なることが分かります.

(文献19) より一部改変)

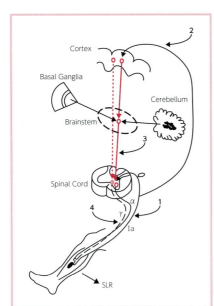

図Ⅲ-3-7 ヒラメ筋後期反応(SLR)の発生機序(仮説)

1: MEP反応によって筋紡錘のIa線維が活性化して起こる伸張反射.
2: 皮質性ミオクローヌス患者でみられるような経皮質性長潜時反射.
3: 姿勢反射を調整する多シナプス性脳幹反射.
4: 筋紡錘によりγ運動ニューロンが活性化されて筋収縮が起こる.

(文献19) より)

> Kurokawa-Kuroda T, Ogata K, Suga R, Goto Y, Taniwaki T, Kira J-I, Tobimatsu S: Altered soleus responses to magnetic simulation in pure cerebellar ataxia. Clin Neurophysiol, 118: 1198-1203, 2007[22].

【論文の要約】小脳遠心路系の障害がSLRに及ぼす影響を調べた．健常者（n=11）と小脳変性症患者（脊髄小脳変性症6型（n=5），晩発性小脳失調症（n=4））に加えて，小脳限局性病変（n=3）の患者を対象とした．小脳変性症では，SPRの潜時が延長していた．これは，交叉性小脳 - 大脳遠隔障害 crossed cerebello-cerebral diaschisis と考えた．SLRは臥位で38.9%，立位で83.3%の異常を認めた．小脳病変の3例中2例でSLR異常を認めた（図Ⅲ-3-8）．以上より，姿勢制御に関連するSLRは，純粋な小脳変性症によって引き起こされることが分かった．したがって，SLRは小脳遠心路系の障害マーカーとなりうる．

【着眼点】Sugaら[19]の論文を基にして，ヒラメ筋後期反応（SLR）は小脳障害，特に小脳遠心路系の障害を反映すると仮説をたて，純粋な小脳失調症患者でSLRを記録しました．

【解　説】作業仮説どおり，純粋な小脳障害をきたす疾患群でSLRの異常を高率に認めました．この結果から，SLR発生源は，仮説-3であろうと結論できました（図Ⅲ-3-7）．もう一つの興味深い所見は，小脳変性症でのSPR潜時の延長でした．SPR異常は小脳局在病変では認めなかったので，これは交叉性小脳 - 大脳遠隔障害と考えました．

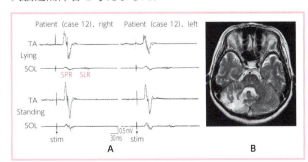

図Ⅲ-3-8　右小脳半球梗塞例のSLRとMRI所見

A: 臥位では，両側とも小さいながらもSLRが誘発されます．立位では，右側でSLRが記録されません．SPRには異常を認めませんでした．
B: 陳旧性の小脳半球梗塞を認めます．

（文献22）より）

ミニコラム 17　反復刺激 TMS による脳機能の興奮・抑制

　反復経頭蓋磁気刺激法 repetitive transcrania magnetic stimulation (rTMS) は刺激頻度により運動野 (M1) の興奮性を変えることが知られています[17]．一般的に 1 Hz 以下の低頻度刺激では抑制性に働き，5 Hz 以上の高頻度刺激では興奮性に働きます（図Ⅲ-3-9）．前者はニューロンに対する長期抑制 long-term depression，後者は長期増強 long-term potentiation によると考えられています．

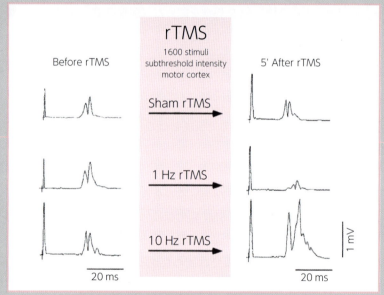

図Ⅲ-3-9　M1 に対する rTMS の刺激頻度の効果

安静時運動閾値の 90％ で運動野を刺激しました．1 Hz では 1,600 回，10 Hz では 8 秒間のトレイン刺激を 20 回（トレイン間の間隔は 52 秒）行っています．刺激前後で 20 回分の MEP を加算平均してそれを整流した波形の変化を示しています．シャム刺激では全く効果がありませんが，1 Hz では振幅が減少し，10 Hz では振幅が増大しています．

（文献 17）より）

6 経頭蓋直流電気刺激と運動・感覚野の興奮性

Kirimoto H, Ogata K, Onishi H, Oyama M, Goto Y, Tobimatsu S: Transcranial direct current stimulation over the motor association cortex induces plastic changes in ipsilateral primary motor and somatosensory cortices. Clin Neurophysiol, 122: 777-783, 2011[23].

【論文の要約】経頭蓋直流電気刺激 transcranial direct current stimulation (tDCS) を高次運動関連領域に与えて，一次運動野（M1）と一次感覚野（S1）に及ぼす影響を検討した．健常人（n=10）において，大小2種類の刺激電極（4×4.5 cm，3×3 cm）を用いて，陽極，陰極，シャム tDCS（1 mA）刺激を15分間与えて，刺激後のオフライン効果を MEP と SEP で検討した．大きな電極の陽極刺激では MEP 振幅は減少したが，皮質 SEP（N20, P25）振幅は増加した（図Ⅲ-3-10A，B 上段）．一方，大きな電極の陰極刺激では，MEP 振幅は増加したが，皮質 SEP（N20, P25）振幅は減少した（図Ⅲ-3-10A，B 下段）．小さな電極では有意な効果は見られなかった．MRI の結果から，大きな電極は背側運動前野 dorsal premotor area（PMd）に加えて補足運動野 supplementary motor area（SMA）を刺激していた．PMd+SMA への tDCS は M1・S1 に逆の可塑性変化を誘導することが示された．

【着眼点】2000年に Nitsche と Paulus[24] が，tDCS が M1 の興奮性を変えるという論文を発表しました．M1 あるいは S1 に対する直接的な tDCS の研究はあったのですが，遠隔部位である PMd＋SMA への刺激効果の系統的な研究はありませんでした．

【解　説】Nitsche と Paulus[21] は，M1 への tDCS 陽極刺激が興奮性に働き，陰極刺激が抑制性に働くという論文を発表しました．以来，tDCS は TMS とは異なる機序で脳の可塑性を誘導することが注目され，基礎的，臨床的研究が爆発的

に増加しています[25, 26]．本研究では，運動関連の遠隔部位を tDCS 刺激すると，M1 と S1 の興奮性・抑制性が逆になるという結果を得ました．PMd+SMA に対する tDCS 陽極刺激は，同部を興奮させます．M1 の興奮性が低下するということは，PMd+SMA から M1 への抑制性ニューロンを興奮させた可能性があります．逆に陰極刺激では，M1 への抑制性ニューロンを抑制し，脱抑制が生じるため，M1 の興奮性が上がると考えました．それでは，S1 が M1 と反対の反応特性を示すのは，なぜでしょうか？第Ⅱ部 4 章で運動前ゲーティング機構の研究[27]を解説しました（P.49）．S1 は M1 からの入力を受けており，M1 の興奮性の変化により，SEP がその逆の反応を示すのではないかと推測しました．なお，この論文は，Clin Neurophysiol の Editorial に取り上げられました．

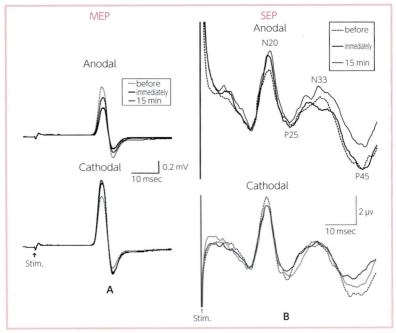

図Ⅲ-3-10 SMA と PMd に対する tDCS の刺激効果

A: MEP に対しては，陽極刺激で振幅減少，陰極刺激で振幅が増加しました．
B: SEP に対しては，MEP とは逆の効果が起こり，陽極刺激で振幅増加，陰極刺激で振幅が減少しました．A，B とも全被検者の総加算平均波形です（n=10）．

（文献 23）より）

ミニコラム 18 随意運動の発現

　随意運動の発現について，簡単にまとめます[28]．ここで，運動とは筋収縮に基づく身体部分の動き，行為とは複数の運動の統合された集まり，行動とは外界に対する合目的な一連の運動行為と定義します．例えば，部屋の温度が上がると，皮膚の温度受容器が興奮します．その結果，感覚神経が脳に「暑い」という情報を伝えます．脳の「暑い」という認識により，運動プランができ，適切な運動プログラムを作動させることにより，クーラーをつけるなどの行動を起こして体温上昇を防ぎます（図Ⅲ-3-11A）．運動には自己ペース運動と外的ペース運動があります．自己ペース運動というのは，さきほど例示したような，自らの動機付けで運動を行うものです．外的ペース運動というのは，音楽に合わせてダンスを踊るようなものと考えてください．筆者らの機能的 MRI 研究によれば，図Ⅲ-3-11B に示すように，自己ペース運動と外的ペース運動では関わる高次運動野，感覚・運動野，大脳基底核，視床，小脳の機能連関は異なります[29〜31]．

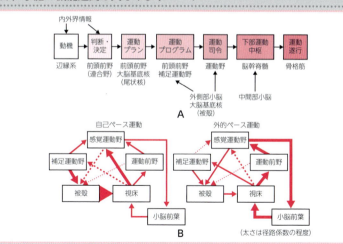

図Ⅲ-3-11　運動の発現機構
A．動機付けによって，合目的的な行為を遂行するプロセスに関わる脳領域を示します．
B：自己ペース運動と外的ペース運動では，その回路に関わる脳領域の機能連関が異なります．矢印が太いほど，密接な連関があることを示します．

7 経頭蓋交流電気刺激の刺激周波数と位相の効果

Nakazono H, Ogata K, Kuroda T, Tobimatsu S: Phase and frequency-dependent effects of transcranial alternating current stimulation on motor cortical excitability. PLoS One, 11: e0162521, 2016[32].

【論文の要約】 M1に対して経頭蓋交流電気刺激 transcranial alternating current stimulation（tACS）を行い，その位相と周波数の影響をMEPで検討した（n=16）．まず，刺激周波数の位相（90°，180°，270°，360°）に合わせてTMSを与え，10 Hzと20 HzのtACSの位相効果を評価した．tACSの90°の位相でのみ，20 Hz tACSは10 Hz tACSよりもMEP振幅を有意に増大させた．次に，このtACSの90°の位相効果を，異なる周波数（5，10，20，40 Hz）で検討した（n=15）．他の周波数（5 Hzや40 Hz）では明らかな効果はなかった．最後に，シャム刺激と比較したところ（n=17），20 Hz tACSの90°位相ではMEP振幅を増大させたが，10 Hz tACSでは有意な変化はなかった．以上より，M1の興奮性に対するtACSの効果には周波数のみでなく位相の影響も重要である．

【着眼点】 2008年にAntalら[33]が，tACSがM1の興奮性を変えることを報告しました．以来，tACSのM1に対する周波数依存効果は指摘されていましたが[34]，位相の効果は不明でした．そこでtACSの位相に合わせてTMSを行い，位相依存効果を検討しました．

【解　説】 tACSは，刺激の周波数に依存して脳の振動現象を同調させ，運動系を調節するとされています．さらに近年の動物実験の結果から，tACSの周波数のみでなく，その位相も神経活動を調整する上で重要な役割を担うと考えられています[35]．しかしながら，ヒトの運動系において，このtACSの位相効果についてはほとんど分かっていませんでした．そこで，M1に対するtACSの位相・刺激周波数依存効果を定量化しました．10 Hzと20 Hz tACSでの異なる90°位相効

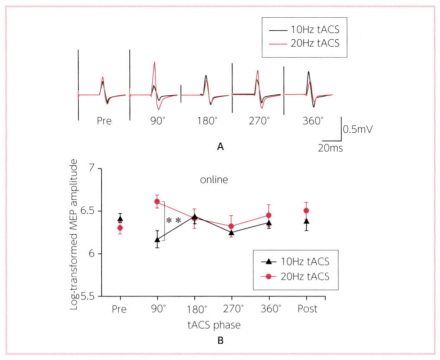

図Ⅲ-3-12 10 Hz と 20 Hz tACS の異なる位相効果

A: 代表例における 10 Hz（黒線）と 20 Hz（赤線）tACS の MEP 振幅に対するオンライン位相効果です．
B: 90°の位相で 10 Hz と 20 Hz の差が統計学的に有意で，20 Hz は MEP 振幅が増大傾向，10 Hz では減少傾向があります．他の位相では有意差はありませんでした．

（文献 32）より）

果は，tACS による神経同期の調節を反映している可能性があります．また，M1 の興奮性に対する tACS の効果には周波数のみでなく位相の影響も重要であることを示唆しました．

ミニコラム 19　経頭蓋直流電気刺激と経頭蓋交流電気刺激

　簡単に経頭蓋直流電気刺激（tDCS）と経頭蓋交流電気刺激（tACS）の作用機序をまとめます（図Ⅲ-3-13）．tDCS では，頭皮上に正負の電極を距離をおいて配置し，その間に 1〜2 mA 程度の直流電流を流します．これによりニューロンの静止膜電位がプラスあるいはマイナス方向に変化し，活動電位の生じやすさが変わると考えられています．基本的には陽極 anode の電極直下の皮質には増強効果が，陰極 cathode の電極直下の皮質には抑制効果が現れます[25, 26, 36)]．つまり，ニューロンの静止膜電位に影響を及ぼすことにより，興奮性の効果と抑制性の効果を発揮すると考えられているわけです．一方，tACS ですが，電流の時間変化は平均すると 0 になるため tDCS で言われているような膜電位の変化は考えにくく，別の機序が推測されています．しばしば言われているのは，脳周期活動が tACS と同期することで周期活動が高まり，皮質の興奮性が修飾されるというメカニズムです[33, 36, 37)]．

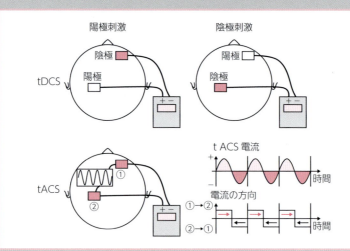

図Ⅲ-3-13　tDCS と tACS の違い

tDCS は陽極刺激で興奮効果，陰極刺激で抑制効果が起こるとされています．1〜2 mA 程度の微弱な電流で 15 分程度，目的とする脳領域を刺激します（上段）．tACS では，周波数依存的な刺激効果があるとされています．

4 視覚系を究める

1 視覚誘発電位（網膜電図を含む）の発生源

Tobimatsu S, Celesia GG, Cone S, Gujrati M: Electroretinograms to checkerboard pattern reversal in cats: physiological characteristics and effect of retrograde degeneration of ganglion cells. Electroencephalogr Clin Neurophysiol, 73: 341-352, 1989[1].

【論文の要約】パターン反転刺激による transient（過渡期）型と steady-state（定常状態）型の網膜電図（pattern-electroretinograms; P-ERG）をネコで研究した．P-ERG の空間周波数特性は，2 峰性のピークを示した（ピークは 0.6～0.75 cpd と 0.1 cpd）．視神経切断 5 ヵ月後には，中・高空間周波数のパターンに対する P-ERG は消失したが，0.3 cpd より低空間周波数では反応が残存した（図Ⅲ-4-1）．全網膜固定標本の検討では，網膜神経節細胞は逆行性変性を示し，消失していた．0.5 cpd 以上のパターンに対する反応は"コントラスト反応"であり，網膜神経節（視神経）の機能を反映する．一方，0.5 cpd 以下のパターンに対する反応は"輝度反応"であり，網膜神経節より前の神経機能（視細胞，双極細胞など）を反映する．

【着眼点】1981 年，Maffei と Fiorentini は[2]，ネコの視神経を切断すると，網膜神経節細胞の消失に伴い，定常状態型 P-ERG が消失することを発見しました．以来，それを支持する臨床論文が相次ぎました．しかし，transient 型の基礎的研究はありませんでした．

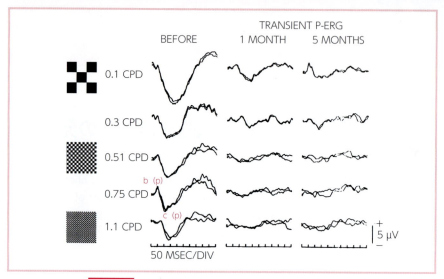

図Ⅲ-4-1 視神経切断後のネコの P-ERG の経時的変化

潜時が約 50 ms の陽性波（b(p)）と約 140 ms の陰性波（c(p)）が記録されました．中・高空間周波数のパターン（0.51, 0.75, 1.1 cpd）に対する反応は，視神経切断により消失しました．低空間周波数（0.1, 0.3 cpd）に対する b(p) 波は残っていますが，c(p) 波の振幅は減少しています

（文献 1) より一部改変）

【解　説】 筆者の Celesia の教授のもとでの留学時代の論文です．フラッシュ刺激による ERG が網膜神経節細胞の機能を反映しないことは，衆知の事実でした[3]．Maffei と Fiorentini[2] は，ネコの視神経を切断して P-ERG を経時的に記録しました．その結果，8 Hz でサイン波格子縞を反転させる定常状態型 P-ERG が消失することを見つけました．これにより，P-ERG で視神経の機能を客観的に評価できるようになったわけです．しかし，パターン視覚誘発電位 visual evoked potential（VEP）でよく使われる，格子縞反転による transient 型 P-ERG の系統的な基礎的研究はありませんでした．筆者らの結果は，パターンサイズが大事であり，中・高空間周波数のパターンを用いないと視神経由来の反応を記録できないことを示しています．

脚注：最初はモルモットを使う予定でしたが，ヒトの視覚系に近いネコで実験をすることになりました．動物倫理委員会の承認を得るのに半年かかり，ストレス

フルな時を過ごしました．実験が始まるとアニマルセンターのスタッフがネコへの気管内挿管や実験準備をしてくれたので，大変助かりました．ネコの網膜は反射率が高く，刺激が呈示されているスクリーンに視神経乳頭を眼底鏡で逆投射して中心窩の位置を常にモニターしていたことを今でも想い出します．

 ミニコラム 20　空間周波数は視覚刺激の基本

視覚刺激は種々の空間周波数 spatial frequency に分解されます（**図Ⅲ-4-2**）[4]．一番単純な刺激が，サイン波格子縞（聴覚の純音と同じ）です．視角1度の中に何周期あるかを空間周波数とし，単位は cycles/deg（cpd）です．パターンが小さいほど，値は大きくなります．ヒトでは，5〜6 cpd のサイン波格子縞に対するコントラスト感度が高いことが分かっています．

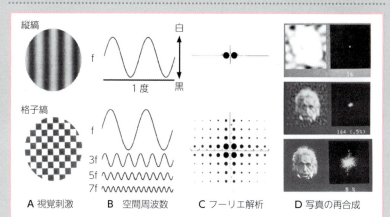

A 視覚刺激　　B 空間周波数　　C フーリエ解析　　D 写真の再合成

図Ⅲ-4-2　視覚刺激と空間周波数

サイン波縦縞格子はサイン波的に輝度変調されており（A 上），フーリエ解析すると基本空間周波数（f）のみから構成されます（B，C 上）．格子縞（A 下）はfだけでなく3f，5f，7fなどの高空間周波数成分（細かいパターン）を含みます（B，C 下）．フーリエ解析により低空間周波数成分（D 上）に高空間周波数成分を付加していくと元画像の写真が合成できます（D 下）．

（文献4）より）

> Tobimatsu S, Shima F, Ishido K, Kato M: Visual evoked potentials in the vicinity of the optic tract during stereotactic pallidotomy. Electroencephalogr Clin Neurophysiol, 104:274-279, 1997[5].

【論文の要約】パーキンソン病の淡蒼球内節（GPi）凝固時に，視索近傍でパターン VEP を記録した（n=8）．全視野刺激では，全例で 2 相性の P50-N80 が記録され，P50 の立ち上がり潜時は約 30 ms であった（**図Ⅲ-4-3A，B**）．右 GPi 手術患者では，左半側視野刺激で P50-N80 が記録されたが，右半側視野刺激では記録されなかった（**図Ⅲ-4-3C**）．以上より，P50-N80 は視交叉後より発生し，視索由来の近接電場電位と考えられた．

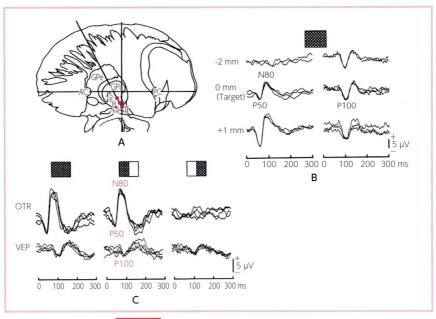

図Ⅲ-4-3 視索近傍の電位と視覚誘発電位

A: 右 GPi 凝固における微小電極の位置を示します．
B: 視索（A のⅡ）よりやや上で標的の位置より 1 mm 下で OTR 振幅が大きくなりました．
C: 同じ患者では，全視野・左視野刺激では OTR が記録されますが，右視野刺激では記録されません．VEP は刺激視野に関わらず誘発されます．
OTR: 視索電位，VEP: 視覚誘発電位

（文献 5）より一部改変）

【着眼点】最近は,パーキンソン症状の改善のために視床下核電気刺激を行うことが主流です.1990 年代は,GPi 凝固術が脚光を浴びていました.ただし,GPi が視索に近いために,恒久的な下 1/4 半盲をきたすことがありました[6].視機能の術中モニターのために VEP を記録しました.

【解説】P50-N80 は刺激視野依存性があり,かつ視索に近づくとその振幅が増大しました(図Ⅲ-4-3A, B).以上より視索由来の電位と考えられました.また,後頭部から記録した VEP(N75-P100-N145)はどちらの視野刺激でも記録され,OTR とは異なる反応特性を示しました.副次的に,VEP の N75 成分は,一次視覚野の最初の反応と考えられました.

> Shigeto H, Tobimatsu S, Yamamoto T, Kobayashi T, Kato M: Visual evoked cortical magnetic responses to checkerboard pattern reversal stimulation: A study on the neural generators of N75, P100 and N145. J Neurol Sci, 156: 186-194, 1998[7].

【論文の要約】パターン反転刺激による transient 型 VEP の発生源を検討するために,37 ch 脳磁計を使って,視覚誘発磁場 visual evoked magnetic field(VEF)を記録した(n=6).チェックサイズは 50 分とした.VEP の N75-P100-N145 に対応する VEF(N75m-P100m-N145m)が記録され(図Ⅲ-4-4A),そのダイポールは一次視覚野(V1)に推定された(図Ⅲ-4-4B).P100 m のダイポール精度が最も高く,刺激視野(1/4 視野刺激)に対する網膜部位対応 retinotopy を認めた.

【着眼点】1992 年に脳磁計が九州大学病院に全国に先駆けて導入されました.そこで,VEP の発生源を空間解像度に優れる脳磁図で検討しました.

【解説】N75-P100-N145 の発生源を脳磁図で研究しました.Halliday グループ[8]の研究で P100 が V1 由来であることは定説でしたが,この研究では 3 成分の発生源を脳磁図で詳細に検討しました.3 成分とも V1 由来であり,P100 が最

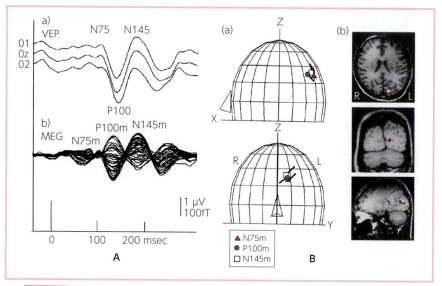

図Ⅲ-4-4 VEPとVEFの波形（A）と各成分のダイポールの位置と電流の向き

A：左半側視野刺激に対するVEPとVEFで，N75-P100-N145に対応するN75m-P100m-N145mが記録されます．VEFは37ch分の重ね書き波形butterfly plotです．
B：右半側視野刺激によるVEFの結果でどの成分のダイポールもV1に推定されますが，電流の向きが異なります．P100mの電流の向きは外側から内側ですが，N75m，N145mは内側から外側です．

（文献7）より一部改変）

も安定して記録され，網膜部位対応を示しました．また，電流の向きが3つとも異なっていました（図Ⅲ-4-4B）．

2 VEP（ERGを含む）と刺激パラメータ

Tobimatsu S, Celesia GG, Cone SB: Effects of pupil diameter and luminance changes on pattern electroretinograms and visual evoked potentials. Clin Vision Sci, 2: 293-302, 1988[13]．

【論文の要約】パターン反転刺激による，transient型ERGとVEPに対する瞳孔径と刺激輝度の影響を検討した（n=5）．実験Aでは瞳孔径を縮瞳（ピロカル

ミニコラム21　網膜部位対応 retinotopy

視野地図 visual map とも呼ばれます．中心視力に大事な黄斑部の視野（10°）が，鳥距溝の後方（後頭極）に大きく投射されます（図Ⅲ-4-5）．そこを起点として，一対一の対応を取りながら，黄斑部から離れるに従い（偏心度），それらの視野が前内側方に投射されます．ヒトの視野地図が発見されたのは，日露戦争および第一次世界大戦がきっかけです．日本の眼科学者井上達二（1909）[9]，イギリスの神経学者 Holmes（1916）[10,11] が独立して記載しました．彼らは脳損傷の部位と視野欠損との間に相関を見いだしました（V1と視野表現の歴史については文献12を参照）．Inouye[9]は，視野の水平子午線と垂直子午線の位置を確定し，①下半視野が鳥距皮質の上部にあること，②中心視力が後頭極に表現され，網膜偏心度に依存して鳥距溝に沿って表現されること，③中心視力が大きく表現されていること，を見いだしました．Holmes[10,11]の業績が高く評価されていますが，Inouye[9]の論文がドイツ語で書かれていたことが影響しています．

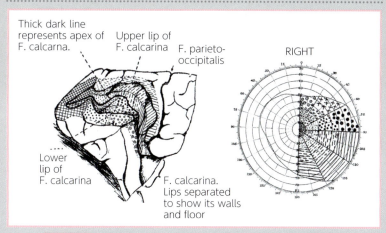

図Ⅲ-4-5　鳥距皮質における異なる視野部位の表現（模式図）
左：左後頭葉の鳥距裂唇の内側面で，その壁面と底面を呈示しています．
右：右視野と視覚皮質の位置関係をマーカーで表しています．

（文献11）より）

ピンを使用），自然瞳孔（薬物なし），散瞳（トロピカミドを使用）の状態にした．実験Bでは，人工瞳孔（直径3 mm）を用いて，刺激輝度を7.5 cd/m^2，39.0 cd/m^2，101.6 cd/m^{2}に変えた．P-ERGではβ波，VEPではN70，P100の潜時と振幅を測定した．β波とP100の潜時は瞳孔径が小さくなると2〜3 ms/mmで延長した（図Ⅲ-4-6A，C）．β波とP100の潜時は，輝度が小さくなると10〜15 ms/log単位で延長した（図Ⅲ-4-6B，C）．網膜皮質伝導時間（P100潜時−β波潜時）は影響を受けなかったが，β波とN70，P100潜時には正の相関を認めた（図Ⅲ-4-6D）．振幅は瞳孔径の減少や輝度の減少に対して減少する傾向を認めた（図Ⅲ-4-6A，B）．以上より，この変化は主に網膜レベルで生じ，瞳孔径の変化により網膜照度が変化するためであると考えられる．

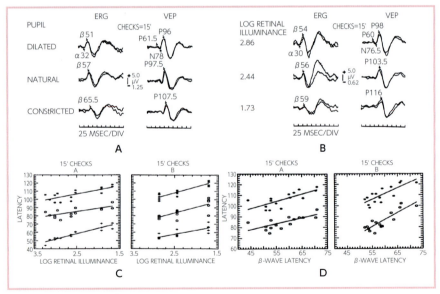

図Ⅲ-4-6 瞳孔径と輝度がP-ERG，VEPに及ぼす影響

A: 瞳孔径が小さくなると潜時はP-ERGもVEPの成分も延長します（代表例）．
B: 輝度が減少すると潜時は延長します（代表例）．
C: 左は実験A（瞳孔径）での網膜照度に対するβ波（＋），N70（○），P100（＊）の相関関係，右は実験B（輝度変化）でのβ波，N70，P100の相関関係を示します．どちらも網膜照度の減少により，潜時が線形に延長します．
D: 左は実験Aでのβ波とN70，P100の相関関係，右は実験Bでのβ波とN70，P100の相関関係を示します．いずれも正の相関関係を認めます．

（文献13）より一部改変）

【着眼点】P-ERG や VEP は，被検者側の要因（視力，加齢，老人性縮瞳など）や刺激の要因（輝度，チェックサイズなど）に影響を受けることが知られていました．その機序を明らかにするために，瞳孔径と輝度を変えて P-ERG と VEP を記録しました．

【解　説】ERG の記録には Brian-Allen 型コンタクトレンズ電極を用い，VEP と同時記録しました．刺激視野は 14°，チェックサイズは 15 分と 31 分，コントラストは 80% でした．実験 A では刺激輝度を 26.9 cd/m^2 に固定し，瞳孔径を変えました．実験 B では瞳孔径を 3 mm に固定して，輝度を変えました．この研究のミソは瞳孔径から網膜照度（E，単位は troland）を計算できることです．被検者が自然視の状態で輝度（L，単位は cd/m^2）の物体面を瞳孔面積（S，単位は mm^2）で見たとき，E=L・S mm^2 と表せます．つまり，瞳孔径と輝度の変化を網膜照度という 1 つのパラメータに変換して，潜時や振幅の相関解析を行ったわけです．P-ERG や VEP は輝度や瞳孔径に影響を受けることが明らかにされました．

Kurita-Tashima S, Tobimatsu S, Nakayama-Hiromatsu M, Kato M: Effect of check size on the pattern reversal visual evoked potential. Electroencephalogr Clin Neurophysiol, 80: 161-166, 1991[14]．

【論文の要約】パターン反転刺激 VEP（PR-VEP）に対するチェックサイズ（10～90 分）の影響を検討した（n=11）．多項式回帰分析（二次回帰以上）を用いて，N75，P100，N145 の潜時と振幅の影響を検討した（図Ⅲ-4-7）．N75 は P100 や N145 とは異なる動態を示し（図Ⅲ-4-7B），潜時はチェックサイズが小さくなると延長したが，振幅は増大した．P100 と N145 潜時は U 字型の特性を示し，30 分程度の大きさで最も短縮した．振幅には影響がなかった．以上より，N75 と P100，N145 は生理学的特性が異なることが示された．臨床応用の際には，チェックサイズによる影響は無視できないので，サイズ毎に正常値を設定することが望ましい．

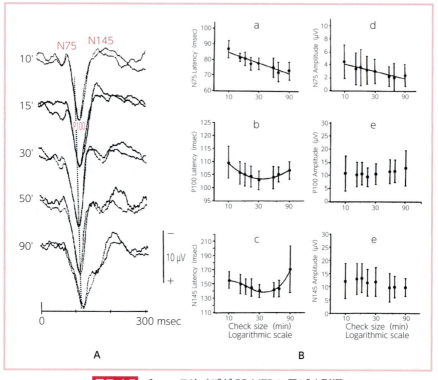

図Ⅲ-4-7 チェックサイズが PR-VEP に及ぼす影響

A: チェックサイズの大きさに依存して P100 潜時は変化します（代表例）.
B: ログチェックサイズに対する N75 (a, d), P100 (b, e), N145 (c, f) の潜時, 振幅の変化を示します.

（文献 15）より）

【着眼点】シカゴの Celesia ラボで視覚研究をスタートしました[1, 13]. 帰国後は, まず PR-VEP に対する視覚刺激の影響を, 適切な統計解析法を使って定量化することにしました.

【解　説】1972 年, Halliday ら[15]が PR-VEP の視神経炎に対する有用性を報告して以来, PR-VEP の臨床応用が盛んとなりました. しかし意外なことに, 当時 PR-VEP に対するチェックサイズの影響を定量的に検討した研究はありませんでした. 本研究の結果, N75 は P100 や N145 とは異なる特性をもつことが示されました. これは, 文献 5, 7, 16 の基盤となる結果です.

> Tobimatsu S, Kurita-Tashima S, Nakayama-Hiromatsu M, Akazawa K, Kato M: Age-related changes in pattern visual evoked potentials: differential effects of luminance, contrast and check size. Electroencephalogr Clin Neurophysiol, 88: 12-19, 1993[16].

【論文の要約】PR-VEP に対する加齢（19～84歳, n=109）の影響を検討した．3つのチェックサイズ（15, 30, 50 分）を使い，条件1では，コントラストを 90％に固定し，輝度を 180 cd/m² と 11 cd/m² に変えた．条件2では，輝度を 57 cd/m² に固定し，コントラストを 85％ と 10％ に変えた．どの条件でも，年齢に対して P100 潜時は U 字型曲線を示したが，振幅には有意な影響がなかった．年齢－潜時曲線は，輝度変化条件では類似した変化を示した（図Ⅲ-4-8A）．しかし，コントラスト変化条件では類似した変化を示さず，チェックサイズに依存した（図Ⅲ-4-8B）．加齢による VEP 変化は一様ではなかったので，加齢は視覚チャネルに異なる影響をもたらすことが推測された．

【着眼点】PR-VEP に対する加齢の影響はいくつか報告されていました[17]．ただし，刺激パラメータ（チェックサイズ，輝度，コントラスト）の影響を多人数で比較した研究はありませんでした．統計処理（多項式回帰分析，共分散分析など）を駆使して，加齢の影響を定量化しました．

【解　説】視覚情報は種々のチャネルから処理されています[18]．刺激パラメータ（チェックサイズ，輝度，コントラスト）を変えることにより，加齢の影響は各チャネルで一様でないことが証明されました．

> Tobimatsu S, Tashima-Kurita S, Nakayama-Hiromatsu M, Kato M: Clinical relevance of phase of steady-state VEPs to P100 latency of transient VEPs. Electroencephalogr Clin Neurophysiol, 80: 89-93, 1991[19].

【論文の要約】パターン反転刺激による steady-state 型 VEP（S-VEP）と

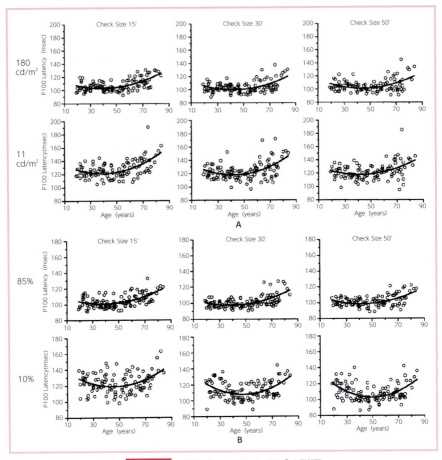

図Ⅲ-4-8 加齢が PR-VEP に及ぼす影響

A: 輝度変化条件では，チェックサイズに関わりなく，P100 潜時は年齢に対して二次回帰曲線を示します．
B: コントラスト変化条件では，P100 潜時は年齢に対して二次回帰曲線を示します．しかし，チェックサイズによりその曲線が変化します．

（文献 16）より）

transient 型 VEP（T-VEP）を，刺激の輝度を 4 段階に変えて記録した（n=10）．S-VEP の位相はフーリエ解析で求めた（図Ⅲ-4-9A）．位相と P100 潜時の間には有意な正の相関があり，P100 潜時が延長すると位相も延長した（図Ⅲ-4-9B）．視神経炎の患者（n=5）では，P100 潜時の延長と位相の遅延を認めた．S-VEP の位相の遅延は，臨床的視機能評価に使える可能性がある．

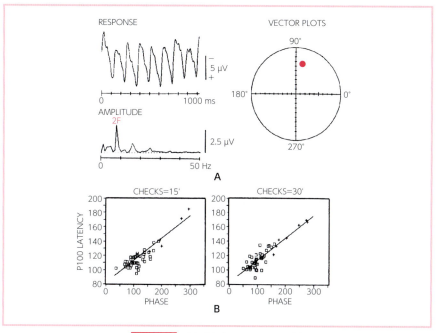

図Ⅲ-4-9 S-VEP と T-VEP の関係

A: 左に S-VEP の原波形（1秒に8個のサイン波形）とそのフーリエ解析を示します．刺激頻度は 4 Hz で，その2倍の 8 Hz（2F）が主成分であることが分かります．右はその振幅と位相のベクトルプロットです．
B: 位相と P100 潜時の間には有意な正の相関がありました．

（文献 19）より）

【着眼点】S-VEP の臨床的意義は確立されていませんでした．そこで，T-VEP の P100 との相関を解析しました．

【解　説】S-VEP は波形が刺激の反転頻度に対応したサイン波形を呈するので，フーリエ解析［第Ⅲ部1章，ミニコラム12（P.111）参照］により位相と振幅を客観的に計算できます．輝度変調をして，P100 潜時と位相を4段階に変えて，その相関関係を調べました．また，S-VEP の臨床的意義の有無を見るために，視神経炎の患者で T-VEP と S-VEP を記録しました．その結果，位相は T-VEP の潜時とみなしてよく，臨床応用の可能性が示唆されました．その後，S-VEP の健常者における変動性が少ないことも報告しました[20]．

ミニコラム 22 並列的視覚情報処理

　対象物の色，形，運動，奥行きなどのカテゴリーに対応する視覚系の機能分化はすでに網膜レベルからみられ，主に大細胞系（M系）と小細胞系（P系）により並列的に処理されています[4,18,21,22]（図Ⅲ-4-10）．サルでは，M系は外側膝状体の大細胞層を経由してV1の4Cα層に投射し，頭頂連合野の五次視覚野（V5/MT）に至る背側視覚路を構成します．一方，P系は外側膝状体の小細胞層を経由してV1の4Cβ層に投射し，下側頭連合野の四次視覚野（V4）に至る腹側視覚路を構成します．P系は，高空間分解能で色認知に優れていますが，時間分解能やコントラスト感度は低い性質があります．したがって，P系は細かい形態視と色認知に重要で'What'系とも呼ばれます．一方，M系は高時間分解能でコントラスト感度が高いのですが，低空間分解能で色は識別できません．そのため，M系は粗い形態視，運動視，立体視に重要であり，'Where'系とも呼ばれます．ヒトでもサルと同様のシステムが存在することが確認されています[21]．

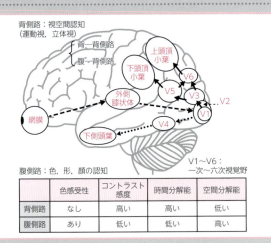

	色感受性	コントラスト感度	時間分解能	空間分解能
背側路	なし	高い	高い	低い
腹側路	あり	低い	低い	高い

図Ⅲ-4-10 並列的視覚情報処理

ヒトには背側路と腹側路があります．P系とM系（本文参照）により，色，形，顔認知と運動視，立体視が並列的に処理されています．

（文献22）より一部改変）

3　VEP による一次視覚野の機能解明

> Tobimatsu S, Kurita-Tashima S, Nakayama-Hiromatsu M, Kato M: Effect of spatial frequency on transient and steady-state VEPs: Stimulation with checkerboard, square-wave grating and sinusoidal grating patterns. J Neurol Sci, 118: 17-24, 1993[23].

【論文の要約】transient 型 VEP（T-VEP）と steady-state 型 VEP（S-VEP）を，刺激のパターン（サイン波格子縞，矩形波格子縞，格子縞）とその基本空間周波数（0.5～8 cpd）を変えて記録した（n=12）．どのパターン刺激に対しても P100 潜時と S-VEP の位相は，基本空間周波数に対して U 字型曲線を示した．そのピークは基本空間周波数の 2.0 cpd であった（図Ⅲ-4-11）．振幅にはそのような特性はなかった．以上の結果は，VEP 反応は基本空間周波数によって規定され，V1 は空間周波数ドメイン情報を分析していることを示唆する．

【着眼点】ネコやサルの視覚野ニューロンは，パターンの基本空間周波数を主に分析していることが知られていました[24,25]．ヒトでもそのようなシステムが存在するかどうかを T-VEP と S-VEP で検討しました．

【解　説】空間周波数は VEP に対して有意な影響を与えます[14,16,18,19]．ネコやサルの視覚野ニューロンは，空間周波数情報を分析しています[24,25]．ヒトでもそのようなシステムがあることは心理物理学的研究から分かっていました[26]．VEP は V1 の機能を反映するので，刺激パターンの基本空間周波数の影響を検討しました．結果は，V1 が空間周波数分析装置であることを示唆しました．

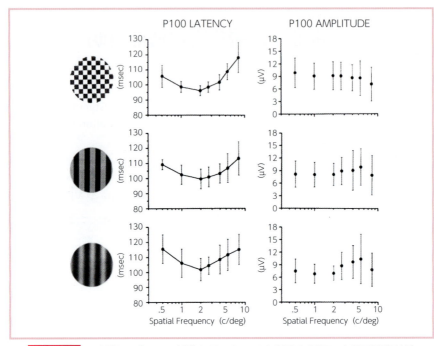

図Ⅲ-4-11 3種類のパターン刺激を用いた P100 潜時と振幅の空間周波数特性

ミニコラム 20（P.153）に示したように，サイン波パターン（左下）は最も単純な刺激で，1つの基本空間周波数（f）から構成されます．一方，格子縞（左上）の空間周波数は複雑で，fやその調和成分が対角線上に重畳します．そこで，fを揃えて VEP の反応特性を検討しました．P100 潜時は U 字型曲線を示し，2 cpd で最も潜時が短くなりましたが，振幅にはそのような関係はありませんでした．

（文献 24）より一部改変）

Tobimatsu S, Kato, M: The effect of binocular stimulation on each component of transient and steady-state VEPs: Electroencephalogr Clin Neurophysiol, 100: 177-183, 1996[27]．

【論文の要約】サイン波格子縞（空間周波数：1.3, 2.6, 5.3 cpd）を用いて，単眼視と両眼視時における T-VEP と S-VEP を記録した（n=13）．T-VEP では，どのパターンでも N70 振幅は P100 に比べ，両眼加重が大きかった（**図Ⅲ-4-12**）．両眼視は潜時には有意な影響を及ぼさなかった．S-VEP では，5.3 cpd に対して両眼加重が大きかった．逆に位相では両眼抑制が生じた．T-VEP や S-VEP の主

成分は，両眼視により異なる影響を受けた．したがって，V1のそれぞれ異なった神経細胞群から発生していることが示唆された．

【着眼点】T-VEPやS-VEPに対する両眼視の影響は，報告が散見されていました．しかし結果は一定ではなかったので，T-VEPおよびS-VEPに対する両眼視の影響を系統的に解析しました．

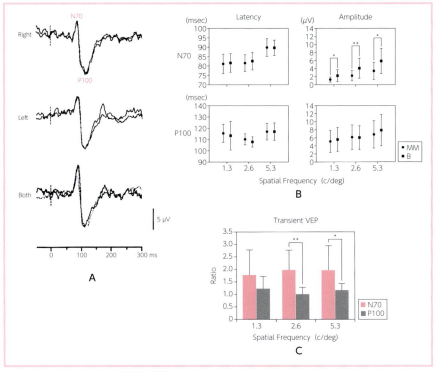

図Ⅲ-4-12　T-VEPに対する両眼視の影響

A: 単眼と両眼視時（Both）のVEP波形（太実線）で，Bothでの薄線は単眼VEPの平均波形を示します．平均波形より両眼視VEPの振幅が大きければ，加重が起きたことになります．
B: N70とP100潜時の空間周波数特性は異なります．また，N70振幅の両眼加重がP100より大きいことが明らかです．MM：単眼刺激VEPの平均振幅，B：両眼刺激VEP
C: 両眼加重はどのパターンでもN70がP100より大きいことが分かります．

（文献28）より）

【解　説】ヒトの視覚は単眼視と両眼視からなり，両眼視により立体視が可能です[28, 29]．両眼視相互作用には，両眼促通，両眼加重，両眼抑制の3つがあります．T-VEPとS-VEPに対しては，成分により両眼加重や抑制が起こりました．また，空間周波数の影響も認めました．両眼視に関する視覚路の機能を解析するには，こういった観点から取り組む必要があります．

> Arakawa K, Tobimatsu S, Kurita-Tashima S, Nakayama M, Kira J-I, Kato M: Effects of stimulus orientation on spatial frequency function of the visual evoked potential. Exp Brain Res, 131: 121-125, 2000[30]．

【論文の要約】ヒトの視覚の斜め効果 oblique effect を T-VEP と S-VEP で検討した．サイン波格子縞を4方向（垂直，水平，斜め45°，斜め135°）に変え，8つの空間周波数（0.5〜10.7 cpd）を用いて空間周波数特性の変化を記録した（n=9）．斜めに傾けた方が，垂直や水平に比べ，空間周波数のピークが低空間周波数へ変位した（図Ⅲ-4-13）．これは，斜め方向の感度が低いという心理物理学的知見に対応する結果であった．方向を変えて VEP を記録すると視覚系を侵す神経疾患の病態を評価できるかもしれない．

【着眼点】斜め効果に関する VEP 研究はありましたが，斜め効果が空間周波数特性にどのような影響を及ぼすのかは不明でした．そこで，T-VEP と S-VEP で系統的に解析しました．

【解　説】古くから，ヒトは縦や横方向のパターンより斜めに傾くパターンに対して感受性が低いことは心理学的によく知られていました[31]．この斜め効果の空間周波数に与える影響を検討しました．その結果，斜め方向では，チューニング機能が低空間周波数側に変位すること見いだしました．斜め効果は，網膜ではなく V1 で生じることが分かっており[32]，方向を変えた刺激を使うことで視機能検索に有用である可能性が示唆されました．

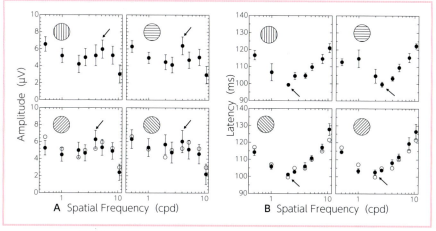

図Ⅲ-4-13 方向によるP100の空間周波数特性の修飾

A: ●は平均振幅を表し,空間周波数に対して逆U字型曲線を示します.垂直と水平方向に対するチューニング機能は斜め方向に比べ,より急峻で高空間周波数側にあります(矢印).斜め方向の図(下段)には,垂直方向の平均振幅(○)を参考のために挿入しています.
B: 潜時はU字型特性を示し,2 cpd以上の高空間周波数では,斜め方向よりも垂直や水平の方が,潜時が短縮しています.下段の○は垂直方向の値を参考のために挿入しています.

(文献31)より)

4 磁気刺激による一次視覚野の機能調節

Kimura T, Ogata K, Tobimatsu S: Repetitive paired-pulse transcranial magnetic stimulation over the visual cortex alters visual recovery function. Brain Stimul, 6: 298-305, 2013[33)].

【論文の要約】VEP回復曲線に対する反復ペア磁気刺激 repetitive paired-pulse stimulation (rPPS) の影響を検討した.VEPは下半側視野(6°)にチェックサイズ15分のパターン刺激を呈示した(図Ⅲ-4-15).VEP回復曲線は反転時間の刺激間隔(ISI)を50〜200 msの11段階に変えた(n=12).rPPSは,90 mm円形コイルの下端を外後頭隆起より2 cm上におき,反時計方向に電流を流した.視野内に呈示した文字が認知できないマスク刺激強度(66.4 ± 4.0%)を用いて,1.5 ms間隔で0.2 Hz,30分間反復して与えた.ISI 90 msで,80%程度のVEP

振幅（P100-N145）の抑制が起こり，他の ISI に比べて安定していた．ISI 90 ms での抑制は，rPPS により脱抑制が生じ，刺激終了後 10 分間持続した（n=14）（図Ⅲ-4-14）．

【着眼点】rTMS［ミニコラム 17（P.144）参照］で視覚野の興奮性を変えようといろいろ試みましたが，うまくいきませんでした．最終的に rPPS でどうにか視覚野の脱抑制が生じることを証明できました．

【解　説】視覚野の興奮性を TMS で検討するのに，眼内閃光 phosphene（ミニ

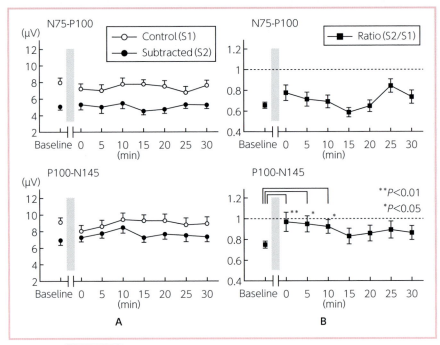

図Ⅲ-4-14　rPPS による N75-P100，P100-N145 振幅の変化

A: 1 発目の刺激による VEP（○）と 2 発目刺激による VEP（●）振幅の経時的変化 rPPS による振幅の変化は，刺激前と比べて統計学的に有意ではありませんでした．
B: 抑制率（S2/S1）の変化では，P100-N145 の抑制率が刺激前より有意に低下し（分散分析・対比法），脱抑制の所見を認めました．N75-P100 の抑制率には有意な変化はありませんでした．

（文献 33）より）

ミニコラム 23　眼内閃光 phosphene

眼を閉じて光を遮断した状態で光が見える現象です．ギリシャ語で「光」を表す「phos」と，見える（show）を表す「phainein」の合成語です．眼内閃光は，網膜や視覚野に物理的（両眼を軽くこする），磁気的（TMS）[37]・電気的（tACS）[38] な刺激を直接与えることで起こります．TMS による視覚野の眼内閃光閾値（PT）は運動野の安静時運動閾値（RMT）よりも高く，PT と RMT との間には相関がないことが報告されています[37]．

コラム 23）がよく用いられます．しかし，筆者らの先行研究では，日本人は西洋人と比べて，閾値が高くその出現率も低い印象がありました[34]．そこで，マスク刺激法で視覚野の機能を抑制できる強度を用いました[35]．rPPS は I-wave の時間間隔 1.5 ms で同じ刺激強度の TMS を 2 発与えて，0.2 Hz の頻度で 30 分刺激する方法です．Thickbroom ら[36] の報告では MEP 振幅が 4 倍に増加し，効果も刺激終了後 10 分間持続しました．

> Kimura T, Ogata K, Nakazaono H, Tobimatsu S: Repetitive paired-pulse transcranial magnetic stimulation over the visual cortex selectively inhibits focal flash VEPs. Brain Stimul, 7: 275-280, 2014 [39]．

【論文の要約】 局所刺激フラッシュ VEP（FF-VEP）とパターン反転刺激 VEP（PR-VEP）に対する反復ペア磁気刺激（rPPS）の影響を検討した（n=10）．FF-VEP と PR-VEP は下半側視野（6°）に刺激を呈示した．rPPS は，先行研究[33] に準じて行った．rPPS の効果は FF-VEP のみであり，刺激後 30 分までその振幅は直線的に減少した（図Ⅲ-4-15）．rPPS の効果は，輝度チャネルに対して抑制的であり，視覚野の可塑性変化を誘導するのに rPPS が有用なツールである可能性を示唆した．

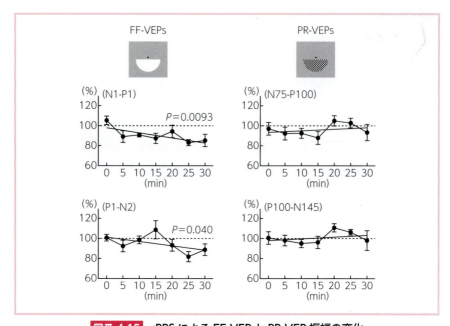

図Ⅲ-4-15　rPPSによるFF-VEPとPR-VEP振幅の変化

左：FF-VEPのN1-P1成分は刺激終了後30分まで減少します．P1-N2成分もその傾向を認めます．
右：PR-VEP振幅に対するrPPSの有意な効果はありませんでした．振幅は刺激前の振幅で正規化しています．

（文献39）より一部改変）

【着眼点】並列的視覚情報処理の観点[ミニコラム22（P.164）参照]から，rPPSの効果をFF-VEP（輝度チャネル）とPR-VEP（コントラストチャネル）で検討しました．

【解説】ここで用いたFF刺激は，脳波のフラッシュ刺激で使われるような全視野刺激ではなく，網膜局所を刺激するものです．パターン刺激とは異なり，輝度チャネルの機能を表すと考えられています[40]．rPPSの効果は，輝度チャネルに対して抑制的であったのに対し，コントラストチャネルには影響がありませんでした．文献的な考察としてアセチルコリンacethylcholine（ACh）やGABA系の関与を考えましたが，この生理学的機序は不明です．光感受性てんかんでは，フラッシュ2連発刺激に対する抑制が欠如していることが報告されています[41]．このような抑制性の欠如をrPPSで改善できるかもしれません．

脱髄・慢性炎症疾患を究める

1 副腎白質ジストロフィー症の病態生理

Tobimatsu S, Fukui R, Kato M, Kobayashi T, Kuroiwa Y: Multimodality evoked potentials in patients and carriers with adrenoleukodystrophy and adrenomyeloneuropathy. Electroencephalogr Clin Neurophysiol, 62: 18-24, 1985[1].

【論文の要約】adrenoleukodystrophy（ALD）（n=2）と adrenomyeloneuropathy（AMN）（n=1）および保因者の母親（n=2）において Mu-EP（ABR, SEP, VEP）を行った．患者のみならず保因者においても，少なくとも1つのモダリティーに異常がみられ，中枢伝導時間［第Ⅱ部4章（P.49）参照］の延長が特徴的であった（表Ⅲ-5-1, 2）．ALD と AMN の鑑別には SEP の N9 延長が有用であった．

【着眼点】脱髄の病態生理を捉えるには，多モダリティー誘発電位（Mu-EP）が重要です［第Ⅱ部6章（P.66）参照］[2]．当時，先天性代謝異常による脱髄性疾患である ALD と AMN の病態を比較した Mu-EP の研究はなく，筆者らは保因者を含めた Mu-EP を行いました．

【解説】この論文は筆者の初めての英文原著論文です．当時は航空便でエディターとやりとりをして，受理されるまでに相当時間がかかったことを覚えています．ALD は，副腎不全と中枢神経系の脱髄を主体とする X 連鎖性劣性遺伝性疾患です[3,4]．典型的な小児型は5～10歳に好発し，視力・聴力障害，学業成績低下，痙性歩行などで発症します．成人型は性格変化や知能低下，精神症状で発症し，進行性です．AMN は思春期から成人以降に発症することが多く，痙性歩

表Ⅲ-5-1 ABR, SEP, VEP の頂点潜時と頂点間潜時

Case	Clinical type	ABR		SEP		VEP (P100)	
		I	I - V	N9	N13-N20	Rt	Lt
1	ALD	1.75	4.18	6.44	8.78**	144.6**	124.8**
2	ALD	1.72	6.26**	10.16	7.26*	91.9	97.9
3	AMN	1.80	5.05**	11.36**	7.42**	94.8	90.9
4	ALD carrier	1.66	4.55*	8.48	6.72	96.7	96.7
5	AMN carrier	1.77	4.57*	10.88*	7.28*	98.2	101.1
Controls	(mean ± S.D.)	1.74 ± 0.16	4.08 ± 0.17	9.29 ± 0.58	5.89 ± 0.48	93.0 ± 4.7	94.0 ± 4.9

*Increase beyond 2.5 S.D. of the control mean.
**Increase beyond 3 S.D. of the control mean.
ABR: 両耳同時刺激, SEP: 右正中神経刺激, VEP: 単眼刺激

表Ⅲ-5-2 誘発電位の異常頻度

			ABR		SEP		VEP
			I	I - V	N9	N13-N20	P100
ALD	Patient	(2)	0/2	1/2	0/2	2/2	1/2
	Carrier	(1)	0/1	1/1	0/1	0/1	0/1
AMN	Patient	(1)	0/1	1/1	1/1	1/1	0/1
	Carrier	(1)	0/1	1/1	1/1	1/1	0/1
Total		(5)	0/5	4/5	2/5	4/5	1/5

行を主症状とし，知覚障害，インポテンツ，尿失禁，軽度の末梢神経障害などを伴います[3]．Mu-EPによって保因者の異常およびALDとAMNの鑑別が可能であることを示しました．

2 HTLV-1 associated myelopathy (HAM) の病態生理

> Suga R, Tobimatsu S, Kira J-I, Kato M: Motor and somatosensory evoked potential findings in HTLV-1 associated myelopathy. J Neurol Sci 167: 102-106, 1999[5].

【論文の要約】HTLV-1 associated myelopathy（HAM）（n=21）において運動誘発電位（MEP）と体性感覚誘発電位（SEP）を記録した．下肢 MEP の異常の頻度（73.8%）が上肢 MEP（17.6%）のそれよりも有意に高かった（図Ⅲ-5-1）．上肢 SEP は全例正常であったが，下肢 SEP は 31.3% で異常であった．これらの所見は，HAM の病態生理（後索より錐体路障害が強い，胸髄レベルでの障害が強い）ということに一致する．

【着眼点】HAM の病態生理を電気生理学的に明らかにするために，上下肢の MEP と SEP を記録しました．HAM は低身長および女性に多いので，健常対照データは性や身長をマッチさせました．

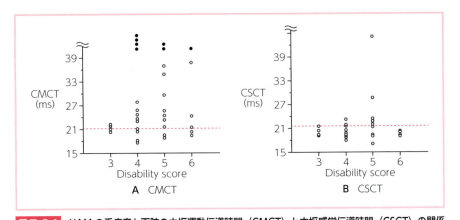

図Ⅲ-5-1 HAM の重症度と下肢の中枢運動伝導時間（CMCT）と中枢感覚伝導時間（CSCT）の関係
A: ●は MEP が誘発されなかった症例で，破線は正常対照の平均値＋3 SD を示します．
B: CMCT と CSCT は重症度との相関がありませんでした．破線は正常対照の平均値＋3 SD を示します．
（文献 5）より）

【解　説】HTLV-1 感染者の一部において，慢性進行性の両下肢麻痺，排尿排便障害を示す緩徐進行性の疾患が HAM で，脊髄病変が主です[6]．HAM の臨床像と一致する所見として，下肢 MEP と下肢 SEP の異常が主（CMCT および CSCT の延長）で，より強い障害を下肢 MEP に認めました．ただし，HAM の重症度は CMCT や CSCT の延長とは相関がありませんでした．

3 視神経炎の病態生理

Tobimatsu S, Kato M: Multimodality visual evoked potentials in evaluating visual dysfunction in optic neuritis. Neurology, 50: 715-718, 1998[7]．

【論文の要約】視覚情報は並列的に処理されている．そこで，多モダリティー VEP（Mu-VEP）を視神経炎 optic neuritis（n=14）で行った．チェックサイズ 30' のパターン VEP では 10 眼（7 例）に異常を認めたが，他の 5 つのモダリティーの結果を加味すると，20 眼（12 例）で異常を認めた（図Ⅲ-5-2）．視覚刺激の異常頻度は一様ではなく，視覚路のサブディビジョン subdivision に機能異常があることが考えられた．Mu-VEP は，視覚路の病態生理の理解と診断能を上げることが示された．

【着眼点】並列的視覚情報処理［ミニコラム 22（P.164）参照］の観点から，視神経炎［多発性硬化症（MS）］において Mu-VEP の有用性を検討しました．

【解　説】視神経炎は MS の主症状です．第Ⅲ部 4 章（P.151）で述べたように，VEP 波形は視覚刺激の性状や呈示法によって変わります．並列的視覚情報処理の観点から，最適な視覚刺激とそのパラメータを決定し[8~11]，Mu-VEP の開発を試みました．その結果，視神経炎の診断能を上げることに成功しました．また，視覚刺激の工夫により，視覚路のサブディビジョンの機能を検索することができるようになりました[12]．

第5章. 脱髄・慢性炎症疾患を究める

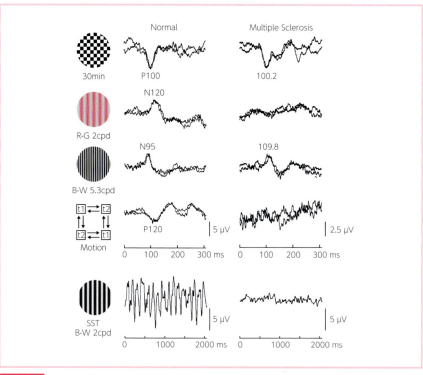

図Ⅲ-5-2 多モダリティーVEP の正常波形と多発性硬化症患者（左視神経炎の既往あり）における所見

左：上段からチェックサイズ 30' によるパターン VEP，赤緑等輝度サイン波格子［色は図Ⅲ-7-7 (a)（P.206）を参照］，白黒サイン波格子，仮現運動，白黒サイン波格子による定常状態型 VEP の正常波形を示します．
右：左眼の視力は 1.0 に回復し，パターン VEP は正常です．しかし，赤緑等輝度サイン波格子，仮現運動，白黒サイン波格子による定常状態型 VEP は反応が消失しています．

（文献7）より一部改変）

4 多発性硬化症の病態生理

Kira J-I, Tobimatsu S, Goto I, Hasuo K: Primary progressive versus relapsing remitting multiple sclerosis in Japanese patients: a combined clinical, magnetic resonance imaging and multimodality evoked potential study. J Neurol Sci, 117: 179-185, 1993[13]．

【論文の要約】日本人の寛解再発型多発性硬化症 relapsing remitting multiple scleros（RRMS）（n＝35）と一次性進行型多発性硬化症 primary progressive multiple sclerosis（PPMS）（n＝11）において臨床症候，MRI 所見，Mu-EP を比較検討した（図Ⅲ-5-3）．PPMS は RRMS に比べ，初発症状として歩行障害や小脳障害が有意に多かったが，脊髄症状の頻度は同程度であった．MRI では，PPMS の方が RRMS よりも病変の数が 3 倍以上多かった．テント下病変も高率に認めた．さらに，Mu-EP の異常頻度も高かった．興味深いことに，PPMS の Mu-EP では臨床的に無症候の潜在性病変も多く検出された．PPMS と RRMS の MRI 所見と Mu-EP 所見ならびに臨床症候の違いは明らかであった．以上，東洋の MS では，2 つの異なる病型が存在することが示された．

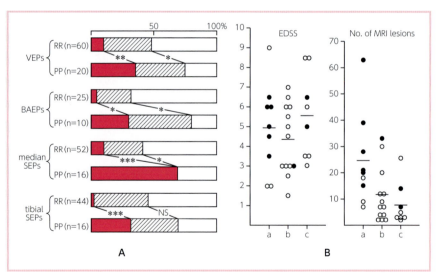

図Ⅲ-5-3 MS における Mu-EP 所見および重症度と MRI 所見との相関

A：赤色部は潜在性病変の検出頻度，斜線部は臨床的に確認された病変における異常頻度，白色部は正常の頻度を示します．どのモダリティーでも PPMS の異常の頻度が高いことがよく分かります．
B：Kurtzke の総合障害度（EDSS）と Mu-EP の異常の頻度には相関はありませんでした．しかし，MRI の病変数と Mu-EP の異常頻度は有意に相関しました．
○：RRMS 患者　●：PPMS 患者　a：3 つのモダリティーすべてで異常，b：2 つのモダリティーで異常，c：1 つのモダリティーで異常，EDSS: expanded disability status scale

（文献 13）より）

【着眼点】東洋の MS は欧米の MS に比べ，視神経炎や脊髄障害の頻度が高く重症であること（人種差）が知られていました[14]．RRMS と PPMS の特徴を臨床症候，MRI 所見，Mu-EP により比較検討しました．

【解　説】吉良潤一教授（現　九州大学大学院医学研究院・神経内科学分野）が日本人 RRMS と PPMS の臨床症候，MRI 所見と誘発電位所見を解析したものです．運動誘発電位を除く（当科での臨床応用は 1992 年から）SEP，VEP，ABR 所見を比較検討しました．MS には人種差があることは有名で，欧米では PPMS の存在は広く知られていましたが[14]，日本人 PPMS の系統的な研究はありませんでした．本研究の結果から，日本人 PPMS と RRMS の MRI 所見と Mu-EP 所見，ならびに臨床症候の違いが明らかになりました．つまり，東洋の MS では，2 つの異なる病型が存在することが示されました．近年，抗 AQP4 抗体陽性の視神経脊髄炎が MS から分離され，MS の疾患概念は大きく変わりつつあります[15]．

Watanabe A, Matsushita T, Doi H, Matsuoka T, Shigeto H, Isobe N, Kawano Y, Tobimatsu S, Kira J-I: Multimodality-evoked potential study of anti-aquaporin-4 antibody-positive and –negative multiple sclerosis patients. J Neurol Sci, 281: 34-40, 2009[16]．

【論文の要約】抗 AQP4 抗体陽性の視神経脊髄炎 neuromyelitis optica（NMO）が MS から分離された．抗 AQP4 抗体の有無が Mu-EP（VEP，SEP，MEP）所見にどう関連するのかを抗体陰性の MS（n=93）と陽性の NMO（n=17）において検討した．NMO では高率に VEP の P100 消失がみられたが，MS では P100 潜時の延長を認めた（図Ⅲ-5-4）．SEP や MEP では反応消失あるいは中枢伝導時間の延長の異常頻度に差がなかった．視神経の MRI 所見では，NMO の異常の頻度が高かった．また，多重ロジスティック回帰分析では，VEP 消失と重度の視力障害の間に相関がみられた．しかし，SEP と感覚障害，MEP と運動障害との相関はなかった．以上の結果は，視神経障害は NMO では壊死性病変，MS では脱髄病変が主であることに起因する．

【着眼点】抗 AQP4 抗体陽性の視神経脊髄炎が MS から分離されました．Mu-EP を用いて NMO と MS の病態生理の差を検討しました．

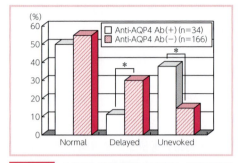

図Ⅲ-5-4　**AQP4 抗体陽性の有無と VEP 所見**
MS では P100 潜時の延長の頻度が高く，NMO では P100 の消失が高率に起こります．

（文献 16）より）

【解　説】AQP4 抗体は NMO で発見された自己抗体ですが，病態での役割はまだ十分に解明されていません．また，NMO でも抗 AQP4 抗体陰性の場合もあり，抗 AQP4 抗体陽性者と NMO 患者は完全に重なり合っているわけではありません．本研究により，NMO 群が MS 群に比して，VEP の P100 消失の頻度が有意に高いことが分かりました．一方，MEP や SEP の異常頻度は両群で有意差がありませんでした．典型的な NMO では，失明に至るような重症の視神経炎や，MRI で 3 椎体以上に及ぶ中心灰白質を主に侵す長い横断性脊髄炎を呈します[17]．また，血中 AQP4 抗体が陽性です．NMO での視神経炎の頻度が高く，より重篤であることに矛盾しない所見でした．

ミニコラム 24　脱髄性疾患における誘発電位の利用の仕方

　誘発電位検査は安価で非侵襲であり，繰り返し行える検査です．しかし，やみくもに誘発電位をスクリーニング検査として臨床例に応用するのは間違いです．神経学的診察結果の確認，および診察や画像などで異常を指摘できないときに，誘発電位の登場となります．筆者は，「臨床で見つからないもの（潜在性病変）を探す」ために使うことを勧めます[18, 19]．例えば，MS の鑑別に重要な clinically isolated syndrome (CIS) は，単一の炎症性脱髄性症状で発症します．この際，それ以外の脳領域に関連する誘発電位検査を行うことが重要で，誘発電位が役に立ちます[20]．

6 てんかんを究める

1 皮質性ミオクローヌスの病態生理

> Tobimatsu S, Fukui R, Shibasaki H, Kato M, Kuroiwa Y: Electrophysiological studies of myoclonus in sialidosis type 2. Electroencephalogr Clin Neurophysiol, 60: 16-22, 1985[1].

【論文の要約】 βガラクトシダーゼとシアリダーゼ欠損患者（シアリドーシス2型）（n=3）において企図性ミオクローヌスの病態生理の検討を行った．本症は，小児期に発症し，ミオクローヌス発作，精神運動発達遅延，粗な顔貌，眼底のcherry-red斑などを示す．脳波では突発性異常を認め，jerk-locked back averaging（JLA）法でミオクローヌスに先行する脳波スパイクを認めた．さらに巨大SEPとC-反射の亢進を認めた．これらの所見は大脳皮質の易興奮性を示唆し，これによりミオクローヌスが生じていると考えられた．本症の企図性ミオクローヌスは，進行性ミオクローヌスてんかんで記載されている'皮質反射性'ミオクローヌスと一致した．

【着眼点】 病棟でシアリドーシス2型の患者を担当し，その企図性ミオクローヌスの病態生理に興味をもちました[2]．幸いにも，ほかに2例の患者が関連病院にいたので，機器を持ち込み，検査させていただきました．

【解　説】 ミオクローヌスは，皮質性，皮質下性，脊髄性の3つに大別されます[3,4]．皮質性ミオクローヌスの電気生理学的特徴は，本論文で示されたように，①脳波では棘波などの突発性異常，②JLA法ではミオクローヌスに先行する脳波スパイク，③巨大SEPとC-反射の亢進を認めることです（図Ⅲ-6-1A）．加

藤元博先生（九州大学名誉教授），柴崎浩先生（京都大学名誉教授），故黒岩義五郎先生（九州大学名誉教授）のご指導の下，英文原著として論文にすることができました．電気生理学的方法の詳細は，ミニコラム 25〜27 に述べます．

ミニコラム 25　脳波と筋電図の同時記録によるポリグラフ検査[3〜5]

複数筋からの筋電図，ないし脳波と筋電図の同時記録によるポリグラフ検査は重要です（図Ⅲ-6-1A）．またビデオでの観察も必要です．不随意運動記録として，安静時，精神的負荷時（暗算など），姿勢時（重力に抗して一定の肢位を取らせる），運動時（指鼻試験など），素早い運動（ballistic movement）時などでの記録を行います．

記録筋は，①主動筋と拮抗筋を同時記録して共活動 coactivation の有無を確認する，②吻側から尾側まで体系的に記録することで空間的な伝播のパターンを解明する，③両側性にみられる場合には，左右の同名筋群から記録することで半球間の伝播の有無を確認することが大事です．

ミオクローヌスの筋電図活動は，通常 100 ms 以内の持続時間の短い筋放電ですが，Creutzfeldt-Jakob 病（皮質下性ミオクローヌス）や脊髄性ミオクローヌスでは 500 ms に及ぶこともあります．皮質性ミオクローヌスでは，一般に不随意運動の間隔は不規則ですが，ときに家族性良性ミオクローヌスてんかんや大脳皮質基底核変性症のように周期性を示し，振戦との鑑別が困難な場合もあります．皮質性ミオクローヌスでは，主動筋と拮抗筋が同期して発火するのが特徴です．これに対して振戦では主動筋と拮抗筋の交互発火がみられます（相反性神経支配）．

ミニコラム 26　Jerk-locked back averaging（JLA）法[3, 6]

脳波と不随意運動に伴う表面筋電図を同時記録し，その筋放電の立ち上がり時点をトリガーとして脳波を逆行性に加算平均（back averaging）することにより，その不随意運動に先行する脳波活動（棘波）を記録します（上肢であれば7〜25 ms 先行）（図III-6-1B）．表面筋電図を整流して，その整流筋電図があらかじめ設定した振幅に達した時点でトリガーパルスを発生させます．Shibasaki & Kuroiwa（1975 年）[6] が本法を皮質性ミオクローヌスに世界で初めて臨床応用しました．その後，ミオクローヌス以外の不随意運動の病態解析にも応用されるようになりました．

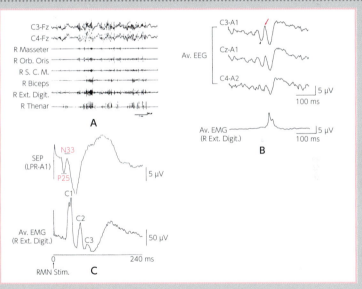

図III-6-1 シアリドーシス2型の電気生理学的所見

A: 脳波と筋電図のポリグラフ記録．脳波（C3, C4）と右の咬筋，口輪筋，胸鎖乳突筋，上腕二頭筋，指伸筋，母指球筋の筋電図を同時記録したものです．脳波上のスパイクとミオクローヌスの筋放電との時間的関係は不明瞭です．
B: 右指伸筋のミオクローヌスをトリガーとしたJLA．C3に筋放電に約17 ms先行するスパイクを認めます．
C: 皮質SEPと長経路反射．巨大SEPとC-反射の亢進を認めます．

（文献1）より）

ミニコラム 27　巨大 SEP と C- 反射[3,4,7]

　正中神経刺激による SEP であれば，刺激反対側中心部での潜時約 25 ms の陽性成分（P25）と，それに続く陰性成分（N33）の振幅差が 10 μV 以上のものを巨大 SEP と呼びます（図Ⅲ-6-1C）．ただし，皮質性ミオクローヌス全例で巨大 SEP を示すわけではありません．また，N20（一次感覚野の最初の反応）は，高振幅にならないのが特徴です．同時に手指の安静時表面筋電図を記録している場合，刺激後 45〜60 ms の潜時で手内筋群での筋放電が観察されます（図Ⅲ-6-1C）．Sutton & Meyer[8] は皮質 cortical にちなんで，C- 反射（C-reflex）と呼びました．これは，感覚運動皮質を介する長潜時反射で，電気刺激によって反射性に誘発された皮質反射性ミオクローヌスであると考えられています．P25 から C-reflex の筋放電開始点までの時間差は 7〜25 ms であり，大脳皮質運動野から手内筋へのインパルス伝導時間とほぼ一致しています．

2　周期性同期性放電の神経機序

Fukui R, Tobimatsu S, Kato M: Periodic synchronous discharges and visual evoked potentials in Creutzfeldt-Jakob disease: PSD-triggered flash VEPs. Electroencephalogr Clin Neurophysiol, 90: 433-437, 1994[9] .

【論文の要約】周期性同期性放電 periodic synchronous discharge（PSD）のスパイクをトリガーとするフラッシュ VEP を Creutzfeldt-Jakob 病（CJD）（n=3）において記録した．この方法により，CJD における PSD の病態生理を検索することが可能となった．予想しなかった結果として，PSD 発生直後にトリガーしても相互作用はなく，VEP が減衰することなく記録された（図Ⅲ-6-2）．PSD は VEP 発生とは異なる神経機序から発生していると結論した．

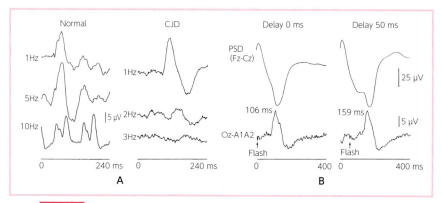

図Ⅲ-6-2 単発刺激フラッシュVEP（A）とPSDトリガーによるVEP（B）

A: 健常人では刺激頻度を10 Hzまで上げてもVEP振幅の減少はありませんが（左），CJDでは3 Hz刺激でほとんど誘発されません．
B: PSDをトリガーとして，0 msの遅れでも50 msの遅れでもVEPには変化がありません．

（文献9）より）

【着眼点】CJDでは，健常人とは異なり，フラッシュVEPの刺激頻度を1 Hz，2 Hz，3 Hzと上げてゆくと，VEP振幅は急速に低下します（**図Ⅲ-6-2A**）．JLAと同じ発想で，PSDをトリガーにすることで，PSDがVEPにどのような影響を及ぼすかを検討しました．

【解　説】古典的CJDの2/3に，脳波でPSDを認めます[10]．CJDのミオクローヌスは，皮質下性と推定されています[11]．本研究では予想に反して，PSD発生直後にトリガーを出してもVEPの振幅は減衰することなく記録されました．PSDの発生機序は不明ですが，視床からの広汎投射系がそのペースメーカーであり，興奮と抑制の相互作用から周期性をもつと推測されています[12]．VEPは視神経からの入力により視覚野から発生します．VEPの発生機序とPSDの発生機序が異なるため，相互干渉が起こらなかったと考えました．

3 持続性部分てんかんの病態生理

Shigeto H, Tobimatsu S, Morioka T, Yamamoto T, Kobayashi T, Kato M: Jerk-locked back averaging and dipole source localization of magnetoencephalographic transients in a patient with epilepsia partialis continua. Electroencephalogr Clin Neurophysiol, 103: 440-444, 1997[13].

【論文の要約】 持続性部分てんかん epilepsia partialis continua（EPC）の病態生理を明らかにするために，脳波・脳磁図を用いた JLA によるてんかんスパイクの局在を検討した．症例は69歳男性で，20数年以上続く右上肢の不随意運動が主訴であった．神経学的に右上肢に EPC があり，この筋放電をトリガーにして脳磁図スパイクのダイポールの位置を推定した．左中心前回にスパイクがあり，術中皮質脳波所見から推定されるてんかん原性域と一致した（図Ⅲ-6-3）．優れた空間分解能をもつ脳磁図に JLA 法を応用することは EPC の病態生理の解明に有用である．

【着眼点】 筋放電に先行する脳波スパイクの局在を明らかにするために，時空間分解能に優れる脳磁図［第Ⅱ部7章（P.67）参照］に JLA［図Ⅲ-6-1，ミニコラム26（P.183）参照］を応用しました．

【解　説】 EPC は10秒未満で反復し，1時間以上続く，四肢の遠位筋あるいは顔面筋の規則的あるいは不規則な収縮です[14]．ときに体幹，横隔膜，頸部，咽頭の筋にも起こります．筋収縮のリズム，振幅，範囲は日により，時間により変化します．1895年，Kojewnikow によって報告されました．本例の EPC は皮質異形成によるもので，JLA による EPC スパイクは中心前回に推定され，術中皮質脳波所見から推定されるてんかん原性域と一致しました．

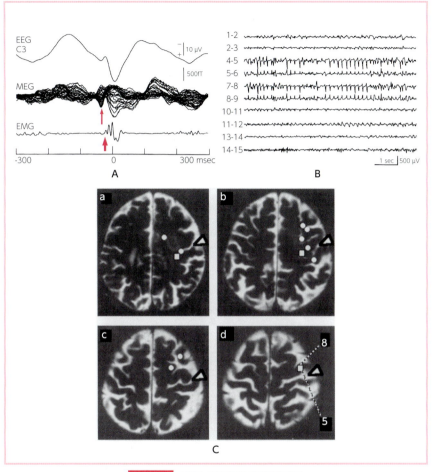

図Ⅲ-6-3 EPC の電気生理学的所見

A: 右母指球筋の EPC をトリガーとした JLA. 脳波（C3）では筋放電の開始時（太矢印）に約 18 ms 先行するスパイクを認めます. このスパイクに対応する脳磁場（MEG）反応があり, 37 チャネル分のデータを重畳すると位相逆転（細矢印）を認めました.
B: 術中皮質脳波所見では, 電極 7-8 間でスパイクの位相逆転がありました.
C: JLA で得られた脳波スパイクの電流源を MRI に重畳させると, 単に 1 個ずつのスパイクからその電流源を推定した場合（○）では病変（皮質異形成）の周囲に散在しますが, JLA で得られたスパイクはより局在性が上がり（□）, 皮質脳波所見（B）の位相逆転に相当する部位にスパイクを認めました. 明らかにその精度が向上しました. ◁は中心溝の位置を示します.

（文献 13）より）

> Oishi A, Tobimatsu S, Ochi H, Ohyagi Y, Kubota T, Taniwaki T, Yamamoto T, Furuya H, Kira J-I: Paradoxical lateralization of parasagittal spikes revealed by back averaging of EEG and MEG in a case with epilepsia partialis continua. J Neurol Sci, 193: 151-155, 2002[15].

【論文の要約】右下肢にEPCが見られた症例（32歳，女性）において，傍矢状部のスパイク発生源を検討した．通常の脳波ではEPCに関連するスパイクは認めなかった（図Ⅲ-6-4）．しかし，右ヒラメ筋の筋放電をトリガーにして，脳波と脳磁図のJLAを行ったところ，JLAによる脳波スパイクは奇異性頭皮上分布[16]を示し，右傍矢状部に先行するスパイクを認めた（図Ⅲ-6-5A，B）．一方，MEGによるスパイクの電流源は，左下肢運動野に推定された（図Ⅲ-6-5C）．脳波スパイクが脳波で認められないときでもJLAが有用である．また，脳波で奇異性頭皮上分布を示すときは，脳磁図がその発生源の同定に有用である．

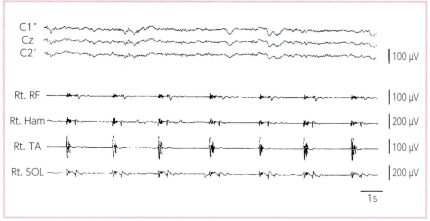

図Ⅲ-6-4 脳波とEPCのポリグラフ記録

上段は脳波でC1″はC1より2cm前（左下肢の運動野付近），C2’はC2より2cm後方（右下肢の感覚野付近）においた電極から記録しました（A1 A2基準）．下段は表面筋電図で，大腿直筋（RF），大腿屈筋（HAM），前脛骨筋（TA），ヒラメ筋（SOL）より記録しました．脳波では，筋放電に先行するスパイクは認めません．EPCは規則的で2〜2.5秒間隔で出現しています．

（文献15）より）

【着眼点】下肢にEPCを認めましたが，通常の脳波ではスパイクが観察されませんでした．そこで，脳波と脳磁図のJLA法を行い，EPCの発生源を探索しました．

【解　説】奇異性頭皮上分布とは，解剖学的に皮質構造が内側面にある視覚野や下肢の感覚野で発生する電流双極子(ダイポール)の向きが刺激と同側に向く現象です．よく知られているのは，VEPのP100［第Ⅱ部2章(P.31)参照］と下肢SEPのP37です(ミニコラム28)．脳波スパイクの奇異性頭皮上分布は，1982年，Adelmanら[16]により報告されました．本例でも予想どおり，脳磁図でスパイクの発生源は左下肢運動野に推定されました．本例は自己免疫性と考えられ，左下肢運動野付近にT2強信号域を認め(図Ⅲ-6-5C)，ステロイドで軽快しました．

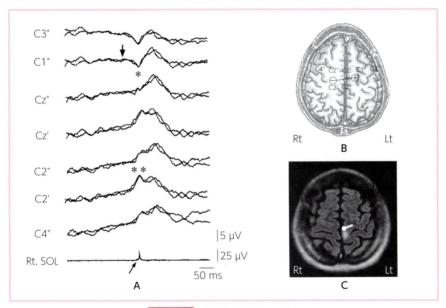

図Ⅲ-6-5 脳波と脳磁図のJLA

A: 右ヒラメ筋のEPCをトリガーとした脳波のJLA．傍矢状部の左右運動感覚野に密に脳波の記録電極を置きました．C1"に陽性波(*)，C2'に陰性波(**)を認めます．
B: Aで得られた電位分布からダイポールの向きを推定し，模式図に重畳しました．
C: 脳磁図によるダイポールは左下肢運動野に推定され，その細胞内電流の向きは，Bで推定された細胞外電場と逆向きです．以上より，接線方向のダイポールが形成され，C1"の陽性波がてんかん原性を持ち，脳のJLAで奇異性頭皮上分布を示したものと考えました．

(文献15) より)

ミニコラム 28 奇異性頭皮上分布[3,4,7)]

奇異性頭皮上分布 paradoxical lateralization とは，解剖学的に皮質構造が内側面にある視覚野や下肢の感覚野で発生する，電流双極子（ダイポール）の向きが刺激と同側に向く現象です．よく知られているのは，VEPのP100［第Ⅱ部4章（P.49）参照］ですが，下肢 SEP の P37 も奇異性頭皮上分布を示します（図Ⅲ-6-6）．ルーチン検査では，左右の後脛骨神経のどちらを刺激しても，Cz より 2 cm 後方に記録電極を置きますが，実際の頭皮上分布は奇異性頭皮上分布を示すことを頭の片隅に入れておいてください．

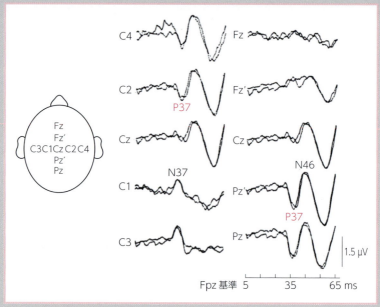

図Ⅲ-6-6 右後脛骨神経刺激による P37 の奇異性頭皮上分布

右後脛骨神経を刺激すると陽性成分（P37）が右頭皮上を中心に出現します．一方，左側の対応部位では P37 とは逆の陰性成分（N37）が記録されます．これは，下肢感覚野が内側面に向いているためです．
C1, C2, C3, C4, Fz, Pz: 国際 10-20 法，Fz': Fz と Cz の中間点，Pz': Cz と Pz の中間点．

4 光感受性てんかんの病態生理

Yamasaki T, Goto Y, Kinukawa N, Tobimatsu S: Neural basis of photo/chromatic sensitivity in adolescence. Epilepsia, 49: 1611-1618, 2008[17].

【論文の要約】色刺激と白／黒刺激に対する年齢による感受性の変化の電気生理学的機序を検討した．対象は10代の健常若年者（n＝32）と健常若年成人（n＝30）である．白／黒刺激，等輝度の4つの色の組み合わせ刺激（青／赤，青／緑，緑／赤，青／黄）および青／赤刺激の輝度の比を1：1，3：4，4：3に変えて，定常状態型の網膜電図（ERG）とVEPを記録した．VEPでは，4つの等輝度色刺激において，9 Hzと18 Hzに2峰性の振幅のピークがあり，12 Hzで減少した（図Ⅲ-6-7A，B）．この12 Hzの減少は，対立関係にない青／赤や緑／赤の輝度差を変えると不明瞭化し，振幅が全般的に増加した（図Ⅲ-6-7C，D）．また，VEP振幅はコントラストが増加するにつれ，増加した．これらの変化は10代の方がより顕著であった．一方，ERGでは2群の生理学的な差はなかった．視覚皮質は色－輝度の組み合わせで興奮性が変化し，10代で顕著であったことは，思春期に光／色感受性が多いことに一致する．

【着眼点】1997年12月16日，テレビアニメ「ポケットモンスター」（以下，ポケモン）の視聴者の間で，光感受性てんかんphotosensitive epilepsy（PSE）と思われる健康被害が起こりました．筆者らは，これらの患者の病態生理を脳波で検討し，「chromatic sensitive epilepsy」という新しい疾患概念をAnn Neurolに報告しました[18]．その後，健常若年者において色感受性の病態生理をVEPで検討しました．

【解　説】ポケモン視聴者の間で，気分不良，意識障害，けいれんなどの健康被害が全国的に発生し，総計685人が各地の救急医療機関を受診し，大騒ぎとなりました．筆者は厚生科学特別研究「光感受性発作に関する臨床研究」班の班員

となり、ポケモン発作の概要とその発症機序に関す考察をまとめました[18, 19]。網膜では赤／青や赤／緑の組み合わせは、対立関係にありません。一方、脳の視覚野では、赤／緑は抑制関係、赤／青は促通関係となり、三原色の認知が行われます[20]。ポケモン刺激は青／赤 12 Hz でかつ青が赤より明るかったことが、光感受性を増悪させたと考えられます[18, 19]。本研究でも色の組み合わせと輝度差が光感受性を高めることが示されました。

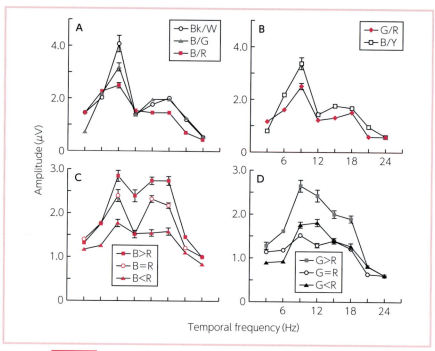

図Ⅲ-6-7 10代の健常若年者における VEP 振幅の時間周波数特性

A: 白／黒（Bk/W）刺激が青／緑（B/G）、青／赤（B/R）刺激に対する VEP よりも振幅が大きいのですが、振幅はどの刺激でも2峰性のピーク（9 Hz、18 Hz）を示しました。12 Hz での減少も明らかです。
B: 緑／赤（G/R）、青／黄（G/R）刺激に対する VEP 特性も A と同様、2峰性の変化を認めました。
C: 色の組み合わせで輝度差をつけると、青が赤よりも明るいとき（B>R）は、VEP 振幅が全般的に増大し、12 Hz の減少が不明瞭化しています。
D: 緑が赤より明るいとき（G>R）も、C と同様、VEP 振幅が増大し、12 Hz の減少が不明瞭となります。

（文献 17）より一部改変）

5 海馬硬化と聴覚認知

Chatani H, Hagiwara K, Hironaga N, Ogata K, Shigeto H, Morioka T, Sakata A, Hashiguchi K, Murakami N, Uehara T, Kira J-I, Tobimatsu S: Neuromagnetic evidence for hippocampal modulation of auditory processing. NeuroImage, 124: 256-266, 2016[21].

【論文の要約】海馬硬化 hippocampal sclerosis（HS）を呈する内側側頭葉てんかん mesial temporal lobe epleipsy（mTLE）患者（n=17）において，海馬と聴覚情報処理の関係を聴覚誘発磁場 auditory evoked magnetic field（AEF）で解析した．健常人では聴覚野の反応として M100 のみが記録されたが，HS 群では，M100 に引き続いて M400 が記録された．M100 は健常人と比べるとダイポールの精度が悪く，M400 は HS 側に電流源が推定された（図Ⅲ-6-8）．健常人の M100 振幅は，海馬の容積と正の相関を認めたが，HS 群では，M100 振幅とヘシュル回の容積との間に負の相関を認めた．さらに M400 はてんかん外科手術後，消失した．以上より，海馬は聴覚情報処理を調節することが示唆された．

【着眼点】mTLE の術前評価で AEF を記録していたところ，HS 側で M400 という後期成分が記録されることに気づきました．海馬は記憶だけではなく聴覚情報処理にも関与することが指摘されていたので，AEF 解析を行いました．

【解 説】臨床的観察から，HS 側に M400 という AEF 成分があることに気づき，それをヒントに海馬と AEF の関係を解析しました．海馬は記憶だけでなく種々の感覚情報処理に関わります[22]．本研究から海馬は聴覚情報処理に重要であることが示されました．また M400 成分は HS の電気生理学的診断マーカーになることも分かりました．mTLE はてんかん外科の最もよい適応であり[23]，その側方性の診断に AEF が有用であることが示されました．

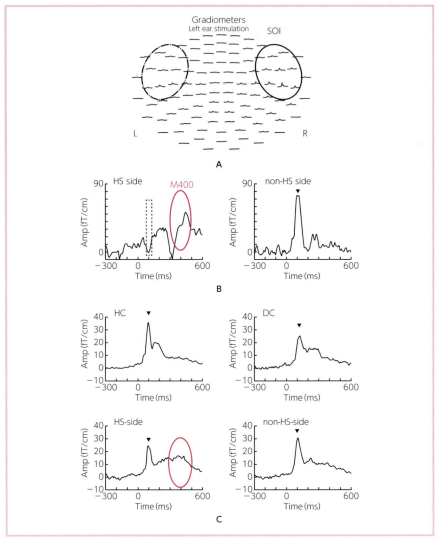

図Ⅲ-6-8 聴覚誘発脳磁場解析

A: 健常人（HC）における左耳刺激に対する AEF 波形（RSS: 根二乗和）．反対側の側頭部 9ヵ所の磁気センサを中心にして記録されます．
B: 代表例の海馬硬化（HS）側では，M100 が不明瞭で，M400 を認めます（赤楕円）．一方，非 HS 側では，M100 のみ記録されます．
C: 全群の RSS 平均波形です．HC や側頭葉てんかん以外のてんかん患者（DC）や非 HS 側では M100 のみ認めます．HS 側では，N100 がやや低振幅で M400 を認めます（赤楕円）．

（文献21）より）

7 発達とその障害を究める

1 視覚機能の発達

Tomoda Y, Tobimatsu S, Mitsudome A: Visual evoked potentials in school children: A comparative study of transient and steady-state methods with pattern reversal and flash stimulation. Clin Neurophysiol, 110:97-102, 1999[1].

【論文の要約】 6〜12歳の学童［女児（n=17），男児（n=15）］を対象にパターン（チェックサイズ30'）とLEDフラッシュ刺激を使い，transient（過渡期）型とsteady-state（定常状態）型VEPの4種類を記録した．transient型ではフラッシュ刺激のP100潜時はパターン刺激のP100より遅かったが，振幅はパターン刺激のそれより2倍大きかった（**表Ⅲ-7-1**）．steady-state型は，フーリエ解析により主調和成分の位相と振幅を求めた．パターン刺激による位相はフラッシュのそれよりバラツキが小さかったが，振幅はどちらも個体間の変動が大きかった（**表Ⅲ-7-2**）．年齢と性は，VEPに有意な影響を与えなかった．この方法で得られた4種類のVEPは臨床的に有用であり，補完的な情報を与えると考えられた．

表Ⅲ-7-1 transient型VEPのP100潜時と振幅

Mean latencies and amplitudes of transient VEPs

	P100 latency（ms）		P100 amplitude（μV）	
	Pattern reversal	LED	Pattern reversal	LED
Male	107.8 ± 4.3	118.9 ± 11.4	16.9 ± 5.5	30.2 ± 7.5
Female	108.0 ± 6.0	118.1 ± 10.3	18.1 ± 5.3	33.2 ± 8.0
Total	107.9 ± 5.2	118.5 ± 10.7*	17.6 ± 5.3	31.8 ± 7.8*

Values are the mean ± SD.
*p < 0.001.

（文献1）より）

表Ⅲ-7-2　steady-state 型 VEP の位相と振幅

Phase data of steady-state VEPs (deg)

	Pattern reversal			LED		
	Mean angle	Angular dispersion	Measure of concentration (r)	Mean angle	Angular dispersion	Measure of concentration
Male	107.9	34.3	—	−1.5	36.6	—
Female	105.0	40.9	—	5.6	40.7	—
Total	106.4	37.9	0.80*	2.2	39.0	0.79*

*$P < 0.001$, Rayleigh's test.

（文献 1）より）

【着眼点】小児科領域では，パターン刺激よりフラッシュ刺激が臨床で使われていました．その理由は小児がパターン刺激を固視してくれないという小児特有の問題でした．視神経の機能を評価するには，パターン刺激が優れています．そこで，学童期の被検者でパターン VEP が取れないかということで，研究を開始しました．

【解　説】いかに小児に視覚刺激をきちんと見てもらうかがこの研究のポイントでした．固視点にアンパンマンのシールを貼って，そこを見てもらうように指示しました．その結果，小学校低学年でも十分な協力が得られ，再現性のあるVEP が記録されました．成人[2]に比べて transient 型の P100 潜時は遅いのですが，振幅は大きいので，加算回数は 50 回と少なくて済み，良好な反応が得られました（図Ⅲ-7-1）．加算回数が少ないことで，データ取得時間が短くなり，小児の集中力も保たれます．

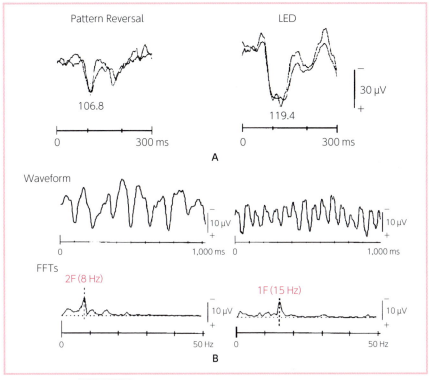

図Ⅲ-7-1 小児の transient 型と steady-state 型 VEP

A: transient 型の波形で（7 歳），P100 波形は LED フラッシュ刺激で 2 峰性の傾向があり，幅広くなっています．
B: steady-state 型 VEP の波形を示します．パターン刺激では 4 Hz の刺激頻度，フラッシュ刺激では 15 Hz の刺激頻度を用いました．波形は刺激頻度に対応したサイン波形を呈し，パターン刺激では 8 Hz（第 2 調和成分）成分，フラッシュ刺激では 15 Hz（第 1 調和成分）成分が主です．

（文献 1）より一部改変）

ミニコラム 29 脳の発達と髄鞘化

MRIの撮像法の進歩により，白質・皮質の容積や髄鞘化（diffusion tensor imaging）の経年齢的評価が可能となりました．図Ⅲ-7-2Aに示すように，髄鞘化は成人まで続きます[3,4]．当然ながら，容積やシナプス回路も発達の影響を受けます．後頭葉灰白質の容積は成人までにはピークに至りません（図Ⅲ-7-2B）．しかし，前頭葉，頭頂葉，側頭葉の灰白質の容積は思春期までにピークとなります[4]．詳細は文献3, 4を参照してください．

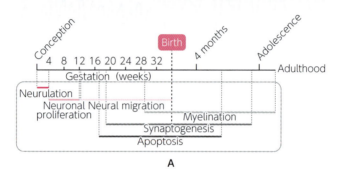

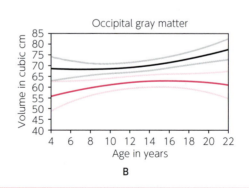

図Ⅲ-7-2 脳の発達と後頭葉灰白質の容積の変化

A: 受胎から成人までの脳の発達と成熟過程．
B: 後頭葉の灰白質容積は成人まで増え続けます．

（A：文献3）より，B：文献4）より一部改変）

第7章. 発達とその障害を究める

Tsurusawa R, Goto Y, Mitsudome A, Nakashima T, Tobimatsu S: Different perceptual sensitivities for Chernoff's face between children and adults. Neurosci Res, 60: 176-183, 2008[5].

【論文の要約】線画"チャーノフの顔"を使って（図Ⅲ-7-3A），小児（6〜14歳，n=11）と成人（19〜29歳，n=16）の怒り顔に対する情動反応を表情の心理評定（悲しみ→中立→怒り顔に変化）とVEPで検討した．チャーノフの顔の眉毛と口の傾きを変えることにより，顔の情動が変化するが，この表情変化に対して小児は成人より高いスコアを付けた．VEP反応は成人に比べて，小児では①P100とN170潜時が延長していた，②P100振幅は大きかったが，N170振幅には差がなかった，③240〜460 msで出現する緩徐な陰性反応がなかった（図Ⅲ-7-3B）．情動顔に対する電気生理学的な成人の反応は，刺激呈示後240 ms以降で生じるが，小児では未発達であることが分かった．

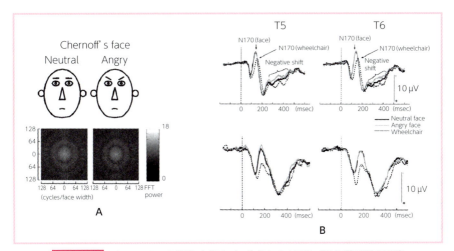

図Ⅲ-7-3 チャーノフの顔と小児および成人のVEP（総加算平均波形）

A: チャーノフの顔の眉毛と口の傾きを変えると中立顔や怒り顔を認知します（上段）．2次元フーリエ解析では，空間周波数の変化はありません（下段）．これが写真顔とは異なる利点です．
B: 成人ではP100, N170に続いて緩徐陰性電位が記録されます（上段）．小児では，P100, N170は記録されますが，その潜時は成人に比べて遅く，また，怒り顔に対する緩徐陰性電位が記録されません（下段）．

（文献5）より一部改変）

【着眼点】顔の写真の空間周波数は個人で異なります［図Ⅲ-4-2（P.153）参照］．"チャーノフの顔"は，写真顔に比べて，空間周波数を変化させずに情動反応を検索できる利点があります（図Ⅲ-7-3A）．小児において，情動顔に対する心理評定と VEP 反応を記録し，成人との違いを検討しました．

【解　説】小児は，表情の評定は大人より優れていますが，電気生理学的反応である VEP からは，表情認知が未成熟であることが分かりました．視覚認知の発達評価に"チャーノフの顔"は有用であると考えました．

2　体性感覚機能の発達

Gondo K, Tobimatsu S, Kira R, Tokunaga Y, Yamamoto T, Hara T: A magnetoencephalographic study on development of the somatosensory cortex in infants. NeuroReport, 12: 3227-3231, 2001[6].

【論文の要約】幼児の運動発達における感覚-運動連関を体性感覚誘発磁場 somatosensory evoked magnetic field（SEF）で検討した．幼児（n＝12）を対象に，palmar grasp stage（手掌で物を掴むような動き）と pincers grasp stage（指で物を摘まむような動き）で（図Ⅲ-7-4A）SEF を記録した．親指と薬指をエアタッピング刺激した．SEF 波形は，刺激後 100 ms 以内に W1〜W3 の3つの波形が記録された（図Ⅲ-7-4B）．運動発達とともに SEF 反応が安定し再現性も良くなった．また体部位局在も明瞭になってきた（図Ⅲ-7-4C）．

【着眼点】幼児が正常に発達しているかどうかは，言葉を喋らないので，その運動観察に拠ります．2つの特徴的な運動を示す時期に SEF を記録することで，感覚-運動連関の有無を検討しました．

【解　説】運動発達と共に体性感覚野が発達し，次第に体部位局在が顕在化することが分かりました．

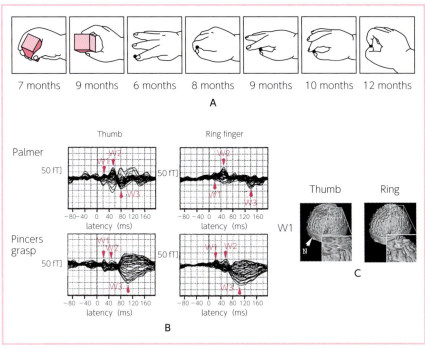

図Ⅲ-7-4　小児の運動発達とそれに伴う体性感覚誘発脳磁場の変化と体部位局在

A : palmar grasp stage と pincers grasp stage の手の運動の模式図です．この頃は喃語の状態です．
B : 2つの手指運動期における体性感覚誘発磁場の波形（W1, W2, W3）です．指の運動発達により3成分の波形が明瞭化してきています．
C : W1波形の電流源解析で，母指と薬指の場所が分離され，体部位局在が見られました．

(A : 文献7) より，B : 文献6) より，C : 権藤先生よりご提供)

Gondo K, Kira H, Tokunaga Y, Harashima C, Tobimatsu S, Yamamoto T, Hara T : Reorganization of the primary somatosensory area in epilepsy associated with focal cortical dysplasia. Dev Med Child Neurol, 42: 839-842, 2000[8)].

【論文の要約】5歳の男児で，複雑部分発作の精査で小児科に入院した．神経学的診察では，左上肢遠位部に軽度の脱力を認めたが，感覚系は正常であった．脳波ではF4に焦点性棘波があり，MRIでは右半球に広汎な皮質異形性を認めた（図Ⅲ-7-5B）．脳磁図では，棘波の発生源は右前頭部にあり，体性感覚野もその近傍に推定された（図Ⅲ-7-5A）．感覚障害がなかったのは，脳の可塑性により，

体性感覚野が前頭葉に再構築されたためであると推測した.

【着眼点】皮質異形性による複雑部分てんかんの症例で，てんかん棘波の推定とSEFの記録から，脳の可塑性と機能の再構築が起こっていることを見いだしました.

【解　説】小児の脳には可塑性があり，右の皮質異形性による感覚野の再構築が起こったことが，SEFから推定されました.

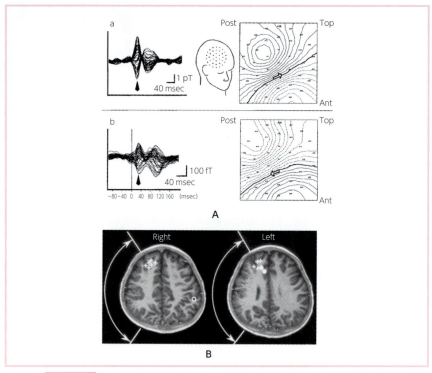

図Ⅲ-7-5 脳磁図による棘波・体性感覚誘発磁場解析とMRIへの重畳

A: 棘波（a）と体性感覚誘発磁場の等磁場マップです（b）.
B: 脳MRIに脳波棘波の発生源（＋）と右の体性感覚野の電流源（○）を示します．●は左の体性感覚野を示しますが，中心後回に正常に推定されます．右の感覚野が前頭部に移動しているのがわかります．また，棘波の電流源は皮質異形性（矢印の範囲）周辺に推定されています．

（文献8）より一部改変）

3 自閉症の病態生理

Maekawa T, Tobimatsu S, Inada N, Oribe N, Onitsuka T, Kanba S, Kamio Y: Top-down and bottom-up visual information processing of non-social stimuli in high-functioning autism spectrum disorder. Res Autism Spectr Disord, 5: 201-209, 2011[9].

【論文の要約】 高機能自閉症 high-functioning autism spectrum disorder(HF-ASD)では,顔認知などの社会的情報を含む課題はうまくできないが,単純な視覚課題には優れた成績を示す.成人 HF-ASD(n=11)と健常者(NC, n=11)において,視覚情報処理のボトムアップ・トップダウン処理過程をウインドミル刺激による視覚性ミスマッチ陰性電位 visual mismatch negativity(vMMN)と ERP(P300)で検討した(図Ⅲ-7-6A).行動学的には HF-ASD は NC より標的刺激に対する反応時間が速かった.vMMN の振幅や潜時には有意差はなかったが,後頭部 P1 と P300 の潜時は,HF-ASD で有意に延長していた(図Ⅲ-7-6B).HF-ASD では vMMN は正常なので,ボトムアップ的な感覚情報自動処理機構に異常はないが,意識に上ってトップダウン的な処理をする場合に異常が生じることが示された.

【着眼点】 vMMN は感覚の自動処理(ボトムアップ),ERP(P300)はトップダウン処理を反映します.この2つを組み合わせた視覚課題で HF-ASD の視覚情報処理機構の異常を検討しました.

【解 説】 ASD は,社会的コミュニケーションの困難と限定された反復的な行動や興味,活動が表れる障害です.相手の顔を認識すること,表情を理解すること,相手の表情を見て行動することが苦手であるといわれています.筆者らは協力の得られる HF-ASD(多くはアスペルガー症候群)において,その社会性の障害を視覚認知の観点から,ERP で研究してきました.その結果,HF-ASD で

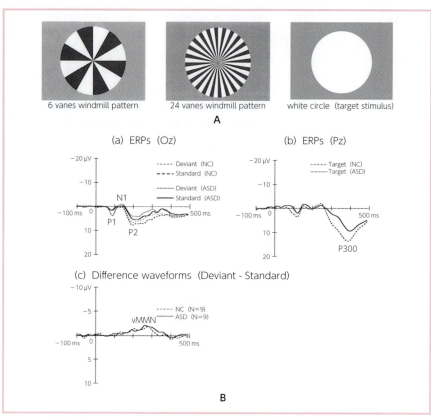

図Ⅲ-7-6 ウインドミル刺激によるERPとvMMN（総加算平均波形）

A: 刺激は，6枚と24枚の羽があるウインドミル刺激で，パターンのない白い円を標的刺激（10%）にしました．実験は2試行あり，6枚が標準（80%），24枚が偏倚刺激（10%）の時と，その逆パターンです．
B: OzにおけるERP（a）とPzにおけるERP（P300）を示します（b）．vMMNは偏倚刺激の反応から標準刺激による反応の差分を取ることにより同定できます（c）．
結果については，本文を参照してください．

（文献9）より）

は自動処理過程は保たれるものの，トップダウン的処理に障害があることが分かりました．自動処理過程が保たれていることが，素早い行動判断に結びついているのかもしれません．

第7章. 発達とその障害を究める

ミニコラム 30　ミスマッチ陰性電位

1978年，Näätänenら[10]が聴覚性のMMNを報告しました．無視条件下のオドボール課題で，低頻度偏倚刺激に対するERPから標準刺激に対するERPを引算した際に，潜時100〜200 msに出現する陰性電位です［図Ⅱ-8-8（P.81）参照］．注意に関連しない感覚情報自動処理関連電位と考えられています[11]．無視条件とは，聴覚の場合，本を読ませたりビデオを見せて，注意をそちらに向けさせて音を聴かせる課題となります．視覚の場合は物語を聞かせて，後でその内容を問い，実験中に聴覚に注意がきちんと向いているかどうか確認します．筆者らは，健常人においてウインドミルパターンを呈示して，その羽の枚数を変えることにより，vMMN を記録しました[12]．この vMMN は視覚性記憶の基盤となること[13]や，双極障害[14]で異常となることを報告しました．

Fujita T, Yamasaki T, Kamio Y, Hirose S, Tobimatsu S: Parvocellular pathway impairment in autism spectrum disorder: Evidence from visual evoked potentials. Res Autism Spectr Disord, 5: 277-285, 2011[15]．

【論文の要約】HF-ASD（n=12）において，一次視覚野（V1）における小細胞（P）/大細胞（M）系障害の有無を128 ch高密度脳波計で検討した．P系には等輝度赤/緑サイン波格子（2 cpd，200 ms呈示），M系には低コントラスト白/黒サイン波格子（コントラスト16.5%，1 cpd，刺激頻度8 Hz）を用いた（図Ⅲ-7-7）．予想外の結果として，P系刺激の異常（N1潜時の延長）を認めた（図Ⅲ-7-7A）．ASDでは，V1でのM系機能は温存されているが（図Ⅲ-7-7B），色処理系のP系障害があることが初めて示された．

【着眼点】HF-ASDにおいてV1の機能異常があるかどうかを調べるため，P/M系選択的刺激を用いたVEPを記録しました．

【解　説】HF-ASDの色処理に関する研究はほとんどありません．ASDでは大域的運動認知global motionの障害があるので，M系障害を予想していました．意外にもM系ではなくP系（色処理）異常が示唆されました．P系には形態処理系があるので，今後の課題として形態処理を検討する必要が生じました．これが，次の論文（文献16）に発展しました．

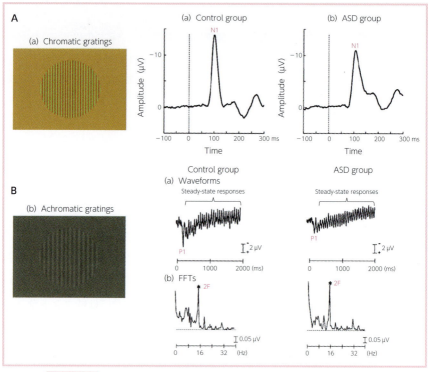

図Ⅲ-7-7　V1機能検索のための視覚刺激とVEP（総加算平均波形）

A: 等輝度赤/緑サイン波格子（左a）によるパターンオンセット刺激VEPを示します．N1（潜時約120 ms）はASDで延長し，低振幅傾向です（右）．
B: 低コントラスト白/黒サイン波格子縞（左b）を8 Hzで反転させたVEP波形です．P1に続いて定常状態型の反応が出現します．定常状態型反応は，フーリエ解析をして，16 Hz成分（第2調和成分，2F）の振幅と位相を計測しました．ASDと対照群の間には有意差はありませんでした（右）．

（文献15）より一部改変）

Yamasaki T, Maekawa T, Miyanaga Y, Takahashi K, Takamiya N, Ogata K, Tobimatsu S: Enhanced fine-form perception does not contribute to gestalt face perception in autism spectrum disorder. PLoS ONE, 12: e0170239, 2017[16].

【論文の要約】ASDでは，細かい形態視には優れているが，ゲシュタルト的な全体的顔認知は不得手である．成人HF-ASD（n=14）と定型発達健常成人（TD，n=14）において，小細胞（P）系の機能を調べるため多モダリティーの視覚刺激を作成した：等輝度赤／緑（RG）サイン波格子（2 cpd），高コントラスト白／黒（BW）サイン波格子（5.3 cpd），顔（中立，幸福顔，怒り顔）である．HF-ASDでは，RGに対するN1潜時の延長，BWに対するN1潜時の短縮，顔刺激に対するP1潜時の短縮とN170潜時の延長を認めた．V1からV4に至る経路の時間差は，HF-ASDで有意に延長していた．これらの結果から，V1における色処理系の機能低下はあるが，形態処理系の機能亢進があることが分かった．また，V4での顔認知の異常は多階層レベルでの腹側系障害を示唆する．

【着眼点】前の論文（文献15）の続編で，HF-ASDで視覚の腹側系の機能を系統的に調べました．

【解　説】被検者を変えても，V1で色処理系の異常があることを確認しました（図Ⅲ-7-8A）．しかし，V1の形態処理系は機能亢進を示していました．さらにV4の顔認知機能は低下していました（図Ⅲ-7-8B）．形態処理系の機能亢進は，色処理系の機能低下を代償している可能性があります．顔認知には，顔の輪郭などの形態情報が必要ですが，V1では機能低下がないので，V4に向かう皮質－皮質経路に異常がある可能性が示唆されました．

Fujita T, Kamio Y, Yamasaki T, Yasumoto S, Hirose S, Tobimatsu S: Altered automatic face processing in individuals with high-functioning autism spectrum disorders: Evidence from visual evoked potentials. Res Autism Spectr Disord, 7: 710-720, 2013[17].

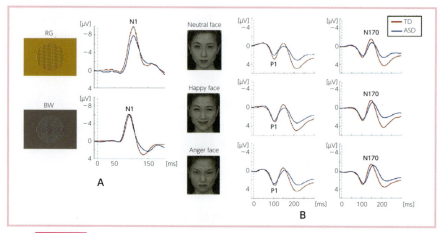

図Ⅲ-7-8 V1 と V4 機能検索のための視覚刺激と VEP（総加算平均波形）

A: 等輝度赤/緑（RG）サイン波格子によるパターン呈示刺激 VEP（上段）と高コントラスト白/黒（B/W）サイン波格子縞によるパターン呈示刺激 VEP（下段）の反応を示します．いずれも 200 ms 呈示しています．R/G では N1 潜時が延長し，B/W では N1 潜時が短くなっています．
B: 顔（上から中立，幸福，怒り顔）に対する後頭部 P1 と後頭側頭部 N170 の波形を示します．顔は 300 ms 呈示しました．ASD では P1 潜時が短縮し，N170 潜時が延長しています．

（文献 16）より一部改変）

【論文の要約】 ASD では定型発達（TD）に比べて顔認知の障害がある．HF-ASD（n＝10）と健常成人（TD，n＝10）を対象にして，サブリミナル subliminal（SUB）顔刺激に対する V1 の機能を検討した．後方マスク刺激（図Ⅲ-8-7 参照）で，顔（中立，恐怖）と物体の SUB 画像を正立と倒立で呈示した（図Ⅲ-7-9A）．後頭部で，N1（約 100 ms）と P1（約 120 ms）が記録された．SUB 顔効果（N1，P1 振幅と潜時における顔と物体の引算）の検討で，HF-ASD では，N1 振幅に対する正立情動顔で SUB 効果が観察されなかった（図Ⅲ-7-9B）．情動顔に対する自動処理の異常により社会性認知が障害されていると考えた．

【着眼点】 健常人では SUB 顔刺激に対して V1 が活動することはすでに報告していました［第Ⅲ部 8 章-3（P.220）参照］[18] ので [15]，SUB 顔効果を検討しました．

【解　説】 HF-ASD では，N1 振幅に対する正立情動顔で SUB 効果が見られま

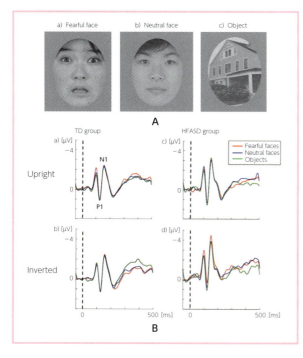

図Ⅲ-7-9 サブリミナル刺激と後頭部で記録された誘発反応（総加算平均波形）
A: 左から恐怖顔，中立顔，物体（家）を示します．
B: A の刺激の正立（上段）と倒立（下段）画像に対する VEP 反応です．

（文献 17）より）

せんでした．閾上刺激の顔認知障害だけでなく[16]，情動顔に対する無意識的な顔処理の異常も，社会性コミュニケーションの障害に寄与していると考えました．

Yamasaki T, Fujita T, Ogata K, Goto Y, Munetsuna S, Kamio Y, Tobimatsu S: Electrophysiological evidence for selective impairment of optic flow perception in autism spectrum disorder. Res Autism Spectr Disord, 5: 400-407, 2011[19].

【論文の要約】 ASD では細かい形態認知に優れるが，全体的な運動視には障害がある．HF-ASD（n=12）と健常成人（n=12）を対象に，放射状方向 optic flow（OF）刺激と水平方向 horizontal orientation（HO）刺激に対する ERP を 128 ch 高密度脳波計で記録した（図Ⅲ-7-10）．OF 刺激に対する N170，P200 が HF-ASD では延長していたが，HO に対する反応は正常であった．なお，OF に対する心理物理学的閾値には健常者と差がなかった．電気生理学的には，背側系の障害が示唆された．

【着眼点】 今までの研究で，HF-ASDでは顔認知障害，すなわち，視覚の腹側系の異常を呈することが分かりました．運動視は視覚の背側系で処理されていますので，背側系の障害の有無を検討しました．

【解 説】 OF刺激は腹−腹側系，HOは背−背側系の反応であることが分かっています[20]．OF認知が選択的に障害されていたことから，ASDでは，腹−腹側系（下頭頂小葉）の障害があることが示されました．興味深いことに，つい最近，軽度認知障害でも選択的OF障害があることが筆者ら[21]の研究で判明しました．HF-ASDでは，筆者らの一連の研究により[9, 15～17, 19]，腹側系，背側系の広汎な電気生理学的異常が存在します．このような広汎な異常がなぜ発生するのか，さらに検討する必要があります．

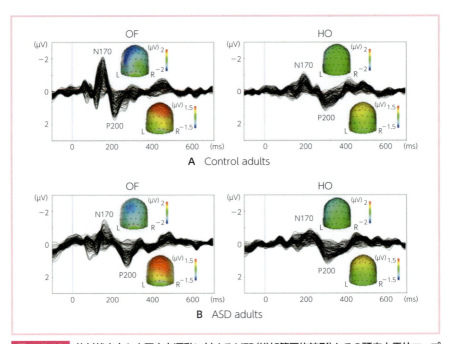

図Ⅲ-7-10 放射状方向と水平方向運動に対するVEP（総加算平均波形）とその頭皮上電位マップ
A: 健常成人のVEP波形で，2つの刺激とも，N170とP200が誘発されます．
B: ASDでは，OFに対するP200が明らかに延長しています．HOに対するN170，P200は正常です．
（文献19）より）

8 認知とその障害を究める

1 高次視覚路における小細胞系と大細胞系の機能分離

Arakawa K, Tobimatsu S, Kato M, Kira J-I: Parvocelluar and magnocellular visual processing in spinocerebellar degeneration and Parkinson's disease: An event-related potential study. Clin Neurophysiol 110: 1048-1057, 1999[1].

【論文の要約】視覚路における小細胞（P）系と大細胞（M）系の機能を分離するため，等輝度ランダムドット刺激と立体的回転円柱を作成した（図Ⅲ-8-1上段）．脊髄小脳変性症 spinocerebellar degeneration（SCD，n＝8），パーキンソン病 Parkinson's disease（PD，n＝10）と年齢を合わせた健常者（n＝11）でオドボール課題（赤と緑の弁別，立体的な動きとランダムな動きの弁別）による事象関連電位（P300）を測定した．第2色盲（緑色盲）の被検者では，等輝度ランダムドット刺激の赤と緑が識別できず，P400 (p) は出現しなかった．SCDでは，後頭部 N160 (p) は正常だが，P400 (p) と P400 (p) －N160 (p) 潜時が有意に延長していた（図Ⅲ-8-1下段）．一方，P400 (m) －N160 (m) 潜時は正常であったが，N160 (m) は延長していた．PDではP課題は正常で，かつ後頭部 N160 (m) も正常であった．しかし，P400 (m) 潜時が有意に延長していた（図Ⅲ-8-1下段）．以上の結果から，SCDでは，P系の高次視覚認知障害に加えて一次視覚野に至るM系の障害があることが示唆された．また，PDではP系障害はないが，M系の高次視覚認知障害があることが示された．

【着眼点】高次視覚野のP/M系の機能［ミニコラム22（P.164）参照］を分離できる刺激を作成しました．次にオドボール課題によりP300を計測し，SCDとPDの病態生理を比較検討しました．

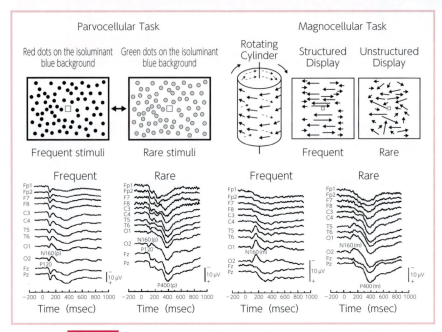

図Ⅲ-8-1 P/M系選択的刺激課題(上段)とERP波形(下段)

(文献1)より

【解 説】 視覚情報は，P系とM系から並列的に処理されています．この研究までは，網膜から一次視覚野までのP/M系の機能分離の研究を行ってきました[第Ⅲ部4章（P.151）参照][2]．本研究ではP300を用いてSCD，PDの高次視覚認知異常を検討し，異なる認知障害があることを示しました．SCD，PDともP300の異常は報告されていましたが，選択的P/M刺激課題によるP300計測は，病態生理を検討する上で重要だと考えられました．

2 顔認知の神経基盤とその障害

Goto Y, Kinoe H, Nakashima T, Tobimatsu S: Familiarity facilitates the cortico-cortical processing of face perception. NeuroReport, 16: 1329-1334, 2005[3].

【論文の要約】既知顔 familiar face (FF), 未知顔 unfamiliar face (UF), 物体 object (OB) の写真 (図Ⅲ-8-2A) を Photoshop で加工して, そのモザイクレベルを 24 段階に変え, 閾下 subthreshold (SUB), 閾値 threshold (THR), 閾上 suprathreshold (SUP) 刺激を被検者に呈示して, VEP を記録した. 後頭部の N1 と後頭側頭部の N2 成分 (後述の N170 に相当) の潜時と振幅を評価した. N1, N2 潜時はモザイクレベルが高くなると延長した. N2 振幅は THR, SUP の顔写真で振幅が有意に増加した. N1-N2 の頂点潜時差は既知性が高まると短縮した (図Ⅲ-8-2B). 以上より, 一次視覚野でまず顔認知が始まり, その後, 既知性が皮質-皮質間情報処理を促通することが示された.

【着眼点】モザイクを加えることにより, 写真の高空間周波数成分 [ミニコラム 20 (P.153) 参照] を除去し, 既知顔と未知顔の認知がどう変わるかを VEP で検討しました.

【解 説】顔認知に関する VEP 成分は N170 であることが, 1996 年, Bentin ら[4] [ミニコラム 31 (P.214) 参照] より初めて報告されました. 本研究では, モザイクにより顔の高空間周波数成分を除去したときの顔の既知性と未知性の脳内神経基盤を検討しました. その結果, 既知性が皮質-皮質間情報処理を促通することが分かりました. 顔認知に関する電気生理学的研究のまとめは, 筆者の総説を参考にしてください[5].

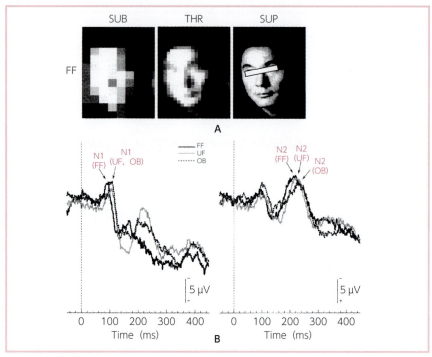

図Ⅲ-8-2 モザイクによる写真の加工とTHR写真に対するVEP反応

A: モザイクレベルが高いと顔であると認識できません（閾下（SUB））．モザイクレベルを下げて行くと顔であるという認知（閾値（THR））が可能となり，全くないと既知顔か未知顔か判定できます（閾上（SUP），既知顔の1例）．
B: THRレベルでの既知顔（FF: 黒線），未知顔（UF: 灰色線），物体（OB: 破線）に対する後頭部（O2）（左）と後頭側頭部（T6）（右）のVEP反応．詳しい説明は本文を参照してください．

（文献3）より一部改変）

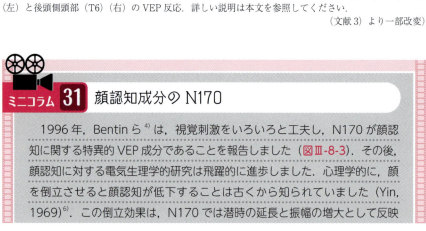

ミニコラム 31 　顔認知成分のN170

　1996年，Bentinら[4]は，視覚刺激をいろいろと工夫し，N170が顔認知に関する特異的VEP成分であることを報告しました（図Ⅲ-8-3）．その後，顔認知に対する電気生理学的研究は飛躍的に進歩しました．心理学的に，顔を倒立させると顔認知が低下することは古くから知られていました（Yin, 1969）[6]．この倒立効果は，N170では潜時の延長と振幅の増大として反映

されます（図Ⅲ-8-3B）．倒立効果の神経機序は不明ですが，N170 の動態から，認知が困難になるために潜時が遅延し，かつ正立顔を見たときよりも多くのニューロンが動員されて振幅が大きくなると考えられます．この倒立効果もヒトの顔に対して特異的です．なお，顔認知の中枢は紡錘状回の中にあることが，1997 年，Kanwisher ら[7]により機能的 MRI functional MRI (fMRI) で証明されました．20 世紀末に，顔認知中枢（紡錘状回顔領域 face fusiform area；FFA）が同定されたということは，まだまだヒトの脳には未知の領域があるだろうという想像をかき立てられます．なお，筆者らは，相貌失認例で N170 が消失していることを報告しています[8]．

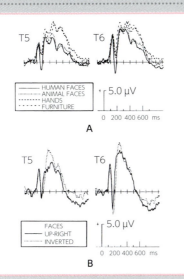

図Ⅲ-8-3 顔特異成分 N170 の反応特性

A：ヒトの顔，動物の顔，手，家具に対する N170．N170 はやや右優位で，ヒトの顔に対して振幅が最も大きいことが分かります．潜時もヒトの顔に対する N170 が最も短くなっています．300～600 ms の後期成分は，N170 とは異なり，刺激間で差がないことに注意してください．
B：正立顔と倒立顔に対する N170 は，倒立顔を見せると振幅が大きくなり，潜時が遅くなります（顔の倒立効果）．
（文献 4）より）

Nakashima T, Goto Y, Abe T, Kaneko K, Saito T, Makinouchi A, Tobimatsu S: Electrophysiological evidence for sequential discrimination of positive and negative facial expressions. Clin Neurophysiol, 119: 1803-1811, 2008[9]．

【論文の要約】中立顔，陰性（怒り，恐怖），陽性表情を呈示して，ERP を記録した．その際，未加工の顔写真 [broad spatial frequency（BSF）]，高空間周

波数 high spatial frequency（HSF）の顔，低空間周波数 low spatial frequency（LSF）の顔を作成した（図Ⅲ-8-4）．190～390 ms の ERP 陽性成分の動態を 20 ms 毎に比較した．後頭側頭部の電極（T5，T6で右優位）において，LSF 顔画像では 270～310 ms の区間で陰性と陽性表情の弁別，HSF 顔画像では 330～390 ms の区間で陰性表情の弁別をしていることが示された．画像フィルタリング処理により顔の表情認知機構の一端を解明した．

【着眼点】並列的視覚情報処理［ミニコラム 22（P.164）参照］の観点から，顔写真の空間周波数をフィルタリングすることにより，陰性・陽性表情の弁別がERP でどの時間帯に起こっているのか検討しました．

【解　説】Vuilleumier ら [10] は，BSF，LSF，HSF 顔画像を用いて fMRI で紡錘状回顔領域 fusiform face area（FFA）と扁桃体の反応特性を検討しました．その結果，LSF 画像は扁桃体を，HSF 画像は FFA を選択的に活性化することを報告しました．その理由は，LSF 画像は表情を強調し，HSF 画像は顔の輪郭を強調するためです．fMRI は空間分解能には優れていますが，時間分解能は ERP より格段に落ちます．ERP で表情認知の時系列的解析を行い，270～390 ms の範囲で表情弁別がなされていることが分かりました．ただし，この区間で発生す

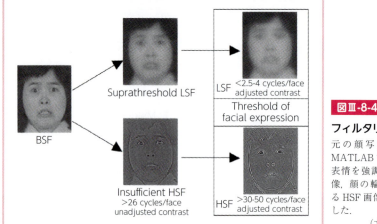

図Ⅲ-8-4　顔写真のフィルタリング処理
元の顔写真（BSF）を MATLAB で加工して，表情を強調する LSF 画像，顔の輪郭を強調する HSF 画像を作成しました．
（文献 9）より）

る ERP 成分がどこから由来しているのかが，新たな課題となりました．

> Nakashima T, Kaneko K, Goto Y, Abe T, Mitsudo T, Ogata K, Makinouchi A, Tobimatsu S: Early ERP components differentially extract facial features: Evidence for spatial frequency-and-contrast detectors. Neurosci Res, 62: 225-235, 2008[11].

【論文の要約】中立顔および家の写真（BSF）を基にして，高空間周波数（HSF），低空間周波数（LSF）の画像（図Ⅲ-8-5A）および物理的に等輝度の画像 physically equiluminant（PEL）を作成した（図Ⅲ-8-5D）．後頭部の P1（潜

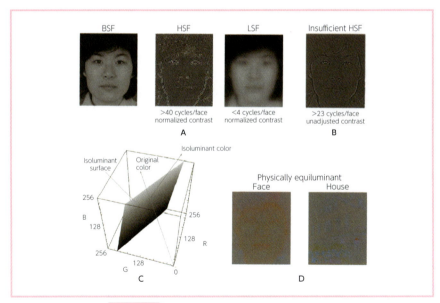

図Ⅲ-8-5 物理的等輝度画像（PEL）の作成法

顔写真（BSF）を MATLAB で加工して，表情を強調する LSF 画像，顔の輪郭を強調する HSF 画像を作成しました（A）．さらに BSF の各ピクセルのグレースケールを等輝度平面に落とし込み（C），輝度差のない PEL 画像を作成しました（D）．

（文献 11）より）

時約 110 ms) と後頭側頭部の N170 を記録し，その動態を比較した．P1 は LSF 顔で振幅が増大したが，N170 は HSF 顔で振幅が増大した．P1 は PEL 家では低下し，PEL 顔ではその振幅は減衰せずに記録された．以上から，P1 は顔の全体的（ゲシュタルト的）認知，N170 は顔の特徴処理をしていることが示された．

【着眼点】ERP の初期成分（P1，N170）に対する顔と家の画像フィルタリング効果を検討しました．ただ，これだけでは新規性に乏しかったため，輝度差のない PEL 画像を準備して，その影響を追加しました．

【解　説】前述の論文（文献 9）の姉妹論文で，画像フィルタリング処理はそれに準じています（図Ⅲ-8-5）．PEL 刺激を追加することにより，P1 と N170 の特性がさらに明瞭となりました．顔認知の神経基盤をより追求するためには，適切な画像処理をした刺激を用いることが肝要です．

> Obayashi C, Nakashima T, Onitsuka T, Maekawa T, Hirano Y, Hirano S, Oribe N, Kaneko K, Kanba S, Tobimatsu S: Decreased spatial frequency sensitivities for processing faces in male patients with chronic schizophrenia. Clin Neurophysiol, 120: 1525-1533, 2009[12]．

【論文の要約】統合失調症 schizophrenia（SZ）では，視覚認知の障害が指摘されている．慢性期 SZ（n＝16，男性）において ERP に対する空間周波数（BSF，LSF，HSF 画像）の影響を検討した（図Ⅲ-8-6）．後頭部（O1/O2）の P1 振幅は，健常人（NC，n＝23）では LSF＞BSF であったが，SZ ではその差がなかった．P1 潜時は，NC では LSF＞BSF＝HSF であったが，SZ ではその傾向がなかった．後頭側頭部（T5/T6）の N170 振幅は，NC では HSF＞BSF であったが，SZ ではその差がなかった．N170 潜時は，NC と SZ で反応特性の差はなかった．SZ では BSF 顔に対する N170 振幅と機能の全体的評価尺度との間に負の相関を認めた．SZ では顔の空間周波数の変化に対する感度が減弱しており，これが SZ の顔認知異常の神経基盤となっている．

第 8 章. 認知とその障害を究める

【着眼点】 SZ では，視覚認知障害が指摘されています．その神経基盤を探るために，顔の空間周波数の変化に対する ERP 反応特性を検討しました．

【解　説】 文献 8 の姉妹論文で，SZ における画像フィルタリング効果を検証しました．この当時，SZ では，要素的刺激（チェック，サイン波格子）を使うと小細胞系より大細胞系の障害が強いという大細胞障害仮説が注目されていました[13]．本研究の結果は，顔の空間周波数に対する選択的障害はないということを示しています．

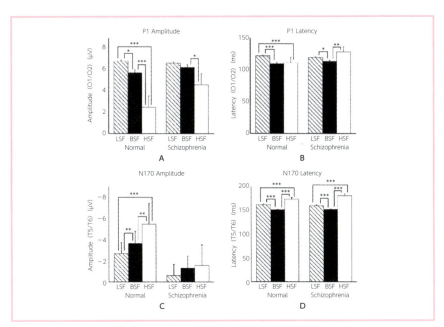

図Ⅲ-8-6　P1 と N170 に対する顔の空間周波数の影響

A: NC と SZ の P1 振幅に対する影響
B: NC と SZ の P1 潜時に対する影響
C: NC と SZ の N170 振幅に対する影響
D: NC と SZ の N170 潜時に対する影響
を示します．詳細は本文を参照してください．

（文献 12）より）

3 顔に対する視覚的気づき

Mitsudo T, Kamio Y, Goto Y, Nakashima T, Tobimatsu S: Neural responses in the occipital cortex to unrecognizable faces. Clin Neurophysiol, 122: 708-718, 2011[14].

【論文の要約】後方マスキングにより顔（中立顔, 恐怖顔）のサブリミナル（SUB）刺激（呈示約20 ms）, 閾値（約30 ms）, 閾上（約300 ms）に対する後頭部（Oz）のP1（120 ms）と後頭側頭部（T5, T6）のN170反応を計測した（図Ⅲ-8-7）. SUB刺激に対しP1は, 物体より顔で反応が大きくなり, しかも正立顔で倒立顔より振幅が増大した. N1（160 ms）は, 倒立顔で正立顔より振幅が増大した. 表情による差は無かった. 一方, N170はSUB刺激で誘発されず, 閾上で明瞭化した. 意識に上る顔認知（N170）の前に, 顔を認知する速い系が存在し, P1は顔の全体的認知を, N1は顔の特徴を抽出することが示唆された.

【着眼点】顔や表情認知は意識に上る系と無意識的に処理される速い系があります（ミニコラム32）[15]. 後方マスクにより顔（中立顔, 恐怖顔）のSUB刺激を呈示し, 後頭部（Oz）と後頭側頭部（T5, T6）からERP反応を計測しました.

【解　説】俗に言うSUB効果は, "テレビやラジオなどに, 知覚できない程度の速さや音量の映像・音声などを繰り返し挿入するとその効果が出現する" とされているもので, 実際に効果があるかどうかについては, 心理学実験では否定されています. 本研究では, 顔のSUB刺激で後頭部が反応することを誘発電位で証明しました.

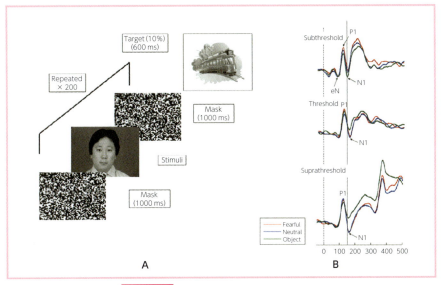

図Ⅲ-8-7 視覚刺激と Oz での視覚反応

A: 刺激をパターンでマスクすると，呈示時間に依存して SUB，閾値，閾上刺激が知覚されます．フレームレートが 100 Hz なので，10 ms 毎に呈示時間を変更できます．
B: 後頭部の P1，N1 は顔の SUB 刺激に反応します．その特性は本文を参照してください．

（文献 14）より）

ミニコラム 32　情動系は意識に上らない

　視覚刺激が意識に上るためには，一次視覚野（V1）に情報が伝達されることが必要です（図Ⅲ-8-8A）．恐怖などの情動は V1 をバイパスするため，意識に上りません（図Ⅲ-8-8B）．盲視 blindsight という現象があります．これは，V1 が損傷した患者で，見えていないはずの視野にある光点の位置をチャンスレベル以上で当てることができる現象です．つまり知覚的な経験を伴うことなく，視覚刺激に対して何らかの応答を示すのです．盲視を示す患者で視覚が残存しているのは，V1 を経由せずに高次視覚野へ投射する経路があるためです（図Ⅲ-8-8B）．このようにして生じた高次視覚野での活動が，V1 が存在しないときには視覚的意識（気づき）を生じさせないのは，興味深い現象です．

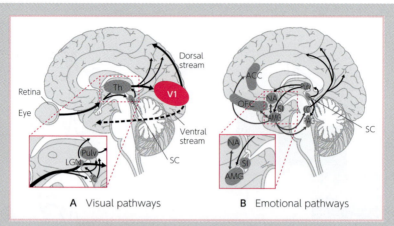

図Ⅲ-8-8 視覚と情動の皮質および皮質下経路

A: 意識的に視覚刺激が認知されるには，網膜からの情報が視床（外側膝状体）を経て一次視覚野（V1）に到達しなければなりません．V1 からは背側路と腹側路に分かれます．一部の網膜からの情報は，上丘と視床枕に投射し，V1 をバイパスして（矢印），外線条皮質（V2 以降）に投射します．また，外側膝状体と上丘を結ぶ連絡もあります．
B: 情動系は，扁桃体，無名質，側座核，青斑核，中脳水道周囲灰白質などの皮質下経路と眼窩前頭皮質，前帯状皮質を含む皮質経路があります．視覚系と情動系には密接な線維連絡があります．
Th: 視床，V1: 一次視覚野，Pulv: 視床枕，LGN: 外側膝状体，SC: 上丘，NA: 側座核，SI: 無名質，AMG: 扁桃体，PG: 中脳水道周囲灰白質，LC: 青斑核，OFC: 眼窩前頭皮質，ACC: 前帯状皮質

（文献 15）より）

Yamada E, Ogata K, Kishimoto J, Tanaka M, Urakawa T, Yamasaki T, Tobimatsu S: Neural substrates of species-dependent visual processing of faces: Use of morphed faces. Physiol Rep, 3: e12387, 2015[16].

【論文の要約】顔認知における種差の神経基盤を明らかにするために，128 ch 高密度脳波計を用いて，モーフィング画像（ヒト vs. サル）に対する ERP 反応を計測した（図Ⅲ-8-9）．P100 の潜時と振幅は正立顔のモーフィングレベルに正の線形反応を呈した．一方，倒立顔に対しては，U 字型特性を示した．N170 潜時は正立顔に対して，種の弁別ポイントに変曲点をもつステップ状の反応を示した．N170 振幅は正立顔のモーフィングレベルに影響されなかったが，倒立顔に

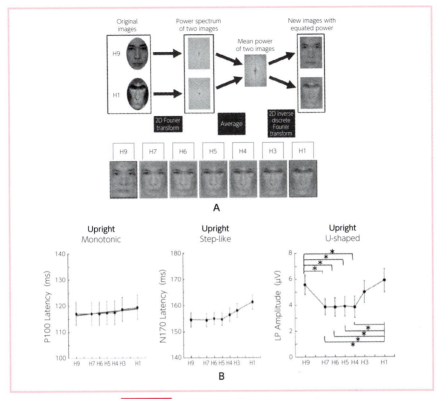

図Ⅲ-8-9 モーフィング画像と ERP 反応

A: H9 はヒトの顔 90%, H1 はヒトの顔 10% の画像です（上段）. 空間周波数や輝度情報を MATLAB で調整したものが下段の刺激画像（H9〜H1）となります.
B: P100, N170, 後期陽性成分のモーフィング画像に対する反応特性を示します. 線形の増加, ステップ型の変化, U字型の変化などを認めます.

（文献 16）より一部改変）

対しては負の線形反応を示した. 頭頂部の後期陽性成分（LP, 350〜550 ms）は種のカテゴリー化課題で U 字型曲線を示した. 以上より, P100 は顔の物理学的性状, N170 は種特異的反応, 後期陽性成分（350〜550 ms）は種のカテゴリー化に関係していることが分かった.

【着眼点】モーフィング手法（ある物体から別の物体へと自然に変形させる）により, 顔認知に関する種差の神経基盤を検討しました.

【解　説】N170はヒトの顔に［ミニコラム31（P.214）参照］特異的であり，倒立効果を示します．過去の研究で種差を研究した論文はありますが，顔の構成成分の空間周波数を均一化していないため，種差なのか画像の物理学的性状の違いなのか不明でした．本研究では，モーフィング手法を用いて種差の神経基盤を検討しました．後頭部のP100，後頭側頭部のN170，頭頂部の後期陽性成分は，顔の性状，種差，カテゴリー化に関係していることが分かりました．

> Kume Y, Maekawa T, Urakawa T, Hironaga N, Ogata K, Shigyo M, Tobimatsu S: Neuromagnetic evidence that the right fusiform face area is essential for human face awareness: An intermittent binocular rivalry study. Neurosci Res, 109:54-62, 2016[17]．

【論文の要約】顔に対する意識的気づきがいつ，どこで生じるのかは不明である．脳磁図を用いて，間欠的両眼視野闘争 binocular rivalry（BR）と疑似視野闘争 pseudo-rivalry（PR）条件において（図Ⅲ-8-10A），ヒト vs 家，サル vs 家の組合せ時の脳磁場反応の時系列的解析を行った．FFAでは，右優位にM170が記録された（図Ⅲ-8-10B）．FFA周辺部ではM130成分も記録された．BR条件でM130振幅は刺激の種類に関わらず増大した．M170はBR時に抑制されたが，顔認知時はサルに比べてその抑制が低かった．N170潜時は，ヒト＜サル＜家の順で短かった．以上より，顔はN170を誘発し，右FFAが顔の気づきに重要であることが分かった．

【着眼点】BRとは，2つの競合的視覚情報（例えば，顔 vs 家）を同時に与えると，顔と家情報は知覚されますが，どちらに気づいて見えるのか被検者は予測できません．視覚情報の脳内入力と気づきを分離できるので，BRで顔に対する気づきの神経基盤を検討しました．

【解　説】BRは心理実験でよく使われます．BR課題でのfMRIでは，顔を認知したときにはFFAが，家を認識したときには海馬傍回場所領域が活性化しま

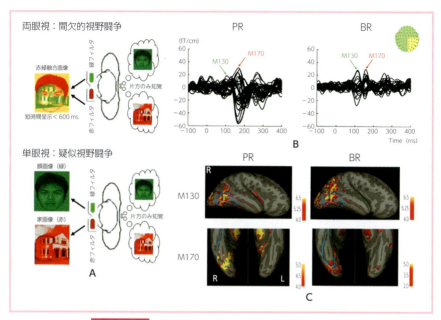

図Ⅲ-8-10 視野闘争課題と脳磁場反応の電流源解析

A: BRでは両眼で融合画像を見ると,顔や家の見えが切り替わります.PRでは融合画像でない写真を単眼でみると呈示された顔か家しか見えません.
B: 右1/4にあるセンサでのM130,M170反応の磁場分布を示します.
C: M130はFFA周辺,M170はFFAに電流源があります.M130はBRで大きくなりますが,M170はPR条件よりも抑制されます.その程度はヒトの方が軽いことを示します(B,C).

(B,C:文献17)より)

す[18].時間分解能に優れた脳磁図を用いて,右FFAが顔の気づきに重要であることを示しました.

4 文字認知の神経基盤

Horie S, Yamasaki T, Okamoto T, Nakashima T, Ogata K, Tobimatsu S: Differential roles of spatial frequency on reading processes for ideograms and phonograms: A high-density ERP study. Neurosci Res, 72: 68-78, 2012[19].

【論文の要約】 "漢字と仮名の読みの乖離"[20] の神経基盤はいまだ明らかではない．空間周波数がこの乖離に重要であるとの仮説を立て，高密度 ERP で検証した．漢字（小学校低学年，高学年），平仮名（単語，非単語），スクランブル文字を用いて，フィルタリングしたもの（HSF，LSF）と未処理の文字（BSF）を使って（図Ⅲ-8-11A），ERP 成分の特性を比較した．BSF では，両側後頭部から P100，左後頭側頭部から N170，前頭中心部から N400 が記録された．スクランブル文字では，明瞭な左優位の N170 と N400 が記録されなかった（図Ⅲ-8-11B）．LSF 条件では，漢字の P100，N170 は仮名より潜時が遅れた．HSF 条件では，高学年で学ぶ漢字の P100，N170 は低学年のそれより有意に遅かった．一方，LSF，HSF 条件とも N400 には影響しなかった．LSF と仮名，HSF と漢字の関係は明らかであり，空間周波数が漢字と仮名の読みに関係していることが示された．

【着眼点】 仮名は低空間周波数成分が優位，漢字は高空間周波数成分が優位であることを利用して，仮名と漢字の読みの機構の違いを ERP で検討しました．

【解　説】 言語を構成する空間周波数成分をフィルタリング処理し，小細胞系，大細胞系を選択的に刺激できるような漢字・仮名を作成しました．次に ERP を記録して，両系が言語認知に対してどのような役割を担うのかを検討しました．その際，"漢字・仮名の乖離"の問題点として，それらの習得度や難易度の違いを考慮せずに症例を検討していることが指摘されていました[21]．そこで，漢字のやさしさ，難しさの観点から漢字を選び，仮名認知との違いを検討しました．両側後頭部から P100，左後頭側頭部から N170，前頭中心部から N400 が記録され，フィルタリングの効果から，LSF と仮名，HSF と漢字の関係は明らかとなりました．なお，アルファベットは，仮名同様，LSF が主な成分です[19]．この論文の続編では，fMRI により漢字と仮名の情報処理が HSF と LSF でそれぞれ処理され，漢字は下側頭回，仮名は下頭頂小葉で処理されること明らかにしました（図Ⅲ-8-12）[22]．

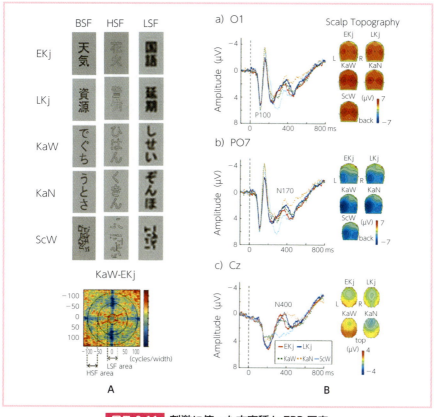

図Ⅲ-8-11 刺激に使った文字種と ERP 反応

A: EKj（小学校低学年で学ぶやさしい漢字），LKj（小学校高学年で学ぶやや難しい漢字），KaW（仮名で意味のある単語），KaN（仮名で意味のない単語），ScW（スクランブル文字）の BSF, HSF, LSF 画像（上段）．2次元フーリエ解析により，漢字は HSF 主体，仮名は LSF 成分主体であることを示します（下段）．
B: BSF 刺激に対する左後頭部，左後側頭部，中心部の電極から記録された総加算平均波形（左），そのときの頭皮上電位分布を示します（右）．P100 は両側後頭部優位，N170 は左優位，N400 は前頭中心部優位です．

（文献 19）より一部改変）

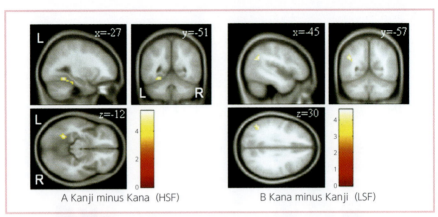

図Ⅲ-8-12 左下側頭回と左頭頂小葉における漢字・仮名処理機構

A: HSF 条件では漢字と仮名の BOLD 信号の差分は下側頭回で有意に増加しました.
B: LSF 条件では漢字と仮名の BOLD 信号の差分は下頭頂小葉で有意に増加しました. ERP では電流源推定の精度が悪いのですが, fMRI により機能局在を証明できました.

（文献 22）より）

ミニコラム 33 漢字と仮名の二重神経機構仮説

　Iwata[20]の"漢字と仮名の読みの乖離"説は, 文字の視覚記憶心像の場である視覚領域と Wernicke 領域との間には, 左角回を介する背側神経回路と, 左側頭葉後下部を介する腹側神経回路があり, 書かれた語を読むという過程においては, 背側神経回路は仮名の音韻的読みの過程に, 腹側神経回路は漢字の意味読みの過程に関わっている, という説です（図Ⅲ-8-13）. なお, fMRI と ERP を用いた研究で, 左の側頭葉底面の紡錘状回中部に単語の読みに関連した賦活が認められ, 語形認知領域 visual word form area と名付けられました[23].

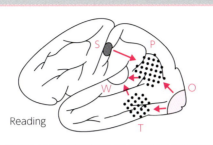

図Ⅲ-8-13 日本人の読字の神経機構
後頭葉に到達した文字情報は角回を経て仮名の音韻処理を行う背側路と，漢字の意味処理を行う腹側系の中・下側頭回から処理されている．
O＝後頭葉，P＝角回，T＝下側頭回後部，S＝体性感覚野，W＝Wernicke 野

（文献 20）より）

5 時間認知の神経基盤

Mitsudo T, Nakajima Y, Remijn GB, Takeichi H, Goto Y, Tobimatsu S: Electrophysiological evidence of auditory temporal perception related to the assimilation between two neighboring time intervals. NeuroQuantology, 7:114-127, 2009[24].

【論文の要約】聴覚の時間縮小錯覚 time-shrinking perception[25] の神経基盤を検討するために，2つの ERP 実験を行った．3つの連続音（1 kHz のトーンバースト音）でできる2つの時間間隔（T1, T2）（図Ⅲ-8-14）を T1 > T2，T1 = T2，T1<T2 の組合せで被検者に聞かせ，T1 と T2 の時間間隔の異同をボタン押しで判定させた．心理評定では，$-80\ \mathrm{ms} \leq \mathrm{T1}-\mathrm{T2} \leq +40\ \mathrm{ms}$ のときに，時間縮小錯覚が生じた．3番目の音終了後 100 ms で右前頭部に随伴陰性変動 contingent negative variation（CNV）が出現した．この CNV は時間縮小錯覚が

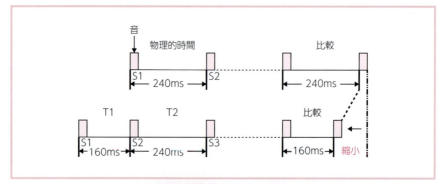

図Ⅲ-8-14 時間縮小錯覚

あるリズムで3つの音を聞かせたとき（下段），2つ目と3つ目の音の間隔がどれくらいの長さに感じられたのかを調べると，2つの音を聞かせたとき（S1, S2）の時間間隔より，3つの音を連続的に聞かせたときの方が，2つ目と3つ目の音の間隔は短く感じられます．つまり，物理的な時間と主観的に感じる時間の長さに食い違いが起きます．この錯聴を，時間縮小錯覚と呼びます．

（光藤先生よりご提供）

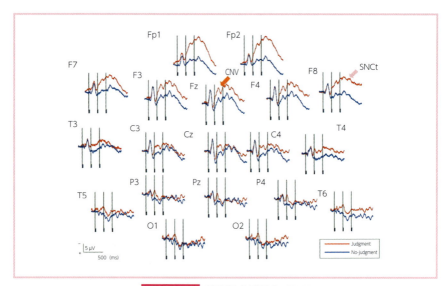

図Ⅲ-8-15 時間縮小錯覚とCNV

T1＝T2条件時のERP反応です．赤線は時間間隔の異同を判断させたとき，青線は異同判断なしで3音目が終わったときにボタン押しをさせたときの反応です．2音目終了後にCNVが前頭部に出現しています．時間間隔の異同判断で，3音目終了後にSNCt（slow negative component）が右前頭優位に出現しています．このSNCtは時間縮小錯覚が起こったとき（T1≠T2）に振幅が低下します．

（文献24）より）

生じたとき，つまり T1 と T2 が時間的に等間隔であると認識したときにその振幅が減弱した（図Ⅲ-8-15）．この課題により錯聴だけでなく時間認知の神経機序も検討できることを示した．

【着眼点】語や音楽に重要である1秒以内の時間知覚処理については研究が少ないので，時間縮小錯覚を CNV に応用してその神経基盤を検討しました．

【解説】ヒトは時間情報を受け取るための特定の感覚器官を持ちませんが，様々な感覚入力（光，音，振動）を手がかりに時間情報を得ています．本研究では物理的に等間隔（T1＝T2）のときだけでなく，時間縮小錯覚が生じたときにも（$-80\,\text{ms} \leq \text{T1} - \text{T2} \leq +40\,\text{ms}$），右前頭部の随伴陰性変動の振幅が減弱しました．等間隔か否かの意思決定にこの成分は関与していると考えました．次の論文で，この成分の再現性と頑健性を同一被検者で再確認し，SNCt が時間間隔の異同に関与していることを示しました[26]．この錯聴には作業記憶の過程も含まれています．なお，時間認知には右の側頭頭頂接合部 temporoparietal junction（TJP）が重要であり，When 経路と呼ばれています[27]．現在，脳磁図を使って，聴覚野から TPJ を介して前頭前野に至る時間縮小錯覚の時空間的流れを検討しています．

34 随伴陰性変動（CNV）

1964 年，Walter ら[28] により報告された，脳波の緩徐な陰性電位変動です（図Ⅲ-8-16）．これは，一定間隔で一対の刺激を与え，第2刺激に対して一定の反応，例えば，ボタン押しなどの予期的反応時間課題を行わせることにより，第1刺激と第2刺激の間に見られるゆっくりとした陰性変動です．例えば，ピーという予告音のしばらく後に光が点灯するようにし，予告音が聞こえたら光が出るまで集中し，光が見えると同時にボタンを押してもらいます（弁別反応課題）．そうすると，予告音と光が出力されるまでの間の脳波に陰性シフトが起こり，これを CNV と呼びます．

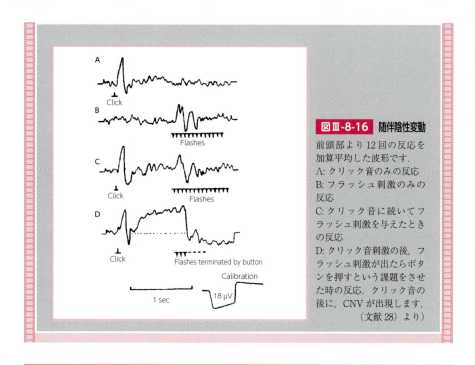

図Ⅲ-8-16　随伴陰性変動

前頭部より12回の反応を加算平均した波形です．
A：クリック音のみの反応
B：フラッシュ刺激のみの反応
C：クリック音に続いてフラッシュ刺激を与えたときの反応
D：クリック音刺激の後，フラッシュ刺激が出たらボタンを押すという課題をさせた時の反応．クリック音の後に，CNVが出現します．
（文献28）より）

Nagaike A, Mitsudo T, Nakajima Y, Ogata K, Yamasaki T, Goto Y, Tobimatsu S: 'Time-shrinking perception' in the visual system: A psychophysical and high-density ERP study. Exp Brain Res, 234: 3279-3290, 2016[29]．

【論文の要約】0.5 cpdのサイン波格子縞を用いて（図Ⅲ-8-17A），視覚の時間縮小錯覚に関するERPを記録した．T1を変化させて $-80\,\mathrm{ms} \leqq (T1-T2) \leqq +120\,\mathrm{ms}$ のとき，T2を変化せて $-120\,\mathrm{ms} \leqq (T1-T2) \leqq +80\,\mathrm{ms}$ のときに時間縮小錯覚が生じた．3番目の視覚刺激終了後，前頭中心部にCNVが出現した（図Ⅲ-8-17B）．このCNVは，T1とT2が時間的に等間隔であると認識したときに出現した（図Ⅲ-8-17B）．前頭中心部のCNVは視覚の時間認知に関連することが示された．

【着眼点】聴覚と同様，心理学的には視覚にも時間縮小錯覚があることが分かっていました．しかし，ERP研究はなかったので，128ch高密度脳波計で検討

しました.

【解　説】実験を始めたとき，予想に反して視覚誘発電位の混入が大きく，CNV成分をなかなか分離・記録することができませんでした．低空間周波数の視覚刺激を用いることにより，VEPの混入が減り，CNVを分離できました．視覚のCNVは，聴覚とは異なる電位分布を示しましたが，時間的等間隔の認知に関わることが示されました．なお，視覚は聴覚に比べて時間分解能が劣るため，聴覚より長めのT1, T2を作成しました．

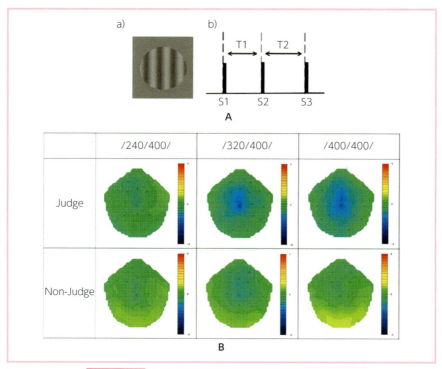

図Ⅲ-8-17 視覚の時間縮小錯覚に使った刺激とCNV

A: 0.5 cpdのサイン波格子縞を使用しました．
B: T2>T1条件で3番目の刺激の後に，CNVが出現しています．等間隔の/400/400で明瞭ですが，時間縮小錯覚が生じている/320/400でも出現しています．このCNVは時間判断課題ではないNon-Judgeには出現しません．

（文献29）より）

6 痛覚受容と除痛の神経基盤

Hayamizu M, Hagiwara K, Hironaga N, Ogata K, Hoka S, Tobimatsu S: A spatiotemporal signature of cortical pain relief by tactile stimulation: An MEG study. NeuroImage, 130:175-183, 2016[30].

【論文の要約】触覚刺激による皮質レベルでの除痛効果の時空間的特徴を脳磁図で検討した．島 - 弁蓋部には多様な感覚入力があり，他の感覚入力により除痛効果が起こることが知られている．AδとAβ線維をそれぞれ選択的に刺激する疼痛刺激と機械的触覚刺激を与え，その時間間隔 interstimulus interval（ISI）を調節することにより，脊髄レベル（0-ms ISI）と皮質レベル（60-ms ISI）での除痛効果を検討した．得られた感覚誘発脳磁場とその信号源（ミニマムノルム解析）の活動量を解析した．皮質レベルでの除痛は島後部に限局したが，脊髄レベルの除痛は，島後部と頭頂弁蓋部にみられた．痛みの評価スケール visual analog scale（VAS）は，脊髄・皮質レベルとも同程度に減少した．以上より，島後部が触覚性除痛効果に大きな役割を果たしていることが証明された．

【着眼点】"痛いところをさすると痛みが和らぐ"現象はよく知られています．これは門制御理論 gate control theory[31] によっており，脊髄レベルでの疼痛抑制です．皮質レベルでの疼痛抑制に関して，その神経基盤を脳磁図で検討しました．

【解　説】1965年，MelzackとWallが門制御理論を提唱しました[31]．簡単に言うと，「脊髄後角に，痛み信号の流入を制御する門の機能がある」ということです．この理論は現在ではかなり修正されています．近年の神経機能画像の進歩により，一次体性感覚野，二次体性感覚野，島皮質，前帯状皮質，前頭前野などが，"pain matrix" と総称され，全体として痛みの認知に関わっていると考えられています[32]．痛覚には3つの作用があります．1つ目は感覚刺激の強度の知覚，2つ目は不快感などの即時的情動，3つ目は慢性痛がもたらす長期的な情動です．島

は1,2に関わっているとされています.本研究では,痛覚と触覚刺激のISIを変えて,皮質レベルでの疼痛抑制に対して島後部が関与していることを示しました.

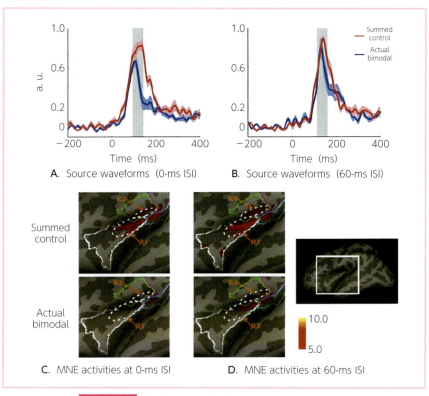

図Ⅲ-8-18 脊髄レベルと皮質レベルでの痛覚抑制効果

A: 0-ms ISIでの総加算平均反応波形(n=11)です.赤は痛覚のみ,青は痛覚・触覚同時刺激の反応で,平均29.4%抑制されました.
B: 60-ms ISIにおける総加算平均反応波形です.赤は痛覚のみ,青は痛覚刺激後60 msで触覚刺激を与えたときの反応で,平均16.7%減少しました.
C: 白四角で囲まれた関心領域(島,弁蓋部)を拡大表示しています.痛覚のみでは,島後部と頭頂弁蓋部の両方が活動します(上段).触覚刺激を同時に与えると,どちらの活動も抑制されました(下段).
D: 60-ms ISIで,触覚刺激を遅れて与えると,島後部のみ活動が抑制されました(下段).

(文献30)より)

7 認知症の電気生理学的バイオマーカー

Tobimatsu S, Hamada T, Okayama M, Fukui R, Kato M: Temporal frequency deficit in patients with senile dementia of the Alzheimer type: A visual evoked potential study. Neurology, 44: 1260-1263, 1994[33].

【論文の要約】アルツハイマー病 Alzheimer's disease（AD）の時間周波数特性の変化を定常状態型VEPで検討した．対象はAD（n=14），血管性認知症 vascular dementia（VD）（n=14），健常老年者（NC）（n=14）で，全員女性であった．LEDゴーグル刺激を用い，その刺激頻度を5，10，15，20，30 Hzに変えて，VEPを記録した（図Ⅲ-8-19A）．フーリエ解析により第1，第2調和成分の振幅を計測した．ADでは15，20，30 Hzの高頻度刺激で第1調和成分の振幅

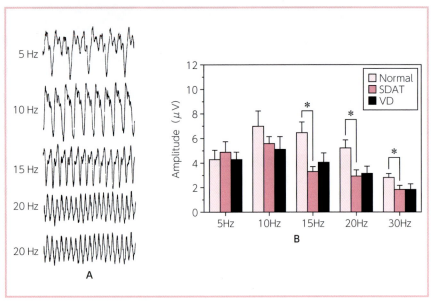

図Ⅲ-8-19 定常状態型VEPの波形（NC）と3群での第1調和成分の振幅の比較
A: 定常状態型VEPの波形は，刺激頻度に対応する第1調和成分が主で，サイン波形を示します．
B: ADでは15，20，30 Hz刺激に対して振幅が有意に低下しています． （文献33）より）

がNCより有意に減少していた（図Ⅲ-8-19B）．一方，VDとNCでは有意差はなかった．この時間周波数欠損は，ADの視覚情報処理の初期過程の異常を反映すると考えられた．

【着眼点】パーキンソン病では定常状態型VEPの異常があり，ドパミン異常との関連が指摘されていました[34]．ADではアセチルコリンの低下があるので，定常状態型VEPで時間周波数欠損がないかどうか検討しました．

【解　説】ADでは高頻度刺激に対する反応が特異的に低下していました．ADではフラッシュ刺激によるtransient型VEPの方がパターンVEPよりも異常が出やすいとの報告がすでにありましたので[35]，時間周波数依存性変化を定常状態型VEPで検討しました．認知症が進むと刺激を見てくれない可能性がありましたので，LEDゴーグル刺激を用いました．この時間周波数欠損はアセチルコリン低下による視覚情報処理の異常に由来すると考えました．

> Yamasaki T, Goto Y, Ohyagi Y, Monji A, Munetsuna S, Minohara M, Minohara K, Kira J, Kanba S, Tobimatsu S: Selective impairment of optic flow perception in amnestic mild cognitive impairment: evidence from event-related potentials. J Alzheimers Dis, 28: 695-708, 2012[36]．

【論文の要約】ADでは，頭頂葉背側系の機能異常により，視空間認知障害がみられる．背側系は下頭頂小葉（腹-背側系）と上頭頂小葉（背-背側系）に分けられる．健忘性軽度認知障害 amnestic mild cognitive impairment（aMCI）とADにおいて，腹-背側系の刺激として放射状方向運動 optic flow（OF）刺激，背-背側系の刺激として水平方向運動 horizontal orientation（HO）刺激を用いた．どちらの刺激でも後頭部のP1（潜時約100 ms）とN1（潜時約130 ms）は健常老年者，aMCIやADで差はなかった．aMCIではN170（5次視覚野起源）は正常であったが，OFのP200（下頭頂小葉起源）潜時のみ延長していた（図Ⅲ-8-20）．ADではN170，P200潜時とも遅れていた．P200潜時は認知検査

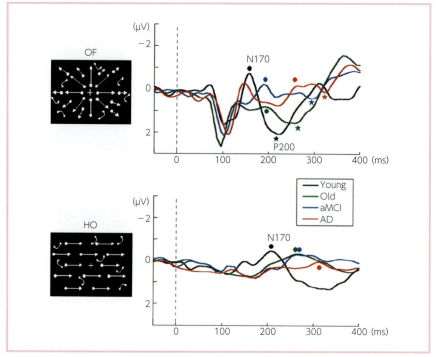

図Ⅲ-8-20 OF と HO に対する ERP

左：OF は 400 個のランダムドットの 90% を共同で放射状方向に動かしました．HO では同様に 90% のドットを水平方向に共同運動させました．
右：健常若年者（Young），健常高齢者（Old），aMCI，AD（各群，n=18）の ERP 反応を示します（P4 電極での記録）．高齢者では N170，P200 潜時が若年者より延長しています．aMCI では高齢者に比べ P200 が延長していました．AD では N170，P200 が高齢者や aMCI より延長していました．

（文献 36）より）

（MMSE）のスコアと相関していた．以上より，OF 知覚は aMCI で特異的に障害されていることが示された．

【着眼点】AD の神経病理では海馬以外に頭頂葉が侵されます．OF は自己運動知覚と関連があり，OF 認知の低下が AD で報告されていました[37]．OF に対する ERP 反応が aMCI の電気生理学的バイオマーカーになり得るか否かを検討しました．

【解　説】aMCIではOFによるP200が特異的に障害されていましたが，ADではN170，P200の両者が障害されていました．OF障害によりADではよく迷子になることが示唆されています[37]．筆者ら[38]の先行研究で，OFは下頭頂小葉，HOは上頭頂小葉（背-背側系）由来ということがfMRIで分かっていました．N170とP200の発生源の違いから，aMCIでは，下頭頂小葉の障害がADに先行して起こることを証明しました．

> Yamasaki T, Horie S, Ohyagi Y, Tanaka E, Nakamura N, Goto Y, Kanba S, Kira J-I, Tobimatsu S: A potential VEP biomarker for mild cognitive impairment: Evidence from selective visual deficit of higher-level dorsal pathway. J Alzheimers Dis, 53:661-676, 2016[39]．

【論文の要約】多モダリティーVEPをaMCI，健常若年者，高齢者で記録した．一次視覚野（V1）の評価には，等輝度赤/緑サイン波格子縞，低コントラスト白/黒格子縞を用いた．高次腹側系の刺激として顔，漢字を使い，高次背側系の刺激として仮名，OF刺激を用いた［第Ⅲ部8章-4（P.225）参照］．V1および高次腹側系の反応は健常高齢者と有意差がなかったが，高次背側系の障害がみられた（図Ⅲ-8-21）．

【着眼点】並列的視覚情報処理の観点から，多モダリティーVEPをaMCIで記録し，一次視覚野から高次視覚野のどこに異常がみられるか検討しました．

【解　説】文献35の続編です．高次背側系の障害があることを，新たなaMCI群で確認しました．aMCIは全例，ADへ病状が進行したので，選択的高次腹側系の視覚刺激によるERPは，電気生理学的バイオマーカーとして有用である可能性を指摘しました．

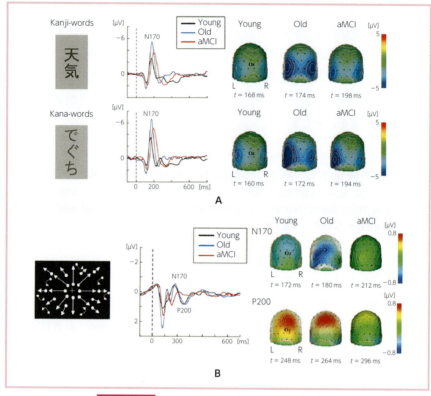

図Ⅲ-8-21 多モダリティーVEP波形とその結果

図には示していませんが，V1や顔刺激に対する反応は正常でした．
A: 漢字に対するN170は正常ですが，仮名のN170はaMCIで遅れていました．
B: aMCIではOFに対するP200潜時が延長しています．（各群 n=15）

（文献39）より）

文 献

I-1 誘発電位を楽しもう！
1) 中西孝雄, 吉江信夫：臨床誘発電位診断学, 第1版. 294, 南江堂, 1989.
2) Berger H: Über das Elektrenkephalogramm des Menschen. Arch Psychiat Nervenkr, 87：527-570, 1929.
3) Dawson GD: Investigations on a patient subject to myoclonic seizures after sensory stimulation. J Neurol Neurosurg Psychiatry. 10：141-62, 1947.
4) Dawson GD: A summation technique for the detection of small evoked potentials. Electroencephalogr Clin Neurophysiol, 6：65-84, 1954.
5) Sutton S, Braren M, Zubin J, et al.: Evoked-potential correlates of stimulus uncertainty. Science, 150：1187-1188, 1965.
6) Jewett DL, Romano MN, Williston JS: Human auditory evoked potentials: possible brain stem components detected on the scalp. Science, 167：1517-1518, 1970.
7) Barker AT, Jalinous R, Freeston IL: Non-invasive magnetic stimulation of human motor cortex. Lancet, 1：1106-1107, 1985.
8) Merton PA, Morton HB: Stimulation of the cerebral cortex in the intact human subject. Nature 285：227, 1980.

I-2 誘発電位を理解するための基礎知識
1) 加藤元博：臨床神経学と大脳誘発電位（I）. 臨床脳波, 19：442-448, 1974.
2) 中西孝雄, 吉江信夫（編）：臨床誘発電位診断学 第1版, 南江堂, 1989.
3) 梶 龍兒, 木村 淳：9章大脳誘発電位. 1. 総論. 臨床神経生理学. 最近の検査法と臨床応用. 島村宗夫, 柴崎 浩（編）, 真興交易医書出版部, 155-175, 1991.
4) 飛松省三, 柴崎浩：誘発電位 1. 体性感覚. 検査と技術, 10：805-809, 1982.
5) 加藤元博：脳波律動の発現機構. 臨床脳波, 40：399-405, 1998.
6) Wyllie E: The treatment of epilepsy: Principles and practice. 3rd edition, Lippincott Williams & Wilkins, Philadelphia, 2001.
7) 石山陽事：臨床神経生理検査におけるME技術. 臨床神経生理検査の実際, 松浦雅人（編）, 新興医学出版社, 6-25, 2007.
8) Maccabee PJ, Hassan NF, Cracco RQ, et al.：Short latency somatosensory and spinal evoked potentials: power spectra and comparison between high pass analog and digital filter. Electroencephalogr Clin Neurophysiol, 65：177-187, 1986.
9) 誘発電位の正常値に関する小委員会（委員長 下河内稔）：誘発電位測定指針案（1997年改訂）. 脳波と筋電図, 25：1-16, 1997.
10) Deuschl G, Eisen A: Guideline Nine: Guidelines on Evoked Potentials. American Electroencephalographic Society. J Clin Neurophysiol, 11：40-73, 1994.
11) Recommendations for the Practice of Clinical Neurophysiology: Guidelines of the International Federation of Clinical Neurophysiology. Electroencephalogr Clin Neurophysiol Suppl., 52：1999.

II-1 誘発電位の種類
1) 飛松省三：早わかり誘発電位（1）-誘発電位の基礎-. 臨床脳波, 47：573-583, 2005.
2) 飛松省三：早わかり誘発電位（2）-視覚誘発電位と聴覚脳幹誘発電位-. 臨床脳波, 47：638-648, 2005.

3) 飛松省三：早わかり誘発電位（3）- 体性感覚誘発電位と運動誘発電位 -. 臨床脳波, 47：717-726, 2005.
4) 前川敏彦, 飛松省三：早わかり誘発電位（4）- 事象関連電位とミスマッチ陰性電位 -. 臨床脳波, 47：775-787, 2005.

II-2　視覚誘発電位

1) Halliday AM, McDonald WI, Mushin J: Delayed visual evoked response in optic neuritis. Lancet, 1：982-985, 1972.
2) Holder GE, Celesia GG, Miyake Y, et al.: International Federation of Clinical Neurophysiology: recommendations for visual system testing. Clin Neurophysiol, 121：1393-1409, 2010.
3) 飛松省三：早わかり誘発電位（2）- 視覚誘発電位と聴覚脳幹誘発電位 -. 臨床脳波, 47：638-648, 2005.
4) 飛松省三：視覚系の構造と生理学的機能. クリニカルエンジニアリング, 6：413-416, 1995.
5) 飛松省三：視覚生理と視覚誘発反応. 臨床脳波, 44：207-212, 2002.
6) Tobimatsu S, Celesia GG：Studies of human visual pathophysiology with visual evoked potentials. Clin Neurophysiol, 117：1414-1433, 2006.
7) 飛松省三：視覚誘発電位. Clin Neurosci, 30：916-920, 2012.
8) Barett G, Blumhardt L, Halliday AM, et al.: A paradox in the lateralisation of the visual evoked response. Nature, 261：253-255, 1976.
9) Tobimatsu S, Kurita-Tashima S, Nakayama-Hiromatsu M, et al.: Age-related changes in pattern visual evoked potentials: differential effects of luminance, contrast and check size. Electroencephalogr Clin Neurophysiol, 88：12-19, 1993.

II-3　聴性脳幹反応

1) Jewett DL: Volume-conducted potentials in response to auditory stimuli as detected by averaging in the cat. Electroencephalogr Clin Neurophysiol, 28：609-618, 1970.
2) Jewett DL, Williston JS: Auditory-evoked far-fields averaged from scalp of humans. Brain, 94：681-696, 1971.
3) 吉江信夫：聴覚誘発電位. A 聴覚誘発電位. 臨床誘発電位診断学, 第一版. 中西孝雄, 吉江信夫（編）, 49-63, 南江堂, 1989.
4) AEEGS guidelines on evoked potentials: Guideline Nine: Guidelines on Evoked Potentials. J Clin Neurophysiol, 11：40-73, 1994.
5) Starr A, Achor J: Auditory brain stem responses in neurological disease. Arch Neurol, 32：761-768, 1975.
6) Stockard JJ, Stockard JE, Sharbrough FW: Detection and localization of occult lesions with brainstem auditory responses. Mayo Clin Proc, 52：761-769, 1977.
7) Tobimatsu S, Fukui R, Kato M, et al.: Multimodality evoked potentials in patients and carriers with adrenoleukodystrophy and adrenomyeloneuropathy. Electroencephalogr Clin Neurophysiol, 62：18-24, 1985.
8) 和田伸一：聴性脳幹反応（ABR）：臨床応用. モノグラフ 脳機能計測法を基礎から学ぶ人のために. 日本臨床神経生理学会認定委員会（編）, 70-79, 2013.
9) Starr A: Auditory brain stem responses in brain death. Brain, 99：543-554, 1976.

II-4 体性感覚誘発電位

1) Cruccu G, Aminoff MJ, Curio G, et al.: Recommendations for the clinical use of somatosensory-evoked potentials. Clin Neurophysiol, 119:1705-1719, 2008.
2) 園生雅弘:体性感覚誘発電位 (SEP):基礎. モノグラフ 脳機能計測法を基礎から学ぶ人のために, 日本臨床神経生理学会認定委員会 (編). 9-18, 2013.
3) 尾崎 勇:体性感覚誘発電位 (SEP):臨床応用. モノグラフ 脳機能計測法を基礎から学ぶ人のために. 日本臨床神経生理学会認定委員会 (編). 19-33, 2013.
4) Jones SJ: Short latency potentials recorded from the neck and scalp following median nerve stimulation in man. Electroencephalogr Clin Neurophysiol, 43:853-863, 1977.
5) Hume AL, Cant BR: Conduction time in central somatosensory pathways in man. Electroencephalogr Clin Neurophysiol, 45:361-375, 1978.
6) Cracco RQ: The initial positive potential of the human scalp-recorded somatosensory evokd response. Electroencephalogr Clin Neurophysiol, 32:4623-4629, 1972.
7) 梶 龍兒, 木村 淳:9章大脳誘発電位. 1. 総論. 臨床神経生理学. 最近の検査法と臨床応用, 島村宗夫, 柴崎 浩 (編), 真興交易医書出版部, 155-175, 1991.
8) 飛松省三:早わかり誘発電位 (3) - 体性感覚誘発電位と運動誘発電位 -. 臨床脳波, 47:717-726, 2005.
9) Tobimatsu S, Fukui R, Kato M, et al.: Multimodality evoked potentials in patients and carriers with adrenoleukodystrophy and adrenomyeloneuropathy. Electroencephalogr Clin Neurophysiol, 62:18-24, 1985.

II-5 運動誘発電位

1) Barker AT, Jalinous R, Freeston IL: Non-invasive magnetic stimulation of human motor cortex. Lancet, 1:1106-1107, 1985.
2) Merton PA, Morton HB: Stimulation of the cerebral cortex in the intact human subject. Nature, 285:227, 1980.
3) Rothwell JC, Hallett M, Berardelli A, et al.: Magnetic stimulation: motor evoked potentials. Electroencephalogr Clin Neurophysiol (Suppl.), 52:97-103, 1999.
4) Tobimatsu S: Visual evoked magnetic fields and magnetic stimulation of visual cortex. Handbook of Clinical Neurophysiology, GG Celesia (ed.), 5:143-166, 2005.
5) 魚住武則, 村井由之:頭皮上磁気刺激によるMEPパラメータの検討. 臨床脳波, 34:570-575, 1992.
6) Pascual-Leone A, Tormos JM, Keenan J, et al.: Study and modulation of human cortical excitability with transcranial magnetic stimulation. J Clin Neurophysiol, 15:333-343, 1998.
7) Sun S-J, Tobimatsu S, Kato M: The effect of magnetic coil orientation on the excitation of the median nerve. Acta Neurol Scand, 97:328-335, 1998.
8) Tobimatsu S, Sun S-J, Fukui R, et al.: Effects of sex, height and age on motor evoked potentials with magnetic stimulation. J Neurol, 245:256-261, 1998.
9) 飛松省三:早わかり誘発電位 (3) - 体性感覚誘発電位と運動誘発電位 -. 臨床脳波, 47:717-726, 2005.
10) Tsai SY, Tchen PH, Chen JD: The relation between motor evoked potential and clinical motor status in stroke patients. Electromyogr Clin Neurophysiol, 32:615-620, 1992.

11) Heald A, Bates D, Cartlidge NE, et al.: Longitudinal study of central motor conduction time following stroke. 2. Central motor conduction measured within 72 h after stroke as a predictor of functional outcome at 12 months. Brain, 116：1371-1385, 1993.

II-6　多モダリティー誘発電位

1) 黒川智美, 吉良潤一, 飛松省三：電気生理学的診断法. 日本臨床 (特集：多発性硬化症), 61：1347-1354, 2003.
2) 緒方勝也, 飛松省三：多発性硬化症の臨床神経生理学的診断学. Modern physician, 24：1845-1848, 2004.

II-7　脳磁図

1) 飛松省三, 重藤寛史, 萩原綱一 他：脳磁図モノグラフ. https://www.med.kyushu-u.ac.jp/neurophy/.
2) 萩原綱一, 飛松省三：脳磁図の基礎と臨床応用. 福岡医誌, 101：135-141, 2010.
3) Tobimatsu S, Kakigi R: Clinical Applications of Magnetoencephalography. Springer, 2016.
4) Hagiwara K, Okamoto T, Shigeto H, et al.: Oscillatory gamma synchronization binds the primary and secondary somatosensory areas in humans. Neuroimage, 51：412-420, 2010.
5) Kikuchi Y, Ogata K, Umesaki T, et al.: Spatiotemporal signatures of an abnormal auditory system in stuttering. Neuroimage, 55：891-899, 2011.

II-8　事象関連電位

1) 前川敏彦, 飛松省三：早わかり誘発電位 (4) - 事象関連電位とミスマッチ陰性電位 - 臨床脳波, 47：775-787, 2005.
2) 丹羽真一, 鶴紀子：事象関連電位：事象関連電位と神経情報科学の発展, 新興医学出版社, 1997.
3) 大熊輝雄, 他 (編著)：事象関連電位 (狭義). 臨床脳波学, 第6版, 557-572, 医学書院 2016.
4) 柳澤信夫, 柴崎 浩：高次脳機能の生理学的検査. 臨床神経生理学, 232-259, 医学書院, 2008.
5) Cherry C: On human communication, 3rd edn, MIT Press, 1978.
6) Aubin T, Jouventin P: Cocktail-party effect in king penguin colonies. Proc R Soc Lond B, 265：1665-1673, 1998.
7) Walter WG, Cooper R, Aldridge VJ, et al.: Contingent negative variation: an electric sign of sensorimotor association and expectancy in the human brain. Nature, 203：380-384, 1964.
8) Sutton S, Braren M, Zubin J, et al.: Evoked-potential correlates of stimulus uncertainty. Science, 150：1187-1188, 1965.
9) Näätänen R, Gaillard AW, Mäntysalo S: Early selective-attention effect on evoked potential reinterpreted. Acta Psychol, 42：313-329, 1978.
10) Kleiman GM: Sentence frame contexts and lexical decisions: sentence-acceptability and word-relatedness effects. Mem Cognit, 8：336-344, 1980.
11) Kutas M, Hillyard SA: Reading senseless sentences: brain potentials reflect semantic incongruity. Science, 207：203-205, 1980.
12) 小山幸子, 投石保広, 下河内稔：N400 による単語認知におよぼす文脈効果の検討. 臨床脳波, 30：496-500, 1988.
13) Picton TW, Bentin S, Berg P, et al.: Guidelines for using human event-related potentials to study cognition: recording standards and publication criteria. Psychophysiology, 37: 127-152, 2000.
14) 投石保広：事象関連電位 (ERP) の成分分析. 佐藤謙助, 平井富雄, 山岡淳 (監), 誘発電位の基礎と臨床. 223-234, 創造出版, 1990.

15) 新井美緒, 田中秀明, 平田幸一：Low Resolution Brain Electromagnetic Tomography (LORETA) による事象関連電位マッピングの新たな展開. 臨床脳波, 46：133-137, 2004.
16) 稲垣真澄, 白根聖子, 羽鳥誉之：自閉症の臨床神経生理学的研究　誘発電位と事象関連電位を中心に. 発達障害研究, 25：17-23, 2003.
17) 笠井清登, 荒木剛, 山末英典, ほか：統合失調症におけるP300と神経心理学的機能・脳の形態学的所見との関連. 臨床脳波, 46：127-132, 2004.
18) 大澤美貴雄：臨床に役立つ事象関連電位. 臨床神経学, 4：1168-1172, 2001.
19) Polich J, Corey-Bloom J: Alzheimer's disease and P300: review and evaluation of task and modality. Curr Alzheimer Res, 2：515-525, 2005.
20) Logan GD: Attention and preattention in theories of automaticity. Am J Psychol, 105：317-339, 1992.
21) Treisman A, Vieira A, Hayes A: Automaticity and preattentive processing. Am J Psychol, 105：341-362, 1992.
22) 矢部博興：Mismatch negativityの反映する感覚記憶の研究とその臨床的意義. 精神神経学雑誌, 106：1-16, 2004.
23) Cheour M, Leppänen P, Kraus N: Mismatch negativity (MMN) as a tool for investigating auditory discrimination and sensory memory in infants and children. Clin Neurophysiol, 111：4-16, 2000.
24) Koyama S, Akahane-Yamada R, Gunji A, et al.: Cortical evidence of the perceptual backward masking effect on /l/ and /r/ sounds from a following vowel in Japanese speakers. NeuroImage, 18：962-974, 2003.
25) Kasai K, Nakagome K, Itoh K, et al.: Impaired cortical network for preattentive detection of change in speech sounds in schizophrenia: a high-resolution event-related potential study. Am J Psychiatry, 159：546-553, 2002.
26) Pazo-Alvarez P, Cadaveira F, Amenedo E: MMN in the visual modality: a review. Biol Psychol, 63：199-236, 2003.
27) Shinozaki N, Yabe H, Sutoh T, et al.: Somatosensory automatic responses to deviant stimuli. Brain Res Cogn Brain Res, 7: 165-71, 1998.

II-9　誘発電位報告書の書き方

1) 飛松省三：誘発電位検査報告書の書き方. 黒岩義之 (編) 神経内科 特別増刊号 臨床神経生理学的検査マニュアル. 誘発電位検査, 65：342-350, 2006.
2) 誘発電位の正常値に関する小委員会 (委員長　下河内稔)：誘発電位測定指針 (1997年改訂). 脳波と筋電図, 25：1-16, 1997.
3) AEEGS guidelines on evoked potentials: Guideline Nine: Guidelines on Evoked Potentials. J Clin Neurophysiol, 11：40-73, 1994.
4) Deuschl G, Eisen A (eds.)：Recommendations for the Practice of Clinical Neurophysiology: Guidelines of the International Federation of Clinical Neurophysiology. Electroencephalogr Clin Neurophysiol (Suppl.), 52：1999.
5) 飛松省三：ここに目をつける！ 脳波判読ナビ. 南山堂, 2016.
6) Tobimatsu S: Visual evoked magnetic fields and magnetic stimulation of visual cortex. Handbook of Clinical Neurophysiology,. GG Celesia (ed.) 5：143-166, 2005.

7) 飛松省三：視覚誘発電位の最近の進歩 2. VEP の正常波形と臨床応用．臨床脳波，38：784-790, 1996.
8) 飛松省三：4. 電気生理学的検査．2. 誘発電位．平山惠造（監），廣瀬源二郎，田代邦雄，葛原茂樹（編），臨床神経内科学，782-786, 南山堂, 2016.
9) Stockard JJ, Stockard JE, Sharbrough FW: Detection and localization of occult lesions with brainstem auditory responses. Mayo Clin Proc, 52：761-769, 1977.
10) 和田伸一：大脳誘発電位．3. AEP. 島村宗夫，柴崎浩（編），臨床神経生理学．最近の検査法と臨床応用．真興交易医書出版部，186-198, 1991.
11) Starr A: Auditory brain-stem responses in brain death. Brain, 99：543-554, 1976.
12) 柿木隆介：大脳誘発電位．2. SEP. 臨床神経生理学．最近の検査法と臨床応用．柴崎 浩，島村宗夫 編，真興交易医書出版部，176-186, 1991.
13) Mauguiére F, Allison T, Babiloni C, et al.: Somatosensory evoked potentials. The International Federation of Clinical Neurophysiology. Electroencephalogr Clin Neurophysiol (Suppl.), 52：79-90, 1999.
14) Barker AT, Jalinous R, Freeston IL: Non-invasive magnetic stimulation of human motor cortex. Lancet, 1：1106-1107, 1985.
15) Rothwell JC, Hallett M, Berardelli A, et al.: Magnetic stimulation: motor evoked potentials. The International Federation of Clinical Neurophysiology. Electroencephalogr Clin Neurophysiol (Suppl.), 52：97-103, 1999.
16) Tobimatsu S, Sun S-J, Fukui R, et al.: Effects of sex, height and age on motor evoked potentials with magnetic stimulation. J Neurol. 245：256-261, 1998.
17) Tsai SY, Tchen PH, Chen JD: The relation between motor evoked potential and clinical motor status in stroke patients. Electromyogr Clin Neurophysiol, 32:615-620, 1992.
18) Heald A, Bates D, Cartlidge NE, et al.: Longitudinal study of central motor conduction time following stroke. 2. Central motor conduction measured within 72 h after stroke as a predictor of functional outcome at 12 months. Brain, 116：1371-1385, 1993.

Ⅲ-1　聴覚系を究める

1) Kaseda Y, Tobimatsu S, Morioka T, et al.: Auditory middle-latency responses in patients with localized and non-localized lesions of the central nervous system. J Neurol, 238: 427-432, 1991.
2) Stephenson WA, Gibbs FA: A balanced non-cephalic reference electrode. Electroenceph alogr Clin Neurophysiol, 3：237-240, 1951.
3) Hume AL, Cant BR: Conduction time in central somatosensory pathways in man. Electroencephalogr Clin Neurophysiol, 45：361-375, 1978.
4) Geisler CD, Frishkopf LS, Rosenblith WA: Extracranial responses to acoustic clicks in man. Science, 128：1210-1211, 1958.
5) Bickford RG, Jacobson JL, Cody DT: Nature of average evoked potentials to sound and other stimuli in man. Ann NY Acad Sci, 112：204-223, 1964.
6) Picton TW, Hillyard SA, Krausz HI, et al.: Human auditory evoked potentials. I: Evaluation of components. Electroencephalogr clin Neurophysiol, 36：179-190, 1974.
7) Woods DL, Claywotrh CC, Knight RT, et al.: Generators of middle- and long-latency auditory evoked potentials: implications from studies of patients with bitemporal lesions. Electroencephalogr Clin Neurophysiol, 68：132-148, 1987.

文 献

8) 大熊輝雄, 他（編著）: 聴覚誘発電位. 臨床脳波学, 第6版, 543-549, 医学書院, 2016.
9) Arakawa K, Tomi H, Tobimatsu S, et al.: Middle latency auditory-evoked potentials in myotonic dystrophy: Relation to the size of the CTG trinucleotide repeat and intelligent quotient. J Neurol Sci, 207：31-36, 2003.
10) Buchwald JS, Erwin RJ, Read S, et al.: Midlatency auditory evoked response: differential abnormality of P1 in Alzheimer's disease. Electroencephalogr Clin Neurophysiol, 74：378-384, 1991.
11) Green JB, Flagg L, Freed DM, et al.: The middle latency auditory evoked potential may be abnormal in dementia. Neurology, 42：1034-1036, 1992.
12) 福井律子, 飛松省三, 岩下 宏　他: 筋緊張性ジストロフィー症における中枢神経障害 ー知能検査, CT, 脳波, 視覚誘発電位所見の比較検討ー. 臨床神経, 25：6-11, 1985.
13) Buchwald JS, Rubinstein EH, Schwafel J, et al.: Midlatency auditory evoked responses: differential effects of a cholinergic agonist and antagonist. Electroencephalogr Clin Neurophysiol, 80：303-309, 1991.
14) O'Mahony D, Rowan M, Feely J, et al.: Primary auditory pathway and reticular activating system dysfunction in Alzheimer's disease. Neurology, 44：2089-94, 1994.
15) 中西孝雄, 吉江信夫（編）: 臨床誘発電位診断学, 第1版, 南江堂, 1989.
16) Yamasaki T, Goto Y, Taniwaki T, et al.: Left hemisphere specialization for rapid temporal processing: A study with auditory 40 Hz steady-state responses. Clin Neurophysiol, 116：393-400, 2005.
17) Galambos R, Makeig S, Talmachoff PJ: A 40-Hz auditory potential recorded from the human scalp. Proc Natl Acad Sci USA, 78：2643-2647, 1981.
18) Picton TW, John MS, Dimitrijevic A, et al.: Human auditory steady-state responses. Int J Audiol, 42: 177-219, 2003.
19) 青柳 優: 聴性定常反応. 日耳鼻, 115：178-191, 2012.
20) フーリエ変換の本質: MetaArt. http://iphone.moo.jp/app/?p=374（2017年4月現在）
21) Nunez PL, Srinivasan R, Westdorp AF, et al.: EEG coherency I: Statistics, reference electrode, volume conduction, Laplacians, cortical imaging, and interpretation at multiple scales. Electroencephalogr Clin Neurophysiol, 103：499-515, 1997.
22) Kikuchi Y, Ogata K, Umesaki T, et al.: Spatiotemporal signatures of an abnormal auditory system in stuttering. NeuroImage, 55：891-899, 2011.
23) Thoma RJ, Hanlon FM, Moses SN, et al.: Lateralization of auditory sensory gating and neuropsychological dysfunction in schizophrenia. Am J Psychiatry, 160: 1595-1605, 2003.
24) Kikuchi Y, Okamoto T, Ogata K, et al.: Abnormal auditory synchronization in stuttering: A magnetoencephalographic study. Hear Res, 344：82-89, 2017.
25) Roach BJ, Mathalon DH: Event-related EEG time-frequency analysis: an overview of measures and an analysis of early gamma band phase locking in schizophrenia. Schizophr Bull, 34：907-926, 2008.
26) Uhlhaas PJ, Singer W: Abnormal neural oscillations and synchrony in schizophrenia. Nat Rev Neurosci, 11：100-113, 2010.

Ⅲ-2 体性感覚系を究める

1) Morioka T, Shima F, Kato M, et al.: Origin and distribution of thalamic somatosensory evoked potentials in humans. Electroencephalogr Clin Neurophysiol, 74：186-193,1989.
2) 飛松省三, 島 史雄, 福井律子 他：視床内記録による誘発電位 - 主に体性知覚誘発電位について. 都立神経研・臨床神経生理シンポジウム：誘発電位 - とくに知覚との関連において. 1984年6月4日, 東京.
3) Kudo Y, Yamadori A: Somatosensory evoked potentials in patients with thalamic lesions. J Neruol, 232：61-66, 1985.
4) Yamada T, Graff-Radford NR, Kimura J, et al.: Topographic analysis of somatosensory evoked potentials in patients with well-localized thalamic infarctions. J Neurol Sci, 68：31-46, 1985.
5) Mauguière F, Desmedt JE: Thalamic pain syndrome of Dejérine-Roussy. Differentiation of four subtypes assisted by somatosensory evoked potentials data. Arch Neurol, 45：1312-1320, 1988.
6) Shima F, Morioka T, Tobimatsu S, et al.: Localization of stereotactic targets by microrecordings of thalamic somatosensory evoked potentials. Neurosurgery, 28：223-230, 1991.
7) 東原真奈, 園生雅弘：臨床神経生理で何がわかる？［2］脳波・誘発電位・眼球運動. 体性感覚誘発電位. Clin Neurosci, 34：801-804, 2016.
8) Morioka T, Tobimatsu S, Fujii K, et al.: Origin and distribution of brain-stem somatosensory evoked potentials in humans. Electroencephalogr Clin Neurophysiol, 80：221-227, 1991.
9) Hashimoto I: Somatosensory evoked potentials from the human brain-stem: origins of short latency potentials. Electroencephalogr Clin Neurophysiol, 57：221-227, 1984.
10) Møller AR, Jannetta PJ, Burgess JE: Neural generators of the somatosensory evoked potentials: recording from the cuneate nucleus in man and monkeys. Electroencephalogr Clin Neurophysiol, 65：241-248, 1986.
11) 園生雅弘：7. 誘発電位検査 A. 誘発電位検査の基本知識 d. 体性感覚誘発電位. 黒岩義之（編）神経内科 特別増刊号 臨床神経生理学的検査マニュアル, 65, 283-294, 2006.
12) Nakanishi T: Action potentials recorded by fluid electrodes. Electroencephalogr Clin Neurophysiol, 53：343-345, 1982.
13) Kimura J, Mitsudome A, Beck DO, et al.: Field distribution of antidromically activated digital nerve potentials: model for far-field recording. Neurology, 33：1164-1169, 1983.
14) Hsieh C-L, Shima F, Tobimatsu S, et al.: The interaction of the somatosensory evoked potentials to simultaneous finger stimuli in the human central nervous system. A study using direct recordings. Electroencephalogr Clin Neurophysiol, 96：135-142, 1995.
15) Kakigi R, Jones SJ: Effects on median nerve SEPs of tactile stimulation applied to adjacent and remote areas of the body surface. Electroencephalogr Clin Neurophysiol, 62：252-265, 1985.
16) Gandevia SC, Burke D, McKeon BB: Convergence in the somatosensory pathway between cutaneous afferents from the index and middle fingers in man. Exp Brain Res, 50：415-425, 1983.
17) Schott GD: Penfield's homunculus: a note on cerebral cartography. J Neurol Neurosurg Psychiatry, 56：329-333, 1993.
18) Ishibashi H, Tobimatsu S, Shigeto H, et al.: Differential interaction of somatosensory inputs in the human primary sensory cortex: A magnetoencephalographic study. Clin Neurophysiol, 111：1095-1102, 2000.

19) Tobimatsu S, Zhang Y-M, Kato M: Steady-state vibration somatosensory evoked potentials: Physiological characteristics and tuning function. Clin Neurophysiol, 110：1953-1958, 1999.
20) Snyder AZ: Steady-state vibration evoked potentials: descriptions of technique and characterization of responses. Electroencephalogr Clin Neurophysiol, 84：257-268, 1992.
21) Johansson RS, Landström U, Landström R: Responses of mechanoreceptive afferent units in the glabrous skin of the human hand to sinusoidal skin displacements. Brain Res, 244：17-25, 1982.
22) Tobimatsu S, Zhang Y-M, Suga R, et al.: Differential temporal coding of the vibratory sense in the hand and foot in man. Clin Neurophysiol, 111：398-404, 2000.
23) Goto Y, Taniwaki T, Yamashita K, et al.: Interhemispheric functional desynchronization in the human vibratory system. Brain Res, 980：249-254, 2003.
24) Goto Y, Taniwaki T, Kinukawa N, et al.: Interhemispheric functional synchronization at the first step of visual information processing in humans. Clin Neurophysiol, 115：1409-1416, 2004.
25) Ogata K, Okamoto T, Yamasaki T, et al.: Pre-movement gating of somatosensory evoked potentials by self-initiated movements: the effect of ageing and its implication. Clin Neurophysiol, 120：1143-1148, 2009.
26) Taniwaki T, Okayama A, Yoshiura T, et al.: Reappraisal of the motor role of basal ganglia: a functional magnetic resonance image study. J Neurosci, 23：3432-3438, 2003.
27) Taniwaki T, Okayama A, Yoshiura T, et al.: Functional network of the basal ganglia and cerebellar motor loops in vivo: different activation patterns between self-initiated and externally triggered movements. NeuroImage, 31：745-753, 2006.
28) Taniwaki T, Okayama A, Yoshiura T, et al.: Age-related alterations of the functional interactions within the basal ganglia and cerebellar motor loops in vivo. NeuroImage, 36：1263-1276, 2007.
29) Hagiwara K, Ogata K, Okamoto T, et al.: Age-related changes across the primary and secondary somatosensory areas: An analysis of neuromagnetic oscillatory activities. Clin Neurophysiol, 125：1021-1029, 2014.
30) Stephen JM, Ranken D, Best E, et al.: Aging changes and gender differences in response to median nerve stimulation measured with MEG. Clin Neurophysiol, 117：131-143, 2006.
31) Hagiwara K, Okamoto T, Shigeto H, et al.: Oscillatory gamma synchronization binds the primary and secondary somatosensory areas in humans. NeuroImage, 51：412-420, 2010.

Ⅲ-3 運動系を究める

1) Tobimatsu S, Sun S-J, Fukui R, et al.: Effects of sex, height and age on motor evoked potentials with magnetic stimulation. J Neurol, 245：256-261, 1998.
2) Vucic S, Kiernan MC: Utility of transcranial magnetic stimulation in delineating amyotrophic lateral sclerosis pathophysiology. Handb Clin Neurol, 116：561-575, 2013.
3) Barker AT, Jalinous R, Freeston IL: Non-invasive magnetic stimulation of human motor cortex. Lancet, 1：1106-1107, 1985.
4) 黒川智美, 吉良潤一, 飛松省三：電気生理学的診断法. 日本臨床（特集：多発性硬化症), 61：1347-1354, 2003.
5) Sun S-J, Tobimatsu S, Kato M: The effect of magnetic coil orientation on the excitation of the median nerve. Acta Neurol Scand, 97：328-335, 1998.
6) Maccabee PJ, Amassian VE, Cracco RQ, et al.: An analysis of peripheral motor nerve stimulation in humans using the magnetic coil. Electroencephalogr Clin Neurophysiol, 70：524-533, 1988.

7) Matsumoto H, Hanajima R, Terao Y, et al.: Magnetic-motor-root stimulation: review. Clin Neurophysiol, 124：1055-1067, 2013.
8) Cohen LG, Roth BJ, Nilsson J, et al.: Effects of coil design on delivery of focal magnetic stimulation. Technical considerations. Electroencephalogr Clin Neurophysiol, 75：350-357, 1990.
9) Pineda AAM, Ogata K, Osoegawa M, et al.: A distinct subgroup of chronic inflammatory demyelinating polyneuropathy with CNS demyelination and a favorable response to immunotherapy. J Neurol Sci, 255: 1-6, 2007.
10) Wu L, Goto Y, Taniwaki T, et al.: Different patterns of excitation and inhibition of the small hand and forearm muscles from magnetic brain stimulation in humans. Clin Neurophysiol, 113：1286-1294, 2002.
11) Kischka U, Fajfr R, Fellenberg T, et al.: Facilitation of motor evoked potentials from magnetic brain stimulation in man: a comparative study of different target muscles. J Clin Neurophysiol, 10：505-512, 1993.
12) Palmer E, Ashby P: Corticospinal projections to upper limb motoneurones in humans. J Physiol, 448：397-412, 1992.
13) Oishi A, Tobimatsu S, Ogata, K, et al.: Differential contributions of spinal and cortical motoneurons to input-output properties of human small hand muscle. Neurol Res, 30：1106-1113, 2008.
14) Hess CW, Mills KR, Murray NM: Responses in small hand muscles from magnetic stimulation of the human brain. J Physiol, 388：397-419, 1987.
15) Devanne H, Lavoie BA, Capaday C: Input-output properties and gain changes in the human corticospinal pathway. Exp Brain Res, 114：329-338, 1997.
16) Kujirai T, Caramia MD, Rothwell JC, et al.: Corticocortical inhibition in human motor cortex. J Physiol, 471：501-519, 1993.
17) Pascual-Leone A, Tormos JM, Keenan J, et al.: Study and modulation of human cortical excitability with transcranial magnetic stimulation. J Clin Neurophysiol, 15：333-343, 1998.
18) 花島律子：Paired pulse stimulation- 短潜時皮質内抑制（SICI）と短潜時皮質内促通（SICF）. 臨床神経生理学, 40：222-226, 2012.
19) Suga R, Tobimatsu S, Taniwaki T, et al.: The soleus late response elicited by transcranial magnetic stimulation reflects agonist-antagonist postural adjustment in the lower limbs. Clin Neurophysiol, 112：2300-2311, 2001.
20) Dimitrijević MR, Kofler M, McKay WB, et al.: Early and late lower limb motor evoked potentials elicited by transcranial magnetic motor cortex stimulation. Electroencephalogr Clin Neurophysiol, 85：365-373, 1992.
21) Ertekin C, Ertaş M, Efendi H, et al.: A stable late soleus EMG response elicited by cortical stimulation during voluntary ankle dorsiflexion. Electroencephalogr Clin Neurophysiol, 97：275-283, 1995.
22) Kurokawa-Kuroda T, Ogata K, Suga R, et al.: Altered soleus responses to magnetic simulation in pure cerebellar ataxia. Clin Neurophysiol, 118：1198-1203, 2007.
23) Kirimoto H, Ogata K, Onishi H, et al.: Transcranial direct current stimulation over the motor association cortex induces plastic changes in ipsilateral primary motor and somatosensory cortices. Clin Neurophysiol, 122：777-783, 2011.

24) Nitsche MA, Paulus W: Excitability changes induced in the human motor cortex by weak transcranial direct current stimulation. J Physiol, 527：633-639, 2000.
25) Stagg CJ, Nitsche MA: Physiological basis of transcranial direct current stimulation. Neuroscientist, 17：37-53, 2011.
26) Das S, Holland P, Frens MA, et al.: Impact of transcranial direct current stimulation (tDCS) on neuronal functions. Front Neurosci, 10：550, 2016.
27) Ogata K, Okamoto T, Yamasaki T, et al.: Pre-movement gating of somatosensory-evoked potentials by self-initiated movements: the effects of aging and its implication. Clin Neurophysiol, 120：1143-1148, 2009.
28) 高草木 薫：大脳基底核による運動の制御．臨床神経生理学, 49：325-334, 2009.
29) Taniwaki T, Okayama A, Yoshiura T, et al.: Reappraisal of the motor role of basal ganglia: a functional magnetic resonance image study. J Neurosci, 23：3432-3438,2003.
30) Taniwaki T, Okayama A, Yoshiura T, et al.: Functional network of the basal ganglia and cerebellar motor loops in vivo: different activation patterns between self-initiated and externally triggered movements. NeuroImage, 31：745-753, 2006.
31) Taniwaki T, Okayama A, Yoshiura T, et al.: Age-related alterations of the functional interactions within the basal ganglia and cerebellar motor loops in vivo. NeuroImage, 36：1263-1276, 2007.
32) Nakazono H, Ogata K, Kuroda T, et al.: Phase and frequency-dependent effects of transcranial alternating current stimulation on motor cortical excitability. PLoS One, 11：e0162521, 2016.
33) Antal A, Boros K, Poreisz C, et al.: Comparatively weak after-effects of transcranial alternating current stimulation (tACS) on cortical excitability in humans. Brain Stimul, 1：97-105, 2008.
34) Feurra M, Bianco G, Santarnecchi E, et al.: Frequency-dependent tuning of the human motor system induced by transcranial oscillatory potentials. J Neurosci, 31：12165-12170, 2011.
35) Herrmann CS, Rach S, Neuling T, et al.: Transcranial alternating current stimulation: a review of the underlying mechanisms and modulation of cognitive processes. Front Hum Neurosci, 7：279, 2013.
36) 緒方勝也, 飛松省三：経頭蓋直流電気刺激（tDCS）の基礎と臨床応用．計測と制御, 54：106-113, 2015.
37) Antal A, Herrmann CS: Transcranial alternating current and random noise stimulation: Possible mechanisms. Neural Plast, 2016：3616807, 2016.

Ⅲ-4 視覚系を究める

1) Tobimatsu S, Celesia GG, Cone S, et al.: Electroretinograms to checkerboard pattern reversal in cats: physiological characteristics and effect of retrograde degeneration of ganglion cells. Electroencephalogr Clin Neurophysiol, 73：341-352, 1989.
2) Maffei L, Fiorentini A: Electroretinographic responses to alternating gratings before and after section of the optic nerve. Science, 211：953-955, 1981.
3) Gouras P: Electroretinography: Some basic principles. Invest Ophthalmol, 9：557-569, 1970.
4) 飛松省三：後頭葉，視覚野 Clin Neurosci, 28：1156-1160, 2010.
5) Tobimatsu S, Shima F, Ishido K, et al.: Visual evoked potentials in the vicinity of the optic tract during stereotactic pallidotomy. Electroencephalogr Clin Neurophysiol, 104：274-279, 1997.
6) Laitinen LV, Bergenheim AT, Hariz MI: Leksell's posteroventral pallidotomy in the treatment of Parkinson's disease. J Neurosurg, 76：53-61, 1992.

7) Shigeto H, Tobimatsu S, Yamamoto T, et al.: Visual evoked cortical magnetic responses to checkerboard pattern reversal stimulation: A study on the neural generators of N75, P100 and N145. J Neurol Sci, 156 : 186-194, 1998.
8) Barett G, Blumhardt L, Halliday AM, et al.: A paradox in the lateralisation of the visual evoked response. Nature, 261 : 253-255, 1976.
9) Inouye T: Die Sehstörungen bei Schußverletzungen der Kortikalen Sehsphäre. Nach Beobachtungen an Verwundeten der letzten japanischen Kriege. Verlag Von PW. Engelmann, Leipzig, 1909. (英訳 Visual disturbances following gunshot wounds of the cortical visual area: Based on observations of the wounded in the recent Japanese wars.)
10) Lister WT, Holmes G: Disturbances of vision from cerebral lesions, with special reference to the cortical representation of the macula. Proc R Soc Med, 9 : 57-96, 1916.
11) Holmes G: Disturbances of vision by cerebral lesions. Br J Ophthalmol, 2 : 353-384, 1918.
12) Leff A: A historical review of the representation of the visual field in primary visual cortex with special reference to the neural mechanisms underlying macular sparing. Brain Lang, 88 : 268-278, 2004.
13) Tobimatsu S, Celesia GG, Cone SB: Effects of pupil diameter and luminance changes on pattern electroretinograms and visual evoked potentials. Clin Vision Sci, 2 : 293-302, 1988.
14) Kurita-Tashima S, Tobimatsu S, Nakayama-Hiromatsu M, et al.: Effect of check size on the pattern reversal visual evoked potential. Electroencephalogr Clin Neurophysiol, 80 : 161-166, 1991.
15) Halliday AM, McDonald WI, Mushin J: Delayed visual evoked response in optic neuritis. Lancet, 1 : 982-985, 1972.
16) Tobimatsu S, Kurita-Tashima S, Nakayama-Hiromatsu M, et al.: Age-related changes in pattern visual evoked potentials: differential effects of luminance, contrast and check size. Electroencephalogr Clin Neurophysiol, 88 : 12-19, 1993.
17) Allison T, Hume AL, Wood CC, et al.: Developmental and aging changes in somatosensory, auditory and visual evoked potentials. Electroencephalogr Clin Neurophysiol, 58 : 14-24, 1984.
18) Tobimatsu S, Celesia GG: Studies of human visual pathophysiology with visual evoked potentials. Clin Neurophysiol, 117 : 1414-1433, 2006.
19) Tobimatsu S, Tashima-Kurita S, Nakayama-Hiromatsu M, et al.: Clinical relevance of phase of steady-state VEPs to P100 latency of transient VEPs. Electroencephalogr Clin Neurophysiol, 80 : 89-93, 1991.
20) Tobimatsu S, Tomoda H, Kato M: Normal variability of the amplitude and phase of steady-state VEPs. Electroencephalogr Clin Neurophysiol, 100 : 171-176, 1996.
21) Livingstone M, Hubel D: Segregation of form, color, movement, and depth: anatomy, physiology, and perception. Science, 240 : 740-749, 1988.
22) Yamasaki T, Tobimatsu S: Electrophysiological biomarkers for improved etiological diagnosis of cognitive impairment. Curr Biomark Find, 4 : 69-79, 2014.
23) Tobimatsu S, Kurita-Tashima S, Nakayama-Hiromatsu M, et al.: Effect of spatial frequency on transient and steady-state VEPs: Stimulation with checkerboard, square-wave grating and sinusoidal grating patterns. J Neurol Sci, 118 : 17-24, 1993.
24) Albrecht DG, De Valois RL, Thorell LG: Visual cortical neurons: Are bars or gratings the optimal stimuli? Science, 207 : 88-90, 1980.

25) De Valois KK, De Valois RL, Yund EW: Responses of striate cortical cells to grating and checkerboard patterns. J Physiol, 291：483-505, 1979.
26) Campbell FW, Robson JG: Application of Fourier analysis to the visibility of gratings. J Physiol, 197：551-566, 1968.
27) Tobimatsu S, Kato, M: The effect of binocular stimulation on each component of transient and steady-state VEPs: Electroencephalogr Clin Neurophysiol, 100：177-183, 1996.
28) 飛松省三：Ⅱ．局所症状と原因病巣．4. 視覚障害．三國信啓，深谷親（編），橋本信夫（監），脳神経外科医のための脳機能と局在診断．38-45, 文光堂，2014.
29) 飛松省三：視覚神経系の交叉．神経内科, 84：339-345, 2016.
30) Arakawa K, Tobimatsu S, Kurita-Tashima S, et al.: Effects of stimulus orientation on spatial frequency function of the visual evoked potential. Exp Brain Res, 131：121-125, 2000.
31) Appelle S: Perception and discrimination as a function of stimulus orientation: the "oblique effect" in man and animals. Psychol Bull, 78：266-278, 1972.
32) Maffei L, Campbell FW: Neurophysiological localization of the vertical and horizontal visual coordinates in man. Science, 167：386-387, 1970.
33) Kimura T, Ogata K, Tobimatsu S: Repetitive paired-pulse transcranial magnetic stimulation over the visual cortex alters visual recovery function. Brain Stimul, 6：298-305, 2013.
34) Tashiro K, Ogata K, Yamasaki T, et al.: Repetitive transcranial magnetic stimulation alters optic flow perception. NeuroReport, 18：229-233, 2007.
35) Amassian VE, Cracco RQ, Maccabee PJ, et al.: Suppression of visual perception by magnetic coil stimulation of human occipital cortex. Electroencephalogr Clin Neurophysiol, 74：458-462, 1989.
36) Thickbroom GW, Byrnes ML, Edwards DJ, et al.: Repetitive paired-pulse TMS at I-wave periodicity markedly increases corticospinal excitability: a new technique for modulating synaptic plasticity. Clin Neurophysiol, 117：61-66, 2006.
37) Boroojerdi B, Meistera IG, Foltys H, et al.: Visual and motor cortex excitability: a transcranial magnetic stimulation study. Clin Neurophysiol, 113：1501-1504, 2002.
38) Nakazono H, Ogata K, Kuroda T, et al.: Phase and frequency-dependent effects of transcranial alternating current stimulation on motor cortical excitability. PLoS One, 11：e0162521, 2016.
39) Kimura T, Ogata K, Nakazaono H, et al.: Repetitive paired-pulse transcranial magnetic stimulation over the visual cortex selectively inhibits focal flash VEPs. Brain Stimul, 7：275–280, 2014.
40) Porciatti V: Non-linearities in the focal ERG evoked by pattern and uniform-field stimulation. Their variation in retinal and optic nerve dysfunction. Invest Ophthalmol Vis Sci, 28：1306-1313, 1987.
41) Strigaro G, Prandi P, Varrasi C, et al.: Defective visual inhibition in photosensitive idiopathic generalized epilepsy. Epilepsia, 53：695-704, 2012.

Ⅲ-5　脱髄・慢性炎症疾患を究める

1) Tobimatsu S, Fukui R, Kato M, et al.: Multimodality evoked potentials in patients and carriers with adrenoleukodystrophy and adrenomyeloneuropathy. Electroencephalogr Clin Neurophysiol, 62：18-24, 1985.
2) 飛松省三：日本人多発性硬化症の multimodality evoked potential による電気生理学的研究．福岡医誌, 76：451-460, 1985.

3) Engelen M, Kemp S, de Visser M, et al.: X-linked adrenoleukodystrophy (X-ALD): clinical presentation and guidelines for diagnosis, follow-up and management. Orphanet J Rare Dis, 7：51, 2012.
4) Goto I, Kobayashi T, Antoku Y, et al.: Adrenoleukodystrophy and variants. Clinical, neurophysiological and biochemical studies in patients and family members. J Neurol Sci, 72：103-112, 1986.
5) Suga R, Tobimatsu S, Kira J-I, et al.: Motor and somatosensory evoked potential findings in HTLV-1 associated myelopathy. J Neurol Sci, 167：102-106, 1999.
6) 山野嘉久, 新谷奈津美, 八木下尚子, 他：HTLV-1 関連脊髄症（HAM）. 日本臨床 増刊号 免疫性神経疾患 基礎・臨床研究の最新知見, 546-553, 2015.
7) Tobimatsu S, Kato M: Multimodality visual evoked potentials in evaluating visual dysfunction in optic neuritis. Neurology, 50：715-718, 1998.
8) Kurita-Tashima S, Tobimatsu S, Nakayama-Hiromatsu M, et al.: Effect of check size on the pattern reversal visual evoked potential. Electroencephalogr Clin Neurophysiol, 80：161-166, 1991.
9) Tobimatsu S, Kurita-Tashima S, Nakayama-Hiromatsu M, et al.: Effect of spatial frequency on transient and steady-state VEPs: Stimulation with checkerboard, square-wave grating and sinusoidal grating patterns. J Neurol Sci, 118：17-24, 1993.
10) Tobimatsu S, Tomoda H, Kato M: Parvocellular and magnocellular contributions to visual evoked potentials in humans: Stimulation with chromatic and achromatic gratings and apparent motion. J Neurol Sci, 134：73-82, 1995.
11) Tobimatsu S, Tomoda H, Kato, M: Normal variability of the amplitude and phase of steady-state VEPs. Electroencephalogr Clin Neurophysiol, 100：171-176, 1996.
12) 飛松省三：視覚誘発電位. Clin Neurosci, 30：916-920, 2012.
13) Kira J-I, Tobimatsu S, Goto I, et al.: Primary progressive versus relapsing remitting multiple sclerosis in Japanese patients: a combined clinical, magnetic resonance imaging and multimodality evoked potential study. J Neurol Sci, 117：179-185, 1993.
14) Kuroiwa Y, Igata K, Itahara K, et al.: Nationwide survey of multiple sclerosis in Japan. Clinical analysis of 1,084 cases. Neurology, 25：845-851, 1975.
15) 吉良潤一：多発性硬化症の臨床像・疾患概念の変遷. 日本臨床, 増刊号 7, 免疫性神経疾患 基礎・臨床の最新知見, 117-129, 2015.
16) Watanabe A, Matsushita T, Doi H, et al.: Multimodality-evoked potential study of anti-aquaporin-4 antibody-positive and –negative multiple sclerosis patients. J Neurol Sci, 281：34-40, 2009.
17) 中島一郎：視神経脊髄炎の診断基準と鑑別疾患. 多発性硬化症と神経脊髄炎 - 基礎・臨床研究の最新知見 -, 日本臨床, 72：1964-1969, 2014.
18) 飛松省三：誘発電位の利用の仕方. 診断のコツとピットフォール. MS Frontier, 3：47-50, 2014.
19) 茶谷裕, 飛松省三：多発性硬化症の神経生理学的検査. 日本臨床, 増刊号, 免疫性神経疾患 基礎・臨床の最新知見, 167-172, 2015.
20) Gronseth GS, Ashman EJ. Practice parameter: The usefulness of evoked potentials in identifying clinically silent lesions in patients with suspected multiple sclerosis (an evidence-based review): Report of the Quality Standards Subcommittee of the American Academy of Neurology. Neurology, 54：1720-1725, 2000.

III-6 てんかんを究める

1) Tobimatsu S, Fukui R, Shibasaki H, et al.: Electrophysiological studies of myoclonus in sialidosis type 2. Electroencephalogr Clin Neurophysiol, 60：16-22, 1985.
2) 飛松省三, 福井律子, 田平 武 他：Sialidosis (dysmorphic type) の一例：自律神経機能および大脳電気生理学的研究. 臨床神経, 23：757-763, 1983.
3) Shibasaki H, Hallett M: Electrophysiological studies of myoclonus. Muscle Nerve, 31:157-174, 2005.
4) 柳澤信夫, 柴崎 浩：臨床神経生理学. 医学書院, 2008.
5) 飛松省三：ベッドサイドの臨床神経生理学. 中外医学社, 2017.
6) Shibasaki H, Kuroiwa Y: Electroencephalographic correlates of myoclonus. Electroencephalogr Clin Neurophysiol, 39：455-463, 1975.
7) Shibasaki H, Yamashita Y, Neshige R, et al.: Pathogenesis of giant somatosensory evoked potentials in progressive myoclonic epilepsy. Brain, 108：225-240, 1985.
8) Sutton GG, Mayer RF: Focal reflex myoclonus. J Neurol Neurosurg Psychiatry, 37：207-17, 1974.
9) Fukui R, Tobimatsu S, Kato M: Periodic synchronous discharges and visual evoked potentials in Creutzfeldt-Jakob disease: PSD-triggered flash VEPs. Electroencephalogr Clin Neurophysiol, 90：433-437, 1994.
10) 飛松省三：ここに目をつける！ 脳波判読ナビ. 南山堂, 2016.
11) Shibasaki H, Motomura S, Yamashita Y, et al.: Periodic synchronous discharge and myoclonus in Creutzfeldt-Jakob disease: Diagnostic application of jerk-locked averaging method. Ann Neurol, 9：150-156, 1981.
12) 大熊輝雄, 松岡洋夫, 上埜高志 ほか（編）. 臨床脳波学 第6版, 医学書院, 2016.
13) Shigeto H, Tobimatsu S, Morioka T, et al.: Jerk-locked back averaging and dipole source localization of magnetoencephalographic transients in a patient with epilepsia partialis continua. Electroencephalogr Clin Neurophysiol, 103：440-444, 1997.
14) Thomas JE, Reagan TJ, Klass DW: Epilepsia partialis continua. A review of 32 cases. Arch Neurol, 34：266-275, 1977.
15) Oishi A, Tobimatsu S, Ochi H, et al.: Paradoxical lateralization of parasagittal spikes revealed by back averaging of EEG and MEG in a case with epilepsia partialis continua. J Neurol Sci, 193：151-155, 2002.
16) Adelman S, Lueders H, Dinner DS, et al.: Paradoxical lateralization of parasagittal sharp waves in a patient with epilepsia partialis continua. Epilepsia, 23：291-295, 1982.
17) Yamasaki T, Goto Y, Kinukawa N, et al.: Neural basis of photo/chromatic sensitivity in adolescence, Epilepsia, 49：1611-1618, 2008.
18) Tobimatsu S, Zhang Y-M, Tomoda Y, et al.: Chromatic sensitive epilepsy: a variant of photosensitive epilepsy. Ann Neurol, 45：790-793, 1999.
19) 飛松省三：ポケモン発作の発症機序. 福岡医誌, 89：287-291, 1998.
20) Livingstone MS, Hubel DH: Anatomy and physiology of a color system in the primate visual cortex. J Neurosci, 4：309-356, 1984.
21) Chatani H, Hagiwara K, Hironaga N, et al.: Neuromagnetic evidence for hippocampal modulation of auditory processing. NeuroImage, 124：256-266, 2016.

22) Graham KS, Barense MD, Lee AC: Going beyond LTM in the MTL: a synthesis of neuropsychological and neuroimaging findings on the role of the medial temporal lobe in memory and perception. Neuropsychologia, 48：831-853, 2010.
23) 兼本浩祐, 丸 栄一, 小国弘量ほか（編）：臨床てんかん学. 医学書院, 2015.

Ⅲ-7 発達とその障害を究める

1) Tomoda Y, Tobimatsu S, Mitsudome A: Visual evoked potentials in school children: A comparative study of transient and steady-state methods with pattern reversal and flash stimulation. Clin Neurophysiol, 110：97-102, 1999.
2) Tobimatsu S, Kurita-Tashima S, Nakayama-Hiromatsu M, et al.: Age-related changes in pattern visual evoked potentials: differential effects of luminance, contrast and check size. Electroencephalogr Clin Neurophysiol, 88: 12-19, 1993.
3) Tau GZ, Peterson BS: Normal development of brain circuits. Neuropsychopharmacology, 35：147-168, 2010.
4) Giedd JN, Blumenthal J, Jeffries NO, et al.: Brain development during childhood and adolescence: a longitudinal MRI study. Nat Neurosci, 2：861-863, 1999.
5) Tsurusawa R, Goto Y, Mitsudome A, et al.: Different perceptual sensitivities for Chernoff's face between children and adults. Neurosci Res, 60：176-183, 2008.
6) Gondo K, Tobimatsu S, Kira R, et al.: A magnetoencephalographic study on development of the somatosensory cortex in infants. NeuroReport, 12：3227-3231, 2001.
7) Gerber RJ, Wilks T, Erdie-Lalena C: Developmental milestones: Motor development. Pediatr Rev, 31：267-276, 2010.
8) Gondo K, Kira H, Tokunaga Y, et al.: Reorganization of the primary somatosensory area in epilepsy associated with focal cortical dysplasia. Dev Med Child Neurol, 42：839-842, 2000.
9) Maekawa T, Tobimatsu S, Inada N, et al.: Top-down and bottom-up visual information processing of non-social stimuli in high-functioning autism spectrum disorder. Res Autism Spectr Disord, 5：201-209, 2011.
10) Näätänen R, Gaillard AW, Mäntysalo S: Early selective-attention effect on evoked potential reinterpreted. Acta Psychol, 42：313-329, 1978.
11) Näätänen R, Paavilainen P, Rinne T, et al.: The mismatch negativity (MMN) in basic research of central auditory processing: A review. Clin Neurophysiol, 118：2544-2590, 2007.
12) Maekawa T, Goto Y, Kinukawa N, et al.: Functional characterization of mismatch negativity to a visual stimulus. Clin Neurophysiol, 116：2392-2402, 2005.
13) Maekawa T, Tobimatsu S, Ogata K, et al.: Preattentive visual change detection as reflected by the mismatch negativity (MMN) – evidence for a memory-based process. Neurosci Res, 65：107-112, 2009.
14) Maekawa T, Katsuki S, Kishimoto J, et al.: Altered visual information processing systems in bipolar disorder: evidence from visual MMN and P3. Front Hum Neurosci, 26：403, 2013.
15) Fujita T, Yamasaki T, Kamio Y, et al.: Parvocellular pathway impairment in autism spectrum disorder: Evidence from visual evoked potentials. Res Autism Spectr Disord, 5：277-285, 2011.
16) Yamasaki T, Maekawa T, Miyanaga Y, et al.: Enhanced fine-form perception does not contribute to gestalt face perception in autism spectrum disorder. PLoS ONE, 12：e0170239, 2017.

17) Fujita T, Kamio Y, Yamasaki T, et al.: Altered automatic face processing in individuals with high-functioning autism spectrum disorders: Evidence from visual evoked potentials. Res Autism Spectr Disord, 7：710-720, 2013.
18) Mitsudo T, Kamio Y, Goto Y, et al.: Neural responses in the occipital cortex to unrecognizable faces. Clin Neurophysiol, 122：708-718, 2011.
19) Yamasaki T, Fujita T, Ogata K, et al.: Electrophysiological evidence for selective impairment of optic flow perception in autism spectrum disorder. Res Autism Spectr Disord, 5：400-407, 2011.
20) Yamasaki T, Muranaka H, Kaseda Y, et al.: Understanding the Pathophysiology of Alzheimer's Disease and Mild Cognitive Impairment: A Mini Review on fMRI and ERP Studies. Neurol Res Int, 2012：719056, 2012.
21) Yamasaki T, Horie S, Ohyagi Y, et al.: A potential VEP biomarker for mild cognitive impairment: Evidence from selective visual deficit of higher-level dorsal pathway. J Alzheimers Dis, 53：661-676, 2016.

Ⅲ-8 認知とその障害を究める

1) Arakawa K, Tobimatsu S, Kato M, et al.: Parvocelluar and magnocellular visual processing in spinocerebellar degeneration and Parkinson's disease: An event-related potential study. Clin Neurophysiol, 110：1048-1057, 1999.
2) Tobimatsu S, Tomoda H, Kato M: Parvocellular and magnocellular contributions to visual evoked potentials in humans: Stimulation with chromatic and achromatic gratings and apparent motion. J Neurol Sci, 134：73-82, 1995.
3) Goto Y, Kinoe H, Nakashima T, et al.: Familiarity facilitates the cortico-cortical processing of face perception. NeuroReport, 16：1329-1334, 2005.
4) Bentin S, Allison T, Puce A, et al.: Electrophysiological studies of face perception in humans. J Cogn Neurosci, 8：551-565, 1996.
5) 飛松省三：事象関連電位を用いた顔認知機構の解明. Brain Nerve, 64：717-726, 2012.
6) Yin RK: Looking at upside-down faces. J Exp Psychol, 81：141-145, 1969.
7) Kanwisher N, McDermott J, Chun MM: The fusiform face area: a module in human extrastriate cortex specialized for face perception. J Neurosci, 17：4302-4311, 1997.
8) Yamasaki T, Taniwaki T, Tobimatsu S, et al.: Electrophysiological correlates of associative visual agnosia lesioned in the ventral pathway. J Neurol Sci, 221：53-60, 2004.
9) Nakashima T, Goto Y, Abe T, et al.: Electrophysiological evidence for sequential discrimination of positive and negative facial expressions. Clin Neurophysiol, 119：1803-1811, 2008.
10) Vuilleumier P, Richardson MP, Armony JL, et al.: Distant influences of amygdala lesion on visual cortical activation during emotional face processing. Nat Neurosci, 7：1271-1278, 2004.
11) Nakashima T, Kaneko K, Goto Y, et al.: Early ERP components differentially extract facial features: Evidence for spatial frequency-and-contrast detectors. Neurosci Res, 62：225-235, 2008.
12) Obayashi C, Nakashima T, Onitsuka T, et al.: Decreased spatial frequency sensitivities for processing faces in male patients with chronic schizophrenia. Clin Neurophysiol, 120：1525-1533, 2009.
13) Butler PD, Martinez A, Foxe JJ, et al.: Subcortical visual dysfunction in schizophrenia drives secondary cortical impairments. Brain, 130：417-430, 2007.
14) Mitsudo T, Kamio Y, Goto Y, et al.: Neural responses in the occipital cortex to unrecognizable faces. Clin Neurophysiol, 122：708-718, 2011.

15) Tamietto M, de Gelder B: Neural bases of the non-conscious perception of emotional signals. Nat Rev Neurosci, 11 : 697-709, 2010.
16) Yamada E, Ogata K, Kishimoto J, et al.: Neural substrates of species-dependent visual processing of faces: Use of morphed faces. Physiol Rep, 3 : e12387, 2015.
17) Kume Y, Maekawa T, Urakawa T, et al.: Neuromagnetic evidence that the right fusiform face area is essential for human face awareness: An intermittent binocular rivalry study. Neurosci Res, 109 : 54-62, 2016.
18) Blake R, Logothesis N: Visual competition. Nat Rev Neurosci, 3 : 13-21, 2002.
19) Horie S, Yamasaki T, Okamoto T, et al.: Differential roles of spatial frequency on reading processes for ideograms and phonograms: A high-density ERP study. Neurosci Res, 72 : 68-78, 2012.
20) Iwata M: Kanji versus Kana. Neuropsychological correlates of the Japanese writing system. Trends Neurosci, 7 : 290-293, 1984.
21) 杉下守弘: 日本における失語症の特徴. 医学のあゆみ, 210 : 975-978, 2004.
22) Horie S, Yamasaki T, Okamoto T, et al.: Distinct role of spatial frequency in dissociative reading of ideograms and phonograms: An fMRI study. NeuroImage, 63 : 979-988, 2012.
23) Cohen L, Dehaene S, Naccache L, et al.: The visual word form area: Spatial and temporal characterization of an initial stage of reading in normal subjects and posterior split-brain patients. Brain, 123 : 291-307, 2000.
24) Mitsudo T, Nakajima Y, Remijn GB, et al.: Electrophysiological evidence of auditory temporal perception related to the assimilation between two neighboring time intervals. NeuroQuantology, 7 : 114-127, 2009.
25) Nakajima Y, ten Hoopen G, van der Wilk R: A new illusion of time perception. Music Percept, 8 : 431-448, 1991.
26) Mitsudo T, Nakajima Y, Takeichi H, et al.: Perceptual inequality between two neighboring time intervals defined by sound markers: correspondence between neurophysiological and psychological data. Front Psychol, 5 : 937, 2014.
27) Battelli L, Pascual-Leone A, Cavanagh P: The 'when' pathway of the right parietal lobe. Trends Cog Sci, 11 : 204-210, 2007.
28) Walter WG, Cooper R, Aidridge VJ, et al.: Contingent negative variation: An electric sign of sensorimotor association and expectancy in the human brain. Nature, 203: 380-384, 1964.
29) Nagaike A, Mitsudo T, Nakajima Y, et al.: 'Time-shrinking perception' in the visual system: A psychophysical and high-density ERP study. Exp Brain Res, 234 : 3279-3290, 2016.
30) Hayamizu M, Hagiwara K, Hironaga N, et al.: A spatiotemporal signature of cortical pain relief by tactile stimulation: An MEG study. NeuroImage, 130 : 175-183, 2016.
31) Melzack R, Wall PD: Pain mechanisms: a new theory. Science, 150 : 971-979, 1965.
32) Price DD: Psychological and neural mechanisms of the affective dimension of pain. Science, 288 : 1769-1772, 2000.
33) Tobimatsu S, Hamada T, Okayama M, et al.: Temporal frequency deficit in patients with senile dementia of the Alzheimer type: A visual evoked potential study. Neurology, 44 : 1260-1263, 1994.
34) Marx M, Bodis-Wollner I, Bobak P, et al.: Temporal frequency-dependent VEP changes in Parkinson's disease. Vision Res, 26 : 185-193, 1986.

文 献

35) Wright CE, Drasdo N, Harding GF: Pathology of the optic nerve and visual association areas. Information given by the flash and pattern visual evoked potential, and the temporal and spatial contrast sensitivity function. Brain, 110 : 107-120, 1987.
36) Yamasaki T, Goto Y, Ohyagi Y, et al.: Selective impairment of optic flow perception in amnestic mild cognitive impairment: evidence from event-related potentials. J Alzheimers Dis, 28 : 695-708, 2012.
37) Mapstone M, Steffenella TM, Duffy CJ: A visuospatial variant of mild cognitive impairment: Getting lost between aging and AD. Neurology, 60 : 802-808, 2003.
38) Yamasaki T, Muranaka H, Kaseda Y, et al.: Understanding the Pathophysiology of Alzheimer's Disease and Mild Cognitive Impairment: A Mini Review on fMRI and ERP Studies. Neurol Res Int, 2012 : 719056, 2012.
39) Yamasaki T, Horie S, Ohyagi Y, et al.: A potential VEP biomarker for mild cognitive impairment: Evidence from selective visual deficit of higher-level dorsal pathway. J Alzheimers Dis, 53 : 661-676, 2016.

謝　辞

　稿を終わるにあたり，臨床神経生理学を教えていただいた恩師の九州大学名誉教授・加藤元博先生に厚く御礼申し上げます．今回このような形で「誘発電位ナビ」を上梓できたのは，九州大学大学院医学研究院の臨床神経生理学分野と神経内科学分野の関係諸氏のお陰です．この場を借りて御礼申し上げます．

索引

日本語索引

数字

I 波 ……………………………………… 44
III 波 …………………………………… 44
V 波 ……………………………………… 44

あ行

アルツハイマー病 ……………………… 236
安静時運動閾値 ………………………… 59
閾値 ……………………………………… 21
異常の判定 ……………………………… 90
位相同期度 …………………………… 113
痛みの評価スケール ………………… 234
一次運動野 …………………………… 145
一次体性感覚野 ……………………… 122
逸脱刺激 ………………………………… 75
陰性シフト ……………………………… 87
内側側頭葉てんかん ………………… 193
運動誘発電位 …………………… 9,57,132
エイリアシング ………………………… 18
―― 雑音 ……………………………… 16
遠隔電場電位 ……………………… 6,119
オドボール課題 …………………… 76,83
折り返し現象 …………………………… 18
音圧レベル ……………………………… 43

か行

海馬硬化 ……………………………… 193
顔認知 ………………………………… 213
重ね書き ………………………………… 26
加算平均法 ……………………………… 4
課題 ……………………………………… 75
過渡期 ………………………………… 151
加齢変化 ……………………………… 130
感覚運動連関 ………………………… 129
感覚情報自動処理関連電位 ……… 80,81
感覚レベル ……………………………… 43
漢字と仮名の読みの乖離 …………… 226
間接波 …………………………………… 57
感度 ……………………………………… 21
眼内閃光 ………………………… 170,171
奇異性頭皮上分布 ………………… 35,190
吃音症 ………………………………… 112
輝度 ……………………………………… 33
機能的 MRI …………………………… 215
極性 ……………………………………… 89
筋強直性ジストロフィー症 ………… 105

近接電場電位 …………………………… 13
空間周波数 …………………………… 153
矩形波格子縞 ………………………… 165
クリック音 ……………………………… 41
経頭蓋交流電気刺激 ………………… 148
経頭蓋磁気刺激法 ……………………… 8
経頭蓋直流電気刺激 ………………… 145
経頭蓋電気刺激法 ……………………… 8
ゲーティング ……………………… 112,128
血管性認知症 ………………………… 236
健忘性軽度認知障害 ………………… 237
抗 AQP4 抗体 ………………………… 179
高域遮断フィルタ ……………………… 18
高機能自閉症 ………………………… 203
格子縞模様 ……………………………… 31
語形認知領域 ………………………… 228
コヒーレンス ………………………… 111
コントラスト …………………………… 33

さ行

再現性 ……………………………… 25,90
サイン波格子縞 ……………………… 165
差動型増幅器 …………………………… 11
サブリミナル ………………………… 208
サンプリング周波数 …………………… 16
サンプリング定理 ……………………… 16
サンプリング点 ………………………… 15
視角 ……………………………………… 33
視覚性ミスマッチ陰性電位 ………… 203
視覚的気づき ………………………… 220
視覚誘発磁場 ………………………… 155
視覚誘発電位 …………………………… 23
時間周波数 …………………………… 236
時間縮小錯覚 ………………………… 229
時間認知 ……………………………… 231
刺激開始点 ……………………………… 15
刺激強度 ………………………………… 21
刺激頻度 ………………………………… 33
視床 …………………………………… 115
事象関連電位 ……………………… 6,23,72
視神経炎 ……………………………… 176
視神経脊髄炎 ………………………… 179
持続性部分てんかん ………………… 186
自閉症 ………………………………… 203
視野地図 ……………………………… 157
周期性同期性放電 …………………… 184
周波数帯域 ……………………………… 19
周波数地図 …………………………… 112
受容野 …………………………………… 31

261

小細胞系	164	電気刺激	49
小手筋	136	電流双極子	12,108
小脳変性症	143	統合失調症	218
新奇刺激	75	トリガー点	15
振動覚刺激	124		
振幅	24,90	**な行**	
随意運動	147	内因成分	72
随意収縮時運動閾値	59	ナイキスト周波数	16
髄鞘化	198	斜め効果	168
随伴陰性変動	77,231	二次体性感覚野	130
水平方向運動	237	二段階仮説	86
正常値	90	2発刺激経頭蓋磁気刺激法	140
脊髄小脳変性症	211	2発対刺激	59
接地電極	23	脳機能マッピング	67
潜在性病変	180	脳磁図検査法	67
潜時	89		
全視野刺激	34	**は行**	
選択的注意課題	76	パーキンソン病	154,211
前腕筋	136	8の字コイル	134
双極障害	205	半球間位相同期度	113
相互作用率	118	半側視野刺激	34
側頭頭頂接合部	231	反復磁気刺激	59
第一背側骨間筋	138	反復ペア磁気刺激	169
		光感受性てんかん	191
た行		引算法	72
大細胞系	164	皮質下誘発電位	23
体性感覚誘発磁場	122	皮質性ミオクローヌス	181
体性感覚誘発電位	49	皮質誘発電位	23
体部位局在	118,121	標準刺激	6,75
ダイポール	108	標的刺激	6,75
多発性硬化症	66,177	標的選択課題	75
多モダリティー誘発電位	66	標本化	15
単語認知関連電位	82	ヒラメ筋後期反応	141
単純反応課題	75	フーリエ変換	111
チェックサイズ	33	複合筋活動電位	60
チャーノフの顔	199	副腎白質ジストロフィー症	173
注意関連電位	79	フラッシュVEP	91
中枢運動伝導時間	62	平衡型頭部外基準	106
中枢感覚伝導時間	52	並列的視覚情報処理	164
チューニング機能	124	偏倚刺激	75
聴覚中潜時反応	104	報告書	89
聴覚脳幹中心路	93	放射状方向運動	237
聴覚レベル	43	紡錘状回顔領域	215
重畳法	4	ホムンクルス	121
聴性定常状態反応, 40 Hz	109	ポリグラフ検査	182
聴性脳幹反応	7,41		
頂点間振幅	16	**ま行**	
頂点間潜時	16,24	ミオクローヌス	181
頂点潜時	24	ミスマッチ陰性電位	73,86,205
直接波	57	網膜電図	151
低域遮断フィルタ	18	網膜部位対応	155,157
定常状態型	124	門制御理論	234
てんかん	69		

や行

誘発電位	2
容積導体	11
抑制期	60

ら行

両眼視野闘争	224

外国語索引

A

ABR（auditory brainstem response） 7,41,93
active motor threshold 59
AD（Alzheimer's disease） 236
adrenoleukodystrophy 173
adrenomyeloneuropathy 173
ALD（adrenoleukodystrophy） 173
Alzheimer's disease 236
aMCI（amnestic mild cognitive impairment）
　 237
AMN（adrenomyeloneuropathy） 173
amnestic mild cognitive impairment 237
amplitude 24,90
AMT（active motor threshold） 59
ASSR（auditory steady state response） 109
auditory brainstem response 7,41,93
auditory middle latency response 104
auditory steady-state response, 40 Hz 109

B

bandpass 19
binocular rivalry 224
BR（binocular rivalry） 224

C

central motor conduction time 62
central sensory conduction time 52
checkerboard pattern 31
chromatic sensitive epilepsy 191
CIS（clinically isolated syndrome） 180
CJD（Creutzfeldt-Jakob disease） 184
click 41
clinically isolated syndrome 180
CMAP（compound muscle action potential）
　 60
CMCT（central motor conduction time） 62
CNV（contingent negative variation）
　 77,231
compound muscle action potential 60
contingent negative variation 77,231
contrast 33

cortical evoked potential 23
Creutzfeldt-Jakob 病 184
CSCT（central sensory conduction time） 52
current dipole 12
C-反射 181

D

deviant stimulus 75
direct wave 57
D 波 57

E

endogenous component 72
EPC（epilepsia partialis continua） 186
epilepsia partialis continua 186
ERG（electroetinograms） 151
ERP（event-related potential） 23,72
event-related potential 23,72
evoked potential 2

F

far-field potential 7,119
FDI（first dorsal interosseous） 138
FFA（fusiform face area） 215,216
FFP（far-field potential） 7,119
first dorsal interosseous 138
fMRI（functional MRI） 215
full-field stimulation 34
functional MRI 215
fusiform face area 215,216

G

gate control theory 234
gating 128
giant SEP 54
ground electrode 23

H

HAM（HTLV-1 associated myelopathy） 175
hemi-field stimulation 34
HF-ASD（high-functioning autism spectrum disorder） 203
high cut filter 18
high-functioning autism spectrum disorder
　 203
hippocampal sclerosis 193
HO（horizontal orientation） 237
horizontal orientation 237
HS（hippocampal sclerosis） 193
HTLV-1 associated myelopathy 175

I

I1 58

I 2 ·················· 58
I 3 ·················· 58
indirect wave ·················· 57
interaction ratio ·················· 118
interpeak latency ·················· 16,24
IPL (interpeak latency) ·················· 16,24
IR (interaction ratio) ·················· 118

J
jerk-locked back averaging ·················· 181
JLA (jerk-locked back averaging) ·················· 181

L
latency ·················· 89
low cut filter ·················· 18
luminance ·················· 33

M
M1 ·················· 145
magnetoencephalography ·················· 67
MEG (magnetoencephalography) ·················· 67
MEP (motor evoked potential) ······ 9,57,234
mesial temporal lobe epleipsy ·················· 193
mismatch negativity ·················· 73
MLR (middle latency response) ·················· 104
MMN (mismatch negativity) ·················· 73,81,86
motor evoked potential ·················· 9,57,132
MS (multiple sclerosis) ·················· 66
mTLE (mesial temporal lobe epleipsy) ··· 193
Mu-EP (multimodality evoked potentials)
·················· 66
multimodality evoked potentials ·················· 66
multiple sclerosis ·················· 66
MyD (myotonic dystrophy) ·················· 105
myotonic dystrophy ·················· 105
M系 ·················· 164

N
N1 ·················· 77
N2b ·················· 80
N9 ·················· 52
N13 ·················· 52
N18 ·················· 53
N20 ·················· 52
N75 ·················· 36
N100 m ·················· 112
N145 ·················· 36
N170 ·················· 214
N400 ·················· 76,81
NA ·················· 79
Nd ·················· 79
near-field potential ·················· 13
neuromyelitis optica ·················· 179

nHL (normal hearing level) ·················· 43
NMO (neuromyelitis optica) ·················· 179
normal hearing level ·················· 43
novelty stimulus ·················· 75

O
oblique effect ·················· 168
oddball paradigm ·················· 76
OF (optic flow) ·················· 237
optic flow ·················· 237
optic neuritis ·················· 176

P
P1 ·················· 77
P2 ·················· 77
P3a ·················· 81
P3b ·················· 80
P9 ·················· 53
P11 ·················· 53
P13 ·················· 53
P14 ·················· 53
P37 ·················· 52
P50 m ·················· 112
P100 ·················· 36
P300 ·················· 73,80,85
pain matrix ·················· 234
paired stimulation ·················· 60
paradigm ·················· 75
paradoxical lateralization ·················· 35,190
peak latency ·················· 24
periodic synchronous discharge ·················· 184
phase locking factor ·················· 113
phase locking value ·················· 113
phosphene ·················· 170,171
photosensitive epilepsy ·················· 191
PLF (phase locking factor) ·················· 113
PLV (phase locking value) ·················· 113
polarity ·················· 89
PSD (periodic synchronous discharge) ··· 184
PSE (photosensitive epilepsy) ·················· 191
P系 ·················· 164

R
rare stimulus ·················· 75
receptive field ·················· 31
repetitive paired-pulse stimulation ·················· 169
repetitive TMS ·················· 59
reproducibility ·················· 25,90
resting motor threshold ·················· 59
retinotopy ·················· 155,157
RMT (resting motor threshold) ·················· 59
rPPS (repetitive paired-pulse stimulation)
·················· 169

S

- S/N 比 ······ 10
- S1 ······ 122
- S2 ······ 130
- sampling ······ 15
  - —— point ······ 15
  - —— rate ······ 16
- schizophrenia ······ 218
- SEF（somatosensory evoked magnetic field） ······ 122
- selective attention task ······ 76
- sensation level ······ 43
- sensitivity ······ 21
- SEP（somatosensory evoked potential） ······ 4, 49
- silent period ······ 60
- simple reaction task ······ 75
- SL（sensation level） ······ 43
- SLR（soleus late response） ······ 141
- soleus late response ······ 141
- somatosensory evoked magnetic field ······ 122
- somatosensory evoked potential ······ 4, 49
- somatotopy ······ 118, 121
- sound pressure level ······ 43
- spatial frequency ······ 153
- SPL（sound pressure level） ······ 43
- standard stimulus ······ 75
- steady-state ······ 124
- stimulus intensity ······ 21
- subcortical potential ······ 23
- subliminal ······ 208
- subtraction ······ 72
- superimpose ······ 26
- SZ（schizophrenia） ······ 218

T

- tACS（transcranial alternating current stimulation） ······ 148
- target selection task ······ 75
- target stimulus ······ 75
- tDCS（transcranial direct current stimulation） ······ 145
- threshold ······ 21
- time-shrinking perception ······ 229
- TMS（transcranial magnetic stimulation） ······ 8
- tonotopy ······ 112
- transcranial alternating current stimulation ······ 148
- transcranial direct current stimulation ······ 145
- transcranial electrical stimulation ······ 8
- transcranial magnetic stimulation ······ 8
- transient ······ 151
- two stage theory ······ 86

V

- VAS（visual analog scale） ······ 234
- vascular dementia ······ 236
- VD（vascular dementia） ······ 236
- VEF（visual evoked magnetic field） ······ 155
- VEP（visual evoked potential） ······ 23
- visual analog scale ······ 234
- visual angle ······ 33
- visual evoked magnetic field ······ 155
- visual evoked potential ······ 23
- visual map ······ 157
- visual mismatch negativity ······ 203
- visual word form area ······ 228
- vMMN（visual mismatch negativity） ······ 203
- volume conductor ······ 11

W

- What 系 ······ 164
- Where 系 ······ 164
- W-shape response ······ 37
- When 経路 ······ 231
- W 波形反応 ······ 37

人名索引

A

- Adelman ······ 189
- Adrian ······ 3
- Antal ······ 148

B

- Barker ······ 8
- Bentin ······ 213
- Berger ······ 3
- Buchwald ······ 107

C

- Cant ······ 56
- Cracco JB ······ 56
- Cracco RQ ······ 56

D

- Dawson ······ 4

G

- Galambos ······ 109
- Geisler ······ 104

H

- Halliday ······ 31
- Holmes ······ 157
- Hume ······ 56

I
Iwata ·· 228

J
Jewett ··· 6
Jones ·· 56

K
Kanwisher ·· 215
Kuroiwa ·· 183

M
Melzack ·· 234

N
Näätänen ·· 205

N
Nitsche ··· 145

P
Paulus ·· 145

S
Shibasaki ·· 183
Sutton ··· 6

V
Vuilleumier ·· 216

W
Wall ··· 234
Walter ··· 77, 231

【著者紹介】

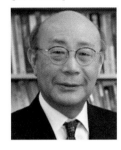

飛松省三　福岡国際医療福祉大学医療学部視能訓練学科教授

1973年　鹿児島ラ・サール高校卒業
1979年　九州大学医学部卒業
1983年　九州大学医学部脳研神経内科助手
1985年　医学博士，シカゴ・ロヨラ大学医学部神経内科客員研究員
1987年　九州大学医学部脳研生理助手
1991年　同脳研臨床神経生理講師
1999年　同大大学院医学系研究科脳研臨床神経生理教授
2020年～　現職，九州大学名誉教授

日本臨床神経生理学会前理事長，国際複合医工学会前理事長，認知神経科学会理事，日本神経学会代議員
〈著書〉
「ここが知りたい！　臨床神経生理（編著）」（中外医学社，2016）
「ベッドサイドの臨床神経生理学」（中外医学社，2017）
「脳波に慣れる！デジタル脳波入門　脳波超速ラーニング［DVD付き］」（南山堂，2018）
「脳波の行間を読む　デジタル脳波判読術」（南山堂，2019）
「ここに目をつける！　脳波判読ナビ 改訂２版」（南山堂，2021）など

ここに気をつける！誘発電位ナビ
はじめの一歩から臨床と研究のヒントまで

2017年 9 月15日　1 版 1 刷	©2017
2022年 7 月25日　　　　2 刷	

著　者
　とびまつしょうぞう
　飛松省三

発行者
株式会社　南山堂　代表者　鈴木幹太
〒113-0034　東京都文京区湯島 4-1-11
TEL 代表 03-5689-7850　　www.nanzando.com

ISBN 978-4-525-22551-3

JCOPY　〈出版者著作権管理機構　委託出版物〉
複製を行う場合はそのつど事前に(一社)出版者著作権管理機構（電話03-5244-5088，FAX 03-5244-5089, e-mail: info@jcopy.or.jp）の許諾を得るようお願いいたします．

本書の内容を無断で複製することは，著作権法上での例外を除き禁じられています．また，代行業者等の第三者に依頼してスキャニング，デジタルデータ化を行うことは認められておりません．